Springer-Verlag

Geschäftsbibliothek - Heidelberg

PÄDIATRIE: WEITER -UND FORTBILDUNG
Titel: Beikost in der Säuglingsernährung

Redaktion: Grüttner /Eckert

Aufl.-Aufst.: 1. Auflage

Drucker: Appl, Wemding

Buchbinder: Appl, Wemding

AF065833

Auflage: 2.000 Ex.   Bindequote: 2.000 Ex.

Schutzkarton/Schuber: ---

Satzart: Filmsatz

Filme vorhanden: ja

Reproabzüge vorhanden: nein

Preis: DM 48,--

Fertiggestellt: 23.5.1985

Sonderdrucke: ---

Bemerkungen: ---

Berichtigungszettel: ---

Hersteller: I. Oppelt   Datum: 23.8.88

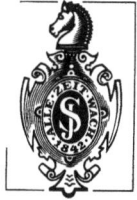

Pädiatrie: Weiter- und Fortbildung
Herausgegeben von H. Ewerbeck

Beikost in der Säuglingsernährung

Redaktion: R. Grüttner und I. Eckert

Unter Mitarbeit von
Ch. Bender-Götze O. H. Braun P. Clemens
W. Droese V. Galgan M. Goll R. Grüttner
M. Heddrich H. C. Heinrich O. Hövels
E. G. Huber M. Kersting M. C. Laub B. Lindquist
F. Manz G. Markosch P. Mayser K. H. Niessen
F. Püllen S. Sappert K. H. Schäfer E. Schmidt
G. Schöch K. Schreier H. Schulz D. H. Shmerling
H. J. Sternowsky H. B. von Stockhausen S. Strobel
O. Tönz R. Thorbeck A. Vahle

Mit 93 Abbildungen und 45 Tabellen

Springer-Verlag
Berlin Heidelberg New York Tokyo

Herausgeber

Prof. Dr. Hans Ewerbeck
Städtisches Kinderkrankenhaus, Pädiatrische Klinik
Amsterdamer Straße 59, D-5000 Köln 60 (Riehl)

Redaktion

Prof. Dr. Rolf Grüttner
Universitäts-Krankenhaus Eppendorf, Kinderklinik
Martinistraße 52, D-2000 Hamburg 20

Dr. Ingeborg Eckert
Milupa Aktiengesellschaft
D-6382 Friedrichsdorf/Taunus

ISBN-13:978-3-540-15114-2   e-ISBN-13:978-3-642-70238-9
DOI:10.1007/978-3-642-70238-9

CIP-Kurztitelaufnahme der Deutschen Bibliothek
Beikost in der Säuglingsernährung / Red.: R. Grüttner u. I. Eckert. Unter Mitarb.
von Ch. Bender-Goetze. - Berlin; Heidelberg; New York; Tokyo: Springer, 1985.
(Pädiatrie: Weiter- und Fortbildung)
ISBN-13:978-3-540-15114-2

NE: Bender-Götze, Christine (Mitverf.)

Das Werk ist urheberrechtlich geschützt. Die dadurch begründeten Rechte, insbesondere die der Übersetzung, des Nachdruckes, der Entnahme von Abbildungen, der Funksendung, der Wiedergabe auf photomechanischem oder ähnlichem Wege und der Speicherung in Datenverarbeitungsanlagen bleiben, auch bei nur auszugsweiser Verwertung, vorbehalten. Die Vergütungsansprüche des § 54, Abs. 2 UrhG werden durch die ‚Verwertungsgesellschaft Wort', München, wahrgenommen.

© Springer-Verlag Berlin Heidelberg 1985

Die Wiedergabe von Gebrauchsnamen, Handelsnamen, Warenbezeichnungen usw. in diesem Werk berechtigt auch ohne besondere Kennzeichnung nicht zu der Annahme, daß solche Namen im Sinne der Warenzeichen- und Markenschutz-Gesetzgebung als frei zu betrachten wären und daher von jedermann benutzt werden dürften.
Produkthaftung: Für Angaben über Dosierungsanweisungen und Applikationsformen kann vom Verlag keine Gewähr übernommen werden. Derartige Angaben müssen vom jeweiligen Anwender im Einzelfall anhand anderer Literaturstellen auf ihre Richtigkeit überprüft werden.

Gesamtherstellung: Appl, Wemding. 2125/3140-543210

Geleitwort

Da die enorme Zunahme medizinischer Information jetzt auch in der Kinderheilkunde dazu geführt hat, daß das fachärztliche Wissen etwa alle acht Jahre zur Hälfte erneuerungsbedürftig ist, neigen viele Kollegen zur Resignation. Die offensichtliche Unmöglichkeit alle neuen Erkenntnisse schnell zu verarbeiten, führt zu einer Art Informationsabwehr. Man zieht sich auf die „eigenen Erfahrungen" zurück und beruhigt sein Gewissen durch die Annahme einer simplifizierten, oft durch bestimmte Interessenkreise manipulierten Fortbildung.
Das Bedürfnis nach laufender Fortbildung und nach Übersicht über das eigene Fachgebiet sollte aber nicht erlahmen. Unsere Fortbildung sollte nicht nur dem Zufall überlassen bleiben. Allerdings ist es auch dem Fortbildungswilligen heute neben seiner Tätigkeit in Klinik und Praxis kaum mehr möglich, aus dem Meer der Informationen das Wichtigste alleine herauszusuchen.
In dieser Lage bietet diese Reihe eine Hilfe an. Zahlreiche in der Kinderheilkunde auf Spezialgebiete konzentrierte Kollegen haben sich bereit erklärt, aus ihrem Fachgebiet für die Fortbildungswilligen die wichtigsten Fortschritte für Klinik und Praxis zu selektionieren, so daß sich der Leser auf ihr Fachwissen stützen kann.
Verlag und Herausgeber bemühen sich zusätzlich, diese Informationen so darzubieten, daß man sie ohne Zeitverlust und ohne die Lektüre unwesentlicher Einzelheiten aufnehmen und sich einprägen kann. Diese Fortschrittsberichte sollen in unregelmäßigen Abständen erscheinen und aus allen Spezialgebieten der Kinderheilkunde in gedrängter und systematischer Form das Wichtigste zur Darstellung bringen.

H. Ewerbeck

Vorwort

Unter Beikost versteht man in der Säuglingsernährung jede Art von Nahrung, die nicht aus Muttermilch oder einer Kuhmilchaufbereitung besteht. Dieses zusätzliche Nahrungsangebot wurde zunächst in der 2. Hälfte der Säuglingszeit in die Säuglingsernährung eingeführt, weil festgestellt worden war, daß ältere und nur mit Muttermilch oder einer Kuhmilchnahrung ernährte Säuglinge nicht mehr gut gediehen und besonders bei Ernährung mit Kuhmilch eine Anämie und eine Rachitis bekamen. In den letzten 2 Jahrzehnten ist jedoch die Verabfolgung von Beikost im Rahmen der Säuglingsernährung immer weiter vorgezogen worden, so daß Kinder vielfach schon im 2. Lebensmonat neben der Milch auch schon eine erste Breimahlzeit in Form eines Obst- oder Gemüsebreies erhielten.

Das Symposion über Beikost vom September 1983 in Boppard sollte dazu beitragen zu klären, wann vom Standpunkt der Nahrungs- und Energieversorgung die Beikost spätestens in die Säuglingsernährung eingeführt werden muß und welche Gründe gegen eine zu frühe Beikost bestehen. Ein weiteres Anliegen des Symposions war es außerdem, wichtige Daten über die Eisenversorgung im Säuglingsalter und die Bioverfügbarkeit des Eisens im Rahmen der Säuglingsernährung zu erörtern.

Wir möchten dem Springer-Verlag und dem Herausgeber herzlich dafür danken, daß er uns mit der Veröffentlichung dieses Buches die Möglichkeit gegeben hat, die Ergebnisse des Symposions über Beikost in der Säuglingsernährung an Ärzte und Ernährungswissenschaftler, die an besonderen Problemen der Säuglingsernährung interessiert sind, weiterzugeben.

Hamburg und Frankfurt,	R. Grüttner
März 1985	I. Eckert

Inhaltsverzeichnis

1 *Bioverfügbarkeit des Eisens in der Säuglings- und Kleinkinder-Ernährung* 1
H. C. Heinrich

1.1 Eisenmangel bei Säuglingen und Kleinkindern . 1
1.1.1 Häufigkeit und Ursachen 1
1.1.2 Auswirkungen 2
1.1.3 Eisenbedarf des Säuglings und Kleinkindes . . . 6
1.2 Eisenabsorption bei Säuglingen und Kleinkindern 7
1.2.1 Methoden zur Bestimmung der Eisenabsorption bzw. Bioverfügbarkeit 7
1.2.2 Die Eisenabsorption wird auch während der ersten Lebensjahre den verfügbaren Eisenreserven entsprechend reguliert 7
1.2.3 Irrelevante Strahlenbelastung bei ^{59}Fe-Absorptionsmessungen auch im Säuglingsalter 10
1.3 Bioverfügbarkeit des natürlichen (endogenen) Nahrungseisens 11
1.3.1 Bioverfügbarkeit des 3wertigen Nichthämeisens 12
1.3.2 Bioverfügbarkeit des Hämeisens in den Nahrungshämoproteinen 22
1.3.3 Möglichkeiten und Grenzen der diätetischen Eisenprophylaxe 26
1.4 Bioverfügbarkeit des der Nahrung zugesetzten exogenen Eisens 30
1.4.1 Bioverfügbarkeit des der Milch zugesetzten Eisens beim Menschen 30
1.4.2 Bioverfügbarkeit des einer pflanzlichen Mahlzeit bzw. der Beikost zugesetzten Eisens . . 35

2	Praktische Handhabung der Eisenversorgung in der Säuglingsernährung 44
	K. H. Schäfer
2.1	Eisenstoffwechselsituation des jungen Kindes . 44
2.2	Ursachen der kritischen Eisenstoffwechselsituation bei jungen Kindern – Ansatzpunkte für Gegenmaßnahmen 48
2.3	Maßnahmen zur Verhütung einer Eisenmangelsituation – Praktisches Vorgehen 52
2.4	Gestillte Säuglinge 58
2.5	Frühgeborene, vergleichbare Kinder 59
2.6	Verträglichkeit der Eisenanreicherung von Fertignahrungen 61
2.7	Schlußbemerkungen 61

3	Serumferritinspiegel bei Früh- und Neugeborenen unter verschiedenen Ernährungsbedingungen . . 66
	Ch. Bender-Götze, M. C. Laub und S. Sappert

4	Die Bedeutung unterschiedlicher Konzentrationen von Taurin in Muttermilch und künstlicher Nahrung 75
	H. J. Sternowsky

5	Gehalt an Pestiziden und PCBs im Fettgewebe von Säuglingen und Kleinkindern 83
	K. H. Niessen

6	Die Vitamin-D-Versorgung des Säuglings bei natürlicher und künstlicher Ernährung 92
	O. Hövels, F. Püllen, R. Thorbeck, G. Markosch und M. Goll
6.1	Eigene Untersuchungen 92
6.2	Rachitis bei gestillten Kindern 97
6.3	Diskussion und Schlußfolgerungen 97

7	*Möglichkeit der intestinalen Sensibilisierung durch frühzeitige Fremdeiweißgaben im Säuglingsalter* 104
	S. Strobel

7.1 Versuchsanordnung 105
7.2 Ergebnisse 105
7.3 Implikationen für die Praxis 106

8	*Zur Geschichte der Beikost in der Säuglingsernährung* 111
	W. Droese

9	*Beikost – industriell gefertigt oder im Haushalt selbst hergestellt?* 118
	E. G. Huber

10	*Beikostempfehlung aus der Sicht des niedergelassenen Kinderarztes* 124
	A. Vahle

11	*Durchführung der Beikost in der Praxis* 131
	H. B. von Stockhausen und H. Schulz

11.1 Material und Methodik 131
11.2 Ergebnisse 131
11.3 Zusammenfassung 136

12	*Beginn der Beikost in der Praxis aus der Sicht des klinischen Kinderarztes* 138
	P. Mayser

13	*Anwendung der Beikost in Schweden* 140
	B. Lindquist

13.1 Ursachen für die Einführung der Beikost 141
13.2 Industriell oder im Haushalt selbst hergestellte Beikost 141
13.3 Praktische Durchführung der Verabreichung von Beikost bei Säuglingen in Schweden 143

13.4	Wochenspeisezettel für Säuglinge mit berechnetem Nahrungsgehalt 145
13.5	Einige abschließende Kommentare 146

14 Vom Sinn der Beikost – Handhabung in der Schweiz 148
O. Tönz

15 Gluten, das Stillen und die Inzidenz der Zöliakie 1965–1982 165
D. H. Shmerling

15.1	Material und Methoden 165
15.2	Ergebnisse 167
15.3	Kommentar 168
15.4	Zusammenfassung 171

16 Bedeutung der Beikost für die Empfehlungen zur Energie-, Nährstoff- und Vitaminversorgung im 1. Lebensjahr 173
G. Schöch, M. Kersting und W. Droese

17 Kochsalzgehalt von industriell hergestellten Beikostpräparaten zur Säuglingsernährung ... 197
V. Galgan, M. Kersting und F. Manz

17.1	Einleitung 197
17.2	Material und Methoden 197
17.3	Ergebnisse 198
17.4	Kommentar 203
17.5	Zusammenfassung 208

18 Beikost in der Ernährung von Kindern mit angeborenen Stoffwechselkrankheiten 211
P. Clemens und M. Heddrich

18.1	Galaktosämie 211
18.2	Glykogenose Typ 1 214
18.3	Phenylketonurie 216

19	*Ernährungsbedingte Veränderungen der Darmflora beim Säugling* 220	
	O. H. Braun	

20	*Klinisch-immunologische Konsequenzen der Beikost in der Säuglingsernährung* 229	
	E. Schmidt	

20.1 Einleitung 229
20.2 Atopisches Ekzem und Milchernährung 230
20.3 Milchnahrung und Asthma bzw. Pollinosen ... 231
20.4 Beikost und atopische Erkrankungen 232
20.5 Konsequenzen 234

21	*Beikost unter dem Aspekt der Prophylaxe in der Säuglingsernährung* 237	
	K. Schreier	

21.1 Spurenelemente 238
21.2 Prophylaxe durch Ballaststoffe 239
21.3 Prophylaxe der Karies 241
21.4 Prophylaktische Bedeutung der Lipide in der Beikost 243
21.5 Einfluß von Nahrungsstoffen auf die Biotransformation von Naturstoffen und Medikamenten 245
21.6 Ernährung und Neurotransmitter 245
21.7 Gedanken zur Langzeitprävention 245

22	*Zusammenfassung der Ergebnisse* 252	
	R. Grüttner	

*Teilnehmerliste
(Beikostsymposion, Boppard,
29. 9. 1983–1. 10. 1983)* 255

Mitarbeiterverzeichnis

Frau Prof. Dr. med. Ch. Bender-Götze
Kinder-Poliklinik der Universität München
Pettenkoferstraße 8 a, D-8000 München 2

Prof. Dr. med. O. H. Braun
Kinderklinik des Städtischen Krankenhauses Pforzheim
Kanzlerstraße 2–6, D-7530 Pforzheim

Dr. med. P. Clemens
Universitäts-Krankenhaus Eppendorf, Kinderklinik
Martinistraße 52, D-2000 Hamburg 20

Prof. Dr. med. W. Droese
Nordstraße 8, D-3163 Sehnde 1

Frau Dr. V. Galgan
Forschungsinstitut für Kinderernährung Dortmund
Heinstück 11, D-4600 Dortmund 50

Dr. M. Goll
Universitätsklinikum, Zentrum der Kinderheilkunde
Theodor-Stern-Kai 7, D-6000 Frankfurt 70

Prof. Dr. R. Grüttner
Universitäts-Krankenhaus Eppendorf, Kinderklinik
Martinistraße 52, D-2000 Hamburg 20

Frau M. Heddrich
Universitäts-Krankenhaus Eppendorf, Abteilung für
klinische Diätetik, Pavillon 40
Martinistraße 52, D-2000 Hamburg 20

Prof. Dr. H. C. Heinrich
Universitäts-Krankenhaus Eppendorf, Kinderklinik
Martinistraße 52, D-2000 Hamburg 20

Prof. Dr. med. O. Hövels
Universitätsklinikum, Zentrum der Kinderheilkunde
Theodor-Stern-Kai 7, D-6000 Frankfurt 70

Prof. Dr. med. E. G. Huber
Kinderspital Salzburg
Müllner Hauptstraße 48, A-5020 Salzburg

Frau Dr. M. Kersting
Forschungsinstitut für Kinderernährung Dortmund
Heinstück 11, D-4600 Dortmund 50

Dr. med. M. C. Laub
Kinderpoliklinik der Universität München
Pettenkoferstraße 8a, D-8000 München 2

Prof. Dr. med. B. Lindquist
Universitäts-Kinderklinik, Barnmedicinska Kliniken
S-22185 Lund

Prof. Dr. med. F. Manz
Forschungsinstitut für Kinderernährung Dortmund
Heinstück 11, D-4600 Dortmund 50

Dr. med. G. Markosch
Universitätsklinikum, Zentrum der Kinderheilkunde
Theodor-Stern-Kai 7, D-6000 Frankfurt 70

Dr. med. P. Mayser
Städtisches Krankenhaus Harlaching, Kinderabteilung
Sanatoriumsplatz 2, D-8000 München 90

Prof. Dr. med. K. H. Niessen
Universitäts-Kinderklinik
Rümlinstraße 19–23, D-7400 Tübingen 1

Cand. med. F. Püllen
Universitätsklinikum, Zentrum der Kinderheilkunde
Theodor-Stern-Kai 7, D-6000 Frankfurt 70

Dr. med. S. Sappert
Kinderpoliklinik der Universität München
Pettenkoferstraße 8a, D-8000 München 2

Prof. Dr. med. K. H. Schäfer
Universitäts-Krankenhaus Eppendorf, Kinderklinik
Martinistraße 52, D-2000 Hamburg 20

Prof. Dr. med. E. Schmidt
Universitäts-Kinderklinik
Moorenstraße 5, D-4000 Düsseldorf 1

Prof. Dr. med. G. Schöch
Forschungsinstitut für Kinderernährung Dortmund
Heinstück 11, D-4600 Dortmund 50

Prof. Dr. med. K. Schreier
Wiesengrund 7, D-8510 Stadeln

H. Schulz
Medizinische Hochschule Lübeck,
Zentrum Kinderheilkunde, Abteilung Neonatologie
Kronsforder Allee 71–73, D-2400 Lübeck 1

Prof. Dr. med. D. H. Shmerling
Kinderspital, Gastroenterologische Abteilung
Steinwiesstraße 75, CH-8032 Zürich

Priv.-Doz. Dr. med. H. J. Sternowsky
Kreiskrankenhaus Soltau, Kinderabteilung
D-3040 Soltau

Prof. Dr. med. H. B. von Stockhausen
Universitäts-Kinderklinik Würzburg
Joseph-Schneider-Straße 4, D-8700 Würzburg

Dr. med. S. Strobel
Institute of Childheath, Department of Immunology
30, Guilford Street, London WC 1N 1EH, Great Britain

Prof. Dr. med. O. Tönz
Kinderspital Luzern
CH-6004 Luzern

Frau Dr. R. Thorbeck
Universitätsklinikum, Zentrum der Kinderheilkunde
Theodor-Stern-Kai 7, D-6000 Frankfurt 70

Dr. med. A. Vahle
Schwimmschulstraße 30, D-8300 Landshut

1 Bioverfügbarkeit des Eisens in der Säuglings- und Kleinkinder-Ernährung

H. C. Heinrich*

1.1 Eisenmangel bei Säuglingen und Kleinkindern

1.1.1 Häufigkeit und Ursachen

Unsere an reif- und frühgeborenen Säuglingen sowie Kleinkindern durchgeführten Messungen der diagnostischen ^{59}Fe(II)-Absorption und spätere Messungen der Serumferritinkonzentration haben gezeigt, daß die transplazentar während der Schwangerschaft angelegten *Eisenreserven* (~50 mg beim Reifgeborenen und nur ~10 mg beim Frühgeborenen) sowie das aus dem Abbau des fetalen Hämoglobins stammende Eisen *beim Frühgeborenen schon nach 3–6 Lebensmonaten* und *beim Reifgeborenen nach 6–9 Lebensmonaten erschöpft* sind (s. Abb. 1.3) und ein prälatenter bis manifester Eisenmangel entstanden ist [12, 13, 20].

Fe-Mangel ab 2. Trimenon

Im 2. Lebensjahr findet sich auch in Industrieländern bei etwa 30% aller Kleinkinder eine Eisenmangelanämie. In Entwicklungsländern haben sogar 60–90% aller Kleinkinder eine Eisenmangelanämie. Als Ursache des ubiquitären Eisenmangels im Kleinkindesalter wird heute die in der Wachstumsphase rasch erfolgende Vermehrung des Gesamtkörperhämoglobin- und -myoglobingehalts bei gleichzeitig schlechter Bioverfügbarkeit des in der Milchnahrung und der pflanzlichen Beikost enthaltenen Nahrungseisens angesehen.

---

* Auf die verlagsübliche Übersetzung und Bearbeitung von Abbildungen und Tabellen aus englischsprachigen Werken wurde auf Wunsch des Autors verzichtet

1.1.2 Auswirkungen

Symptome bei Fe-Mangel

Neben den üblichen Symptomen der leichten und mittelschweren Eisenmangelanämie (6–10 g Hb/dl), wie Blässe Anorexie, Schwindel, Dyspnoe, Tachykardien, chronische Müdigkeit, rasche physische und geistige Erschöpfbarkeit sowie Lern- und Konzentrationsschwäche, werden auch bei Kindern mit prälatentem/latentem Eisenmangel (Erschöpfung der Eisenreserven ohne Anämie [17–19]) Symptome mit Krankheitswert beobachtet.

Hauptsächlich in den USA durchgeführte Untersuchungen haben in den letzten Jahren gezeigt, daß bei Kindern mit erschöpften Eisenreserven auch ohne gleichzeitig bestehende Eisenmangelanämie die geistige Entwicklung und Verhaltensweise gestört ist (herabgesetzter Bayley Mental Development Index) und durch Eisentherapie deutlich verbessert wird [30, 31, 36, 48].

Erhöhte Absorption der Umweltgifte Blei und Kadmium bei Tieren und Menschen mit Eisenmangel. Wegen der mangelhaften Substratspezifität der Mechanismen der Eisenabsorption in den Dünndarmenterozyten ist bei Erschöpfung der Eisenreserven neben der Eisenabsorption auch die Absorption von Kobalt, Blei, Kadmium und anderen Metallen stark erhöht. Wegen der starken Belastung der Nahrung des Menschen mit toxischen Metallen wie Blei, Kadmium u.a.m. ergibt sich daraus eine besondere Blei- und Kadmiumgefährdung der Bevölkerungsgruppe mit meistens erschöpften Eisenreserven (menstruierende und schwangere Frauen, Säuglinge und Kleinkinder).

Erhöhte Bleiabsorption und -körperbelastung bei Eisenmangel. Hauptsächlich verursacht durch die Freisetzung aus verbleitem Autobenzin (allein in den USA werden pro Jahr mehr als 241 000 Tonnen Blei dem Autobenzin zugesetzt und verkauft) ist die Biosphäre mit Blei kontaminiert. Erwachsene nehmen mit Nahrung und Getränken etwa 0,1–2 mg Blei/Tag auf, woraus etwa 5–15% absorbiert und 5% schließlich retiniert werden. Jedoch wurden *bei Kindern* auch eine **Bleiabsorption von 42%** und eine **Retention von 32%** gemessen [50]. Wegen der lebenslangen Bleiaufnahme mit Nahrung, Luft und Trinkwasser steigt die Gesamtkörper-Bleibelastung um ~10 µg Pb/Tag von ~2 mg im Kindesalter auf 100–400 mg bei alten Menschen an. Bereits 1973 wurden Organ- bzw. Gewebskonzentrationen von 0,1–3,6 mg Pb/100 g Frischgewicht insbesondere in Knochen, Leber, Niere und Gehirn des Menschen gemessen. Im Blut des Menschen liegen die nachweisbaren Bleikonzentrationen mit 5–18 µg Pb/100 ml Blut (für 100 µg Bleiaufnahme/Tag mit der Nahrung) nur etwas niedriger als die Bleikonzentrationen, bei denen bereits bleiinduzierte Stoffwechselveränderungen (erhöhtes Erythrozyten-Protoporphyrin IX und vermehrte δ-Aminolävulinsäure- und Koproporphyrin-Ausscheidung im Harn ab ~20–40 µg Pb/100 ml Blut) und klinische Manifestierungen der Bleiintoxikation (periphere Neuropathie, Enzephalopathie und Anämie ab 40–80 µg Pb/100 ml Blut) auftreten können (Übersicht u. Literatur bei Goyer [14]).

An Goldhamstern durchgeführte Studien haben außerdem gezeigt, daß die durch Bleizusätze zum Trinkwasser (0,05–0,1% Pb) verursachte Häufigkeit mißgebildeter Feten von 1,1% (Kontrollgruppe) durch Eisenmangel auf 50% (Eisenmangelgruppe) und die pränatale Mortalität von ~3% (Kontrollgruppe) auf 33% (Eisenmangelgruppe) heraufgesetzt wird [4]. Die teratogene bzw. embryotoxische Wirkung des mit dem Trinkwasser aufgenommenen Bleis bei Eisenmangel-Goldhamstern ist offensichtlich auf eine im Eisenmangel gesteigerte Bleiabsorption und dadurch erhöhte Bleibelastung der Organe und Gewebe zurückzuführen.

Eine wirksame und für große Bevölkerungsgruppen auch realisierbare Herabsetzung der Bleibelastung kann z.Zt. nur über eine drastische Herabsetzung der intestinalen Bleiabsorption aus der Nahrung erreicht werden. Grundlage dafür ist ein für die Blei- und Eisenabsorption gemeinsam benutzter Transportmechanismus in den Enterozyten des Dünndarms.

Alle bisherigen Tierversuche haben für Mäuse und Ratten eindeutig gezeigt, daß die mit den radioaktiven Bleiisotopen ^{203}Pb bzw. ^{210}Pb untersuchte Absorption und Organspeicherung des Bleis bei Tieren mit Eisenmangel 2- bis 6fach erhöht ist – bei Vergleich mit nicht im Eisenmangel befindlichen Tieren – und durch die gleichzeitige orale Verabfolgung von Ferroeisen herabgesetzt werden kann [2, 15, 32, 39].

Erhöhte Bleiaufnahme bei Fe-Mangel

Erste am Menschen unter Verwendung der Radionuklide

^{203}Pb und ^{59}Fe durchgeführte Studien haben zunächst wohl aus methodischen Gründen zu noch widersprüchlichen Ergebnissen geführt. In Schottland an 10 Personen durchgeführte Gesamtkörperretentionsmessungen ergaben im Normalbereich liegende Werte für die ^{59}Fe- und ^{203}Pb-Absorption bei Personen mit normalen Eisenwerten (normales Serumferritin und normale ^{59}Fe-Absorption) und eine von 16 ± 7 auf $47 \pm 11\%$ ca. 3fach erhöhte ^{203}Pb-Absorption bei Personen mit erschöpften Eisenreserven (erniedrigtes Serumferritin und erhöhte diagnostische ^{59}Fe-Absorption), so daß daraus eine infolge Eisenmangel von ~ 10 auf $\sim 24\%$ gesteigerte Nahrungs-Bleiabsorption gefolgert wurde [49]. In Kanada ebenfalls am Menschen durchgeführte ^{203}Pb-Absorptionsmessungen ergaben allerdings unabhängig von der Serumferritinkonzentration sowohl bei Personen mit erschöpften Eisenreserven (Serumferritin 12 ± 1 ng/ml) als auch normalen bis leicht erhöhten Eisenreserven (Serumferritin 172 ± 32 ng/ml) eine ungewöhnlich hohe ^{203}Pb-Absorption von $66 \pm 4\%$ [8]. Die Ergebnisse der schottischen und kanadischen Studie müßten zunächst mit einwandfreier Versuchsanordnung am Menschen nachgeprüft werden.

Erhöhte Kadmiumabsorption und -körperbelastung bei Eisenmangel. Die Kadmiumverseuchung der Biosphäre des Menschen und damit seiner Nahrung nimmt ständig zu. Das einmal aus der Nahrung absorbierte Kadmium wird u. a. in Leber und Niere akkumuliert und dort lange, mit einer biologischen Halbwertzeit von 15–30 Jahren, retiniert. Nach Erreichen einer kritischen Grenze wird durch die gespeicherte Kadmiumkonzentration (ab 200 ppm) der proximale Tubulus der Niere geschädigt, so daß es zu tubulären Protein-, Kalzium- und Phosphatverlusten mit dem Harn und zu Nierensteinen und einer Osteomalazie kommt. Kombiniert mit Kalzium- und Eisenmangelernährung verursachte die chronische Kadmiumintoxikation über eine cadmiumverseuchte Reisnahrung in Japan das schwere und extrem schmerzhafte Bild der „Ouch-Ouch"-Krankheit (Itai-Itai Byo), einer Kadmiumnephropathie mit Osteomalazie (Übersicht und Literatur bei Piscator [38]).

Kadmium-nephropathie

Tierversuche haben gezeigt, daß Kadmium die intestinale Eisenabsorption hemmt, dadurch die Eisenspeicher entleert und die kadmiuminduzierte Anämie verursacht. Durch Langzeitsupplementierung der Tiernahrung mit Eisen kann die Kadmiumtoxizität bei der Ratte gemildert bis verhindert werden. Wegen der mangelhaften Spezifität des Eisenabsorptionsprozesses im Dünndarm verursacht der experimentelle Eisenmangel bei Mäusen eine Steigerung auch der Kadmiumabsorption [47] und bei Ratten eine 7- bis 9fache höhere Kadmiumspeicherung in Leber, Milz und Knochen [39]. Auch beim Menschen verursacht eine Herabsetzung der Eisenreserven eine Steigerung der Kadmiumabsorption aus 25 µg ^{115m}Cd von $2,3 \pm 0,3\%$ auf $8,9 \pm 2,0\%$ [7]. Frauen absorbieren etwa 3fach mehr ^{115m}Cd als Männer ($7,5 \pm 1,8$ statt $2,6 \pm 0,6\%$), da bei ihnen in der Regel die Eisenreserven vermindert oder aufgebraucht sind und sie deshalb auch vermehrt Eisen absorbieren [17].

Wegen der jetzt schon weltweiten Kadmiumverseuchung der Nahrungskette und der zusätzlichen Kadmiumbelastung aus dem inhalierten Zigarettenrauch (ca. 1 µg Cd absorbiert aus 1 Päckchen Zigaretten/Tag) liegt die tägliche Kadmiumzufuhr beim Menschen bei etwa 20–40 µg/Tag und ist damit nicht mehr weit entfernt von der von der FAO/WHO vorläufig auf 57–71 µg/Tag festgesetzten Toleranzgrenze (Übersicht u. Literatur bei Spivey-Fox [45, 46]).

Herabsetzung der Blei- und Kadmiumabsorption durch Auffüllung der Eisenreserven bei Säuglingen, Kleinkindern, menstruierenden und schwangeren Frauen. Der einfachste und wirkungsvollste Weg, um sowohl beim Menschen als auch bei den der menschlichen Ernährung dienenden Schlachttieren (Schweine, Rinder etc.) die Absorption und damit Organspeicherung der Umweltgifte Blei und Kadmium stark herabzusetzen, dürfte die Auffüllung der Eisenreserven und damit die Verminderung der Blei- und Kadmiumabsorption bei Risikogruppen mit erschöpften Eisenreserven (menstruierende und schwangere Frauen, Säuglinge und Kleinkinder sowie Ferkel und Kälber) darstellen.

1.1.3 Eisenbedarf des Säuglings und Kleinkindes

Bei erwachsenen Männern und Frauen wurde nach ^{59}Fe-Markierung die biologische Halbwertzeit des im Gesamtkörper retinierten ^{59}Fe gemessen und daraus die Umsatzrate des Gesamtkörper-Eisenpools und damit der Eisenbedarf errechnet. *Für Männer* wurde so ein *Eisenumsatz (= Bedarf) von 1,3 ± 0,5 mg Fe/Tag* (70 kg KG, 4186 mg Gesamtkörpereisen) und *für menstruierende Frauen* ein Eisenumsatz von *1,8 ± 0,3 mg Fe/Tag* (60 kg KG, 3510 mg Gesamtkörpereisen) ermittelt [24]. Bei Berücksichtigung einer durchschnittlichen 10%igen Bioverfügbarkeit aus einer Mischkosternährung ergibt sich daraus eine erforderliche *Eisenzufuhr mit der Nahrung von 13 mg Fe/Tag für den Mann* bzw. *18 mg Fe/Tag für die menstruierende Frau* [18]. Die 1980er Empfehlungen (Recommended Dietary Allowances) des Food and Nutrition Board des U.S. National Research Council sind 10 mg Fe/Tag für Männer und 18 mg Fe/Tag für menstruierende Frauen.

An Säuglingen und Kleinkindern wurden entsprechende Messungen des Eisenumsatzes noch nicht durchgeführt. Der Eisenbedarf und die für dessen Deckung erforderliche Nahrungseisenzufuhr kann deshalb nur geschätzt werden. Allgemein wird heute angenommen, daß der *Eisengehalt beim reifgeborenen Kind von der Geburt* bis zum 4. Lebensmonat mit *etwa 280 mg Fe* konstant bleibt und *bis zum Ende des 1. Lebensjahrs dann* auf ca. *400 mg* ansteigt. Für diese 8 Monate wird der tägliche Zuwachs an Gesamtkörpereisen auf 0,5 mg Fe und der tägliche Verlust auf 0,5 mg Fe geschätzt, so daß sich daraus ein Bedarf an absorbiertem Eisen von 1 mg Fe/Tag ergibt (WHO-Report 1970). Wird davon ausgegangen, daß die durchschnittliche Bioverfügbarkeit des Nahrungseisens auch beim Kleinkind vom 2. Lebenshalbjahr an bei ca. 10% liegt, so ist bei Mischkosternährung eine Nahrungseisenzufuhr von *> 10 mg Fe/Tag* für die Bedarfsdeckung erforderlich. *Während des 2. und 3. Lebensjahrs wird* die Zufuhr von *mindestens 15 mg Nahrungseisen/Tag* empfohlen (RDA 1980).

1.2 Eisenabsorption bei Säuglingen und Kleinkindern

1.2.1 Methoden zur Bestimmung der Eisenabsorption bzw. Bioverfügbarkeit

Die zuverlässige „quantitative" Bestimmung der Eisenabsorption ist auch im Säuglings- bzw. Kleinkindesalter nur unter Verwendung von radioaktivem ^{59}Fe durch Messung der Gesamtkörperretention des absorbierten ^{59}Fe in einem Gesamtkörper-Radioaktivitätsdetektor mit 4 π-Meßgeometrie möglich [17, 19, 20, 23]. Die Berechnung der Eisenabsorption aus der gemessenen Fäzesexkretion des nichtabsorbierten ^{59}Fe führt wegen der gerade bei Säuglingen und Kleinkindern oft unvollständigen Stuhlsammlung häufig zu falsch hohen Ergebnissen. Die Messung der Erythrozyteninkorporation des absorbierten ^{59}Fe ermöglicht nur semiquantitative Aussagen über die ^{59}Fe-Absorption und benötigt zudem unnötig große Radioaktivitätsmengen. Die Messung des postabsorptiven Serumeisenanstiegs kann nur nach Verabfolgung therapeutischer Eisenmengen für qualitative Aussagen über die erfolgte Eisenabsorption verwendet werden. Mit dieser Methode wurden gerade bei Säuglingen und Kleinkindern Ergebnisse gewonnen, die mit der Gesamtkörper-^{59}Fe-Retentionsmethode nicht reproduzierbar waren (vgl. 1.2.2).

1.2.2 Die Eisenabsorption wird auch während der ersten Lebensjahre den verfügbaren Eisenreserven entsprechend reguliert

Eisenprophylaxe möglich

Aus Messungen der ^{59}Fe-Erythrozyteninkorporation sowie der postabsorptiven Serumeisenanstiege war gefolgert worden, daß Säuglinge bzw. Kleinkinder im ersten Lebenshalbjahr nur sehr geringe Mengen Eisen aus dem Darm aufnehmen (2,2% bis zum 6. Lebensmonat, 13% im 6.–24. Lebensmonat, 25% im 2.–14. Lebensjahr; vgl. auch Tabelle 1.1) und deshalb eine orale Eisentherapie in diesem Lebensalter wenig sinnvoll sei [11]. Mit der Gesamtkörper-^{59}Fe-Retentionsmethode durchgeführte Messungen haben diese Messungen bzw. Ansicht jedoch nicht bestätigen können und gezeigt, daß *auch reif- bzw. frühgeborene Säuglinge* im ersten Trimenon aus einer 10 μmol (= 0,56 mg) ^{59}Fe(II)-Dosis *im gleichen Umfange* (Abb. 1.1 u. 1.2) *wie erwachsene* Männer und Frauen *absorbieren* und die ^{59}Fe-Absorption nach Erschöpfung der Eisenreserven auch im ersten Trimenon wie bei Erwachsenen stark ansteigt [20]. Auch im Säuglings- bzw. Kleinkindesalter besteht eine enge negative Korrelation zwischen dem Verschwinden des Berliner-Blau-reaktiven diffus verteilten

Tabelle 1.1. Vergleich der mit dem ^{59}Fe-Gesamtkörperretentions-Test bei Reifgeborenen und Frühgeborenen im ersten Trimenon bestimmten intestinalen ^{59}Fe-Absorption mit den Ergebnissen anderer Autoren, die mit den unzuverlässigen ^{59}Fe-Erythrozyteninkorporations- und Fäzesexkretionstesten sowie mit Postabsorptionskurven des Serumeisens gewonnen wurden. (Nach Heinrich et al. [20])

Bestimmungsmethode der Eisen-Absorption	Orale Fe-Dosis		Intestinale Eisen-Absorption (in % der oralen Testdosis)		Säuglinge		Alter	Ausreichend nüchtern?	Eisenreserven berücksichtigt	Autoren
	mg	µC	Bereich	$X_a \pm SD$	Zahl					
^{59}Fe-Erythrozyteninkorporation (ohne Fe-Utilisations-Korrektur)	0,001 Fe^{++}	10	0,4– 8,2	3,2	14 Reifgeborene 10 Frühgeborene		2– 4 Tage – 7 Tage	Keine Angaben	Nein	Oettinger u. Mitarb. (1954)
^{59}Fe-Fäzesexkretion	0,01–0,02	2	15 –96	53,2 ± 26,3	11		10–90 Tage	Nicht nüchtern	Nein	Garby u. Sjölin (1959)
	0,49–0,76 in Milch-Diät	1	6,8–74	31,5 ± 19,1	14 Frühgeborene		7–70 Tage	nüchtern	Nein	Gorten u. Mitarb. (1963)
Postabsorptionskurven des Serumeisens	0,7 mg/kg KG (als Ferrosanol) d.h. 2,5–4,2 mg	–	?	3,7	5 Reifgeborene 6 Frühgeborene		21–96 Tage 14–79 Tage	? ?	Nein Nein	Gladtke u. Mitarb. (1964) Doctor u. Mitarb. (1968)
			?	3,8						
			?	2,2 ± 1,1	12 Reifgeborene		1–20 Wochen	Nein	Nein	
^{59}Fe-Gesamtkörperretention	0,558 Fe^{++}	0,01–0,02	10–30	20	30 Reifgeborene		10–90 Tage	> 5 h vorher und 2 h hinterher	Ja	Heinrich u. Mitarb. (1966/67) (zit. nach Heinrich, 1967/68)
			5,1–34,5	20,7 ± 8,1	39 Reifgeborene		4–80 Tage			Heinrich u. Mitarb. (1969)
			8,5–36,5	21,1 ± 8,2	28 Frühgeborene		4–66 Tage	> 5 h vorher und 2 h hinterher	Ja	[20]
			40,3–57,0	47,3 ± 8,3	3 Reifgeborene mit Fe-Mangel		35–69 Tage			
			45,6–81,3	60,7 ± 13	7 Frühgeborene mit Fe-Mangel		36–74 Tage			

Reserveeisens (Ferritin) im Zytoplasma der Knochenmarkmakrophagen und dem Anstieg der diagnostischen ^{59}Fe-Absorption aus 10 µmol ^{59}Fe(II) mit einem Korrelationskoeffizienten von r = 0,85 ± 0,065 [13]. Der Anstieg der diagnostischen ^{59}Fe(II)-Absorption von 10–35% bei Säuglingen mit normalen Eisenreserven auf 40–80% ist

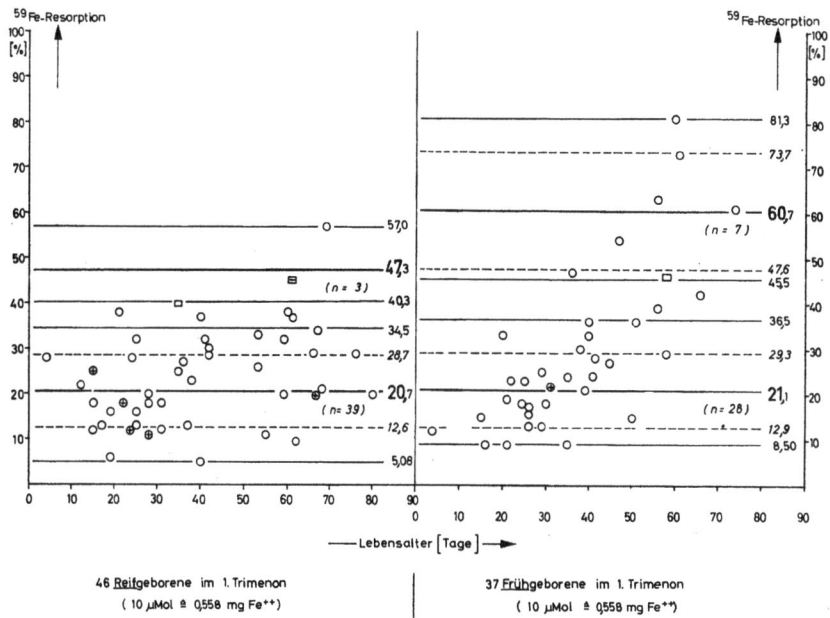

Abb. 1.1. Intestinale ^{59}Fe-Absorption (Einzelwerte, $\overline{X}_a \pm$ S.D. und Streubereich) aus 10 μmol ($\hat{=}$ 0,558 mg) ^{59}Fe^{++} + 100 μmol ($\hat{=}$ 17,6 mg) L(+)-Askorbinsäure während des ersten Trimenons bei 46 Reifgeborenen (links) und 37 Frühgeborenen (rechts) in Abhängigkeit vom Lebensalter (4.–80. Tag). ☐ Säugling mit latentem Eisenmangel. ⊟ Säugling mit latentem Eisenmangel und ohne nachweisbares diffuses Fe in den RHS-Makrophagen. ⊕ Säugling mit normalen Mengen (+/++) an diffusem Fe in RHS-Makrophagen. ○ Säugling mit *nicht* untersuchtem diffusem Reserveeisen in RHS-Makrophagen. (Nach Heinrich et al. [20])

deshalb wie im Erwachsenenalter ein zuverlässiger Indikator der Erschöpfung der Eisenreserven [20]. Während des 2. Trimenons ist die diagnostische ^{59}Fe(II)-Absorption bei allen Frühgeborenen und während des 3. Trimenons auch bei fast allen Reifgeborenen infolge Erschöpfung der Eisenreserven und Entstehung eines prälatenten bis manifesten Eisenmangels auf 40–100% angestiegen (Abb. 1.3 u. 1.4) [12, 20]. Eine medikamentöse Eisenprophylaxe oder Therapie unter Verwendung bioverfügbarer Eisen(II)-Präparate ist deshalb *bei frühgeborenen Säuglingen* schon *vom 2. Trimenon* bzw. *bei reifgeborenen Kindern vom 3. Trimenon* an möglich und wirksam.

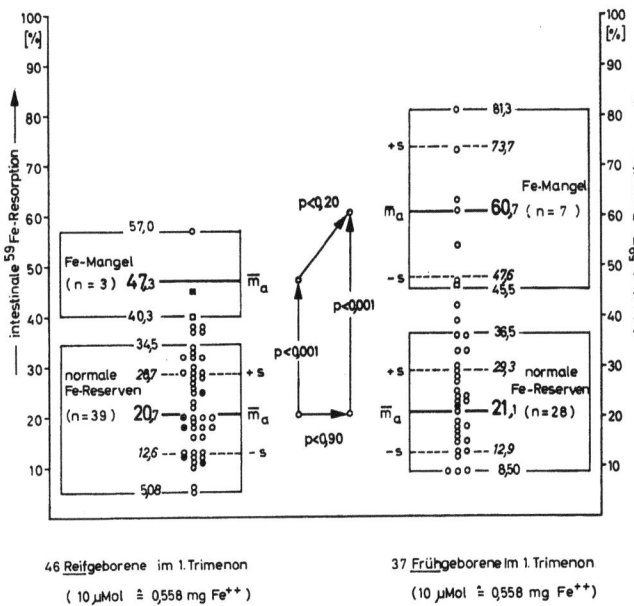

Abb. 1.2. Intestinale ^{59}Fe-Absorption (Einzelwerte, $\overline{X}_a \pm$ S.D. Streubereich und Signifikanzschranken) aus 10 µmol ($\triangleq$ 0,558 mg) ^{59}Fe^{++} + 100 µmol ($\triangleq$ 17,6 mg) L(+)-Askorbinsäure bei 46 Reifgeborenen (links) und 37 Frühgeburten (rechts) während des ersten Trimenons. (Nach Heinrich et al. [20])

1.2.3 Irrelevante Strahlenbelastung bei ^{59}Fe-Absorptionsmessungen auch im Säuglingsalter

Wegen der verbreiteten, sachlich nicht gerechtfertigten Radiophobie erfolgten fast alle der bisher unter Verwendung von radioaktivem ^{59}Fe durchgeführten Studien zur Bioverfügbarkeit des Nahrungseisens an Erwachsenen. Nur unter Vorbehalt können die dabei gewonnenen Ergebnisse auf den Säugling bzw. das Kleinkind übertragen werden. Wegen der großen praktischen Bedeutung einer diätetischen Eisenprophylaxe schon im Säuglings- und Kleinkindesalter sollte die Bioverfügbarkeit des Nahrungseisens und des der Nahrung zugesetzten Eisens auch an Säuglingen untersucht werden. Unter Verwendung von kleinsten ^{59}Fe-Mengen (0,01–0,1 µCi) und eines hochempfindlichen Großraum-Radioaktivitätsdetektors mit 4 π-Meßgeometrie ist das nichtinvasiv und ohne strahlenbiologisch relevante zusätzliche Strahlenbelastung (maximal 23 mrad bzw. 18% der natürlichen Strahlenbelastung von ~ 130 mrem/Jahr) auch im Säuglingsalter möglich.

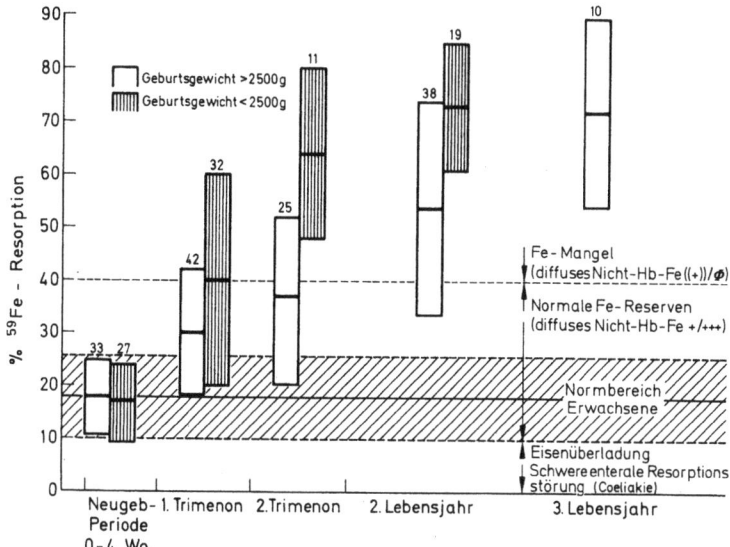

Abb. 1.3. Anstieg der ^{59}Fe-Absorption aus der diagnostischen 10 μmol (= 0,56 mg) ^{59}Fe(II)-Dosis infolge Erschöpfung der Eisenreserven beim Säugling und Kleinkind bis zum 3. Lebenshalbjahr bei reifgeborenen und frühgeborenen Kindern. Intestinale ^{59}Fe-Absorption während der ersten 3 Lebenshalbjahre, gemessen mit dem Ganzkörperzähler in 5 Altersperioden, $\overline{X}_a \pm S.D.$ der Gesamtkörper-^{59}Fe-Retention (in %) 14 Tage nach Nüchternapplikation. (Nach Götze et al. [12] und Heinrich et al. [20])

1.3 Bioverfügbarkeit des natürlichen (endogenen) Nahrungseisens

Hämeisen leicht resorbiert

Die Bioverfügbarkeit des in den Nahrungsmitteln des Menschen natürlich vorkommenden „endogenen" Eisens wird durch die intraluminale Löslichkeit und den Mechanismus der Eisenabsorption bestimmt. Während das als Hämoprotein (Myoglobin und Hämoglobin) im Fleisch enthaltene Hämeisen unbeeinflußt durch in der Nahrung enthaltene Eisenkomplexbildner im Dünndarm absorbiert und daraus erst im Enterozyten das Eisen freigesetzt wird, unterliegt das in der pflanzlichen Nahrung sowie in Leber, Eiern und Milch enthaltene 3wertige Nichthämeisen im physiologischen pH-Bereich von 3–8 der im Magen- und Dünndarmlumen rasch ablaufenden Hydrolyse und anschließenden Polymerisation zu kaum bzw. nicht mehr absorbierbaren Fe(III)-hydroxid-Komplexen (Abb. 1.5).

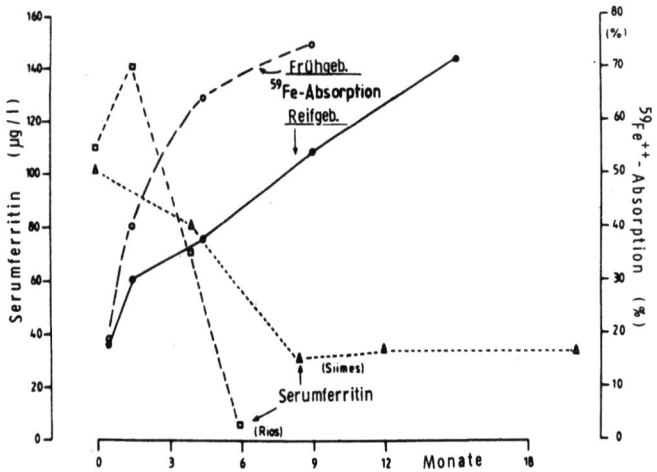

Abb. 1.4. Anstieg der diagnostischen ^{59}Fe-Absorption und entsprechender Abfall des Serumferritins infolge Erschöpfung der Eisenreserven während des ersten und zweiten Lebensjahres bei reifgeborenen und frühgeborenen Säuglingen bzw. Kleinkindern. (Nach Heinrich [19])

1.3.1 Bioverfügbarkeit des 3wertigen Nichthämeisens

1.3.1.1 Geringe Bioverfügbarkeit des 3wertigen Nichthämeisens in der pflanzlichen Nahrung

Pflanzliches Fe kaum absorbiert

Da das Eisen in der pflanzlichen Nahrung fast nur als 3wertiges Nichthämeisen enthalten ist, wird es aus Reis, Spinat, Bohnen, Mais, Salat usw. mit 1–4% kaum bzw. aus Weizenmehl und Sojabohnen mit 4–7% nur in geringem Umfange absorbiert (Übersicht u. Literatur bei Layrisse u. Martinez-Torres [28]).

Latente bis manifeste Eisenmangelzustände infolge Eisenmalnutrition sind deshalb bei Bevölkerungen, insbesondere in Entwicklungsländern, die sich weitgehend vegetarisch ernähren und bis zu 97% ihres Eisens mit der pflanzlichen Nahrung aufnehmen und dann daraus nur 2–5% absorbieren, in allen Lebensaltern bei Frauen und Männern ubiquitär nachweisbar. Selbst die tägliche Zufuhr von 30 mg Nichthämeisen mit der pflanzlichen Nahrung, aus dem nur ca. 0,6–1 mg Fe/Tag absorbiert wird, reicht dann nicht aus, um den Mindesteisenbedarf von

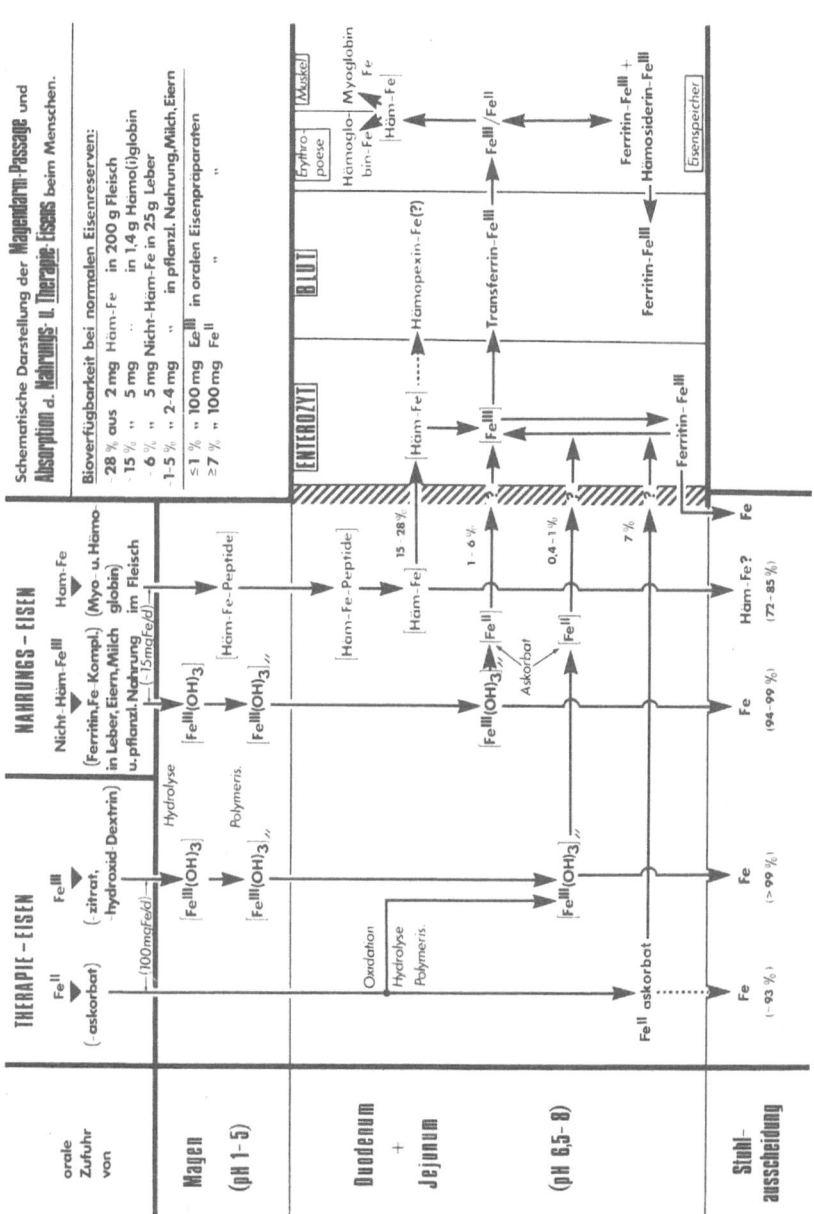

Abb. 1.5. Schematische Darstellung der Magendarmpassage und Absorption des Eisens aus dem 3wertigen Nichthämeisen und Hämeisen der Nahrung sowie aus dem 3wertigen und 2wertigen Eisen oraler Eisenpräparate (= Therapieeisen) beim Menschen. (Nach Heinrich [19])

~1,3 mg/Tag bei Männern bzw. ~1,8 mg/Tag bei menstruierenden Frauen zu decken.
Ausreichend große *Askorbinsäurezusätze* (0,1–1 g) zur pflanzlichen Nahrung reduzieren das kaum absorbierbare 3wertige Nichthämeisen zu besser absorbierbaren 2wertigen Eisenaskorbatkomplexen und können dadurch die Bioverfügbarkeit auch des pflanzlichen Eisens verdoppeln bis verfünffachen.

1.3.1.2 Geringe Bioverfügbarkeit des 3wertigen Nichthämeisens in der tierischen Nahrung

Da in Eiern, Milch und Leber das Eisen ausschließlich bzw. hauptsächlich ($\geqslant 95\%$) ebenfalls als Nichthämeisen vorliegt, ist auch dieses Nahrungseisen kaum (3% Absorption aus Eiern) bis wenig (6% Absorption aus Leber) bioverfügbar. Die angeblich bessere Bioverfügbarkeit des Milcheisens ist umstritten (vgl. S. 17).

Bioverfügbarkeit des Lebereisens. 4 Wochen nach intravenöser ^{59}Fe(III)-Markierung von Schweinen war das ^{59}Fe mit konstanter spezifischer Radioaktivität in die gelchromatographisch aus dem Überstand des Homogenats abgetrennten Nichthäm- und Hämeisenfraktionen der Leber eingebaut. Etwa 95% des ^{59}Fe und des Gesamteisens in der Leber lagen als 3wertiges Nichthämeisen [~90% als Ferritin, ~3% an eine transferrinähnliche und ~2–3% an eine niedermolekulare (MG $\geqslant$ 5000) Verbindung gebunden] vor, während je nach Leberdurchblutung nur ca. 2–5% als Hämoglobineisen vorlagen (Abb. 1.6). Lebereisen ist also 3wertiges Nichthämeisen und wird dementsprechend mit nur geringer Bioverfügbarkeit von 6,3 ± 4,2% bei erwachsenen Menschen mit normalen Eisenreserven bzw. 24 ± 10% bei erschöpften Eisenreserven aus einer 25 g Schweinelebermenge (= 5 mg Fe) absorbiert (Abb. 1.7). Werden jedoch 25 g Schweineleber zusammen mit 1 g Askorbinsäure verzehrt, so wird das 3wertige Ferritineisen zu 2wertigem Eisen reduziert und die Lebereisen-Bioverfügbarkeit steigt dadurch bei Erwachsenen mit normalen Eisenreserven von 7,9 ± 2,9% auf 18 ± 5% und bei Erwachsenen mit erschöpften Eisenreserven von 24 ± 9,9% auf 40 ± 6,3% an (Abb. 1.8) [22].

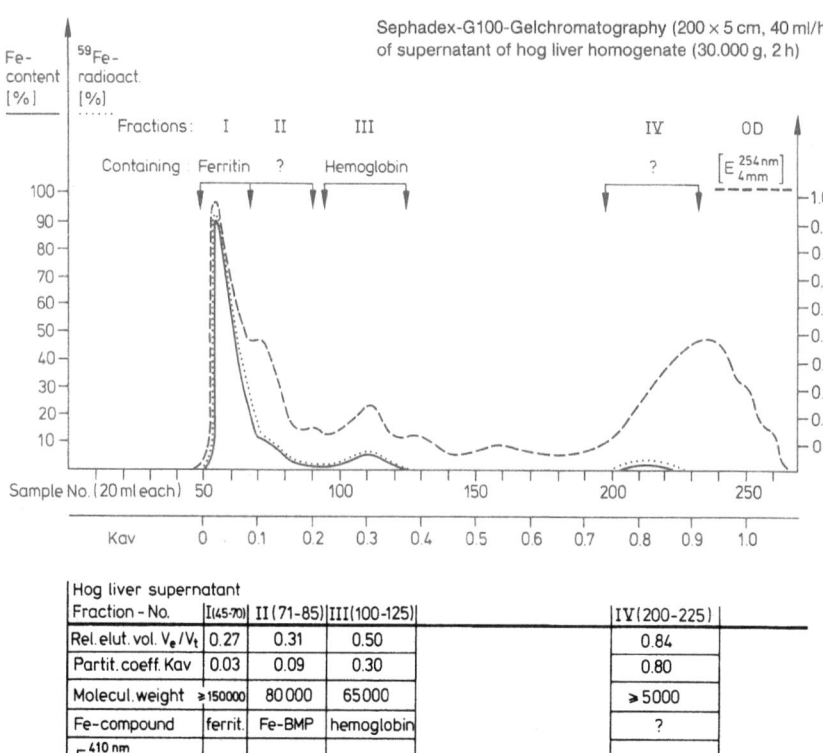

Abb. 1.6. ^{59}Fe-markierte Nichthämeisen- und Hämeisenfraktionen in der Schwein*eleber* 4 Wochen nach intravenöser Injektion von ^{59}Fe(III). (Nach Heinrich et al. 1972 [26])

Lebereisen schlecht verfügbar

Da sowohl 3wertiges als auch 2wertiges Eisen durch die insbesondere in der pflanzlichen Nahrung enthaltenen Komplexbildner gebunden wird, muß mit einer gehemmten Bioverfügbarkeit des Lebereisens auch in der Beikost gerechnet werden, die nur z. T. durch den hohen Eisenge-

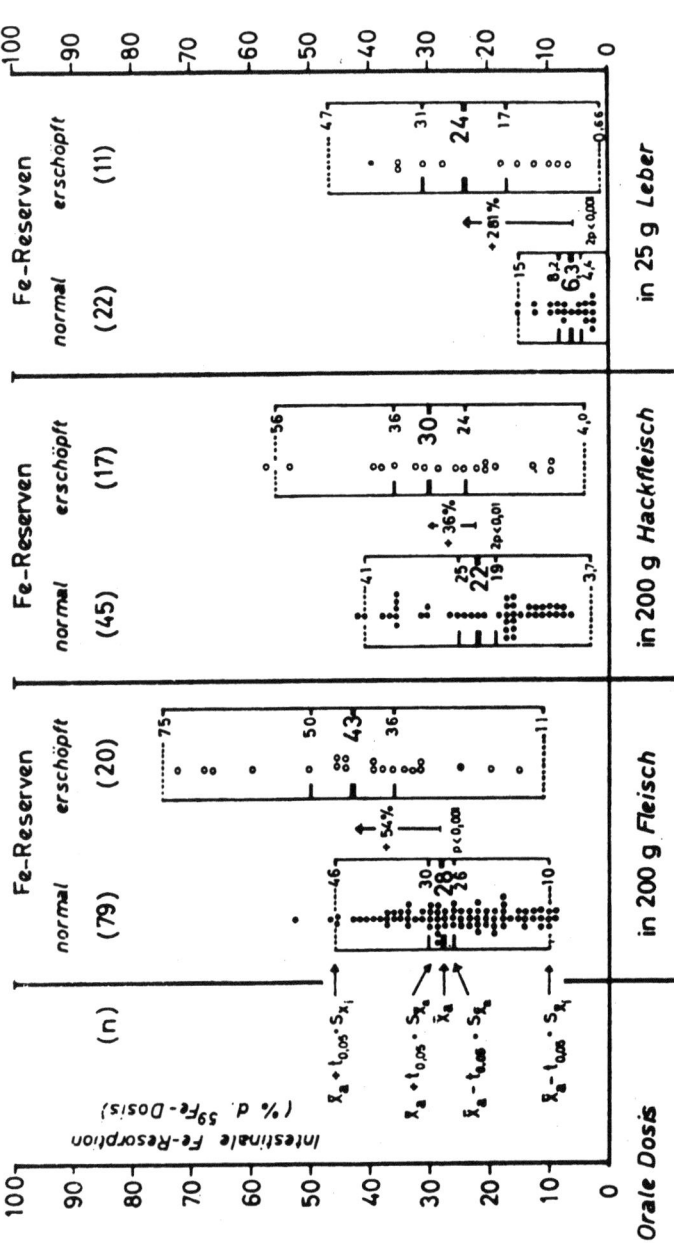

Abb. 1.7. Intestinale ^{59}Fe-Absorption aus 200 g Schweine*fleisch*-^{59}Fe (= 2,5 mg Fe), 200 g Schweinehack*fleisch*-^{59}Fe (= 2,5 mg Fe) und 25 g Schweine*leber*-^{59}Fe (= 5 mg Fe) bei erwachsenen Personen mit normalen bzw. erschöpften Eisenreserven. $\overline{X}_a \pm 2$ S.E. bzw. ± 2 S.D. der Gesamtkörper-^{59}Fe-Retention (in %) 14 Tage nach Nüchternapplikation von gebratenem Fleisch bzw. Leber. (Nach Heinrich et al. [22])

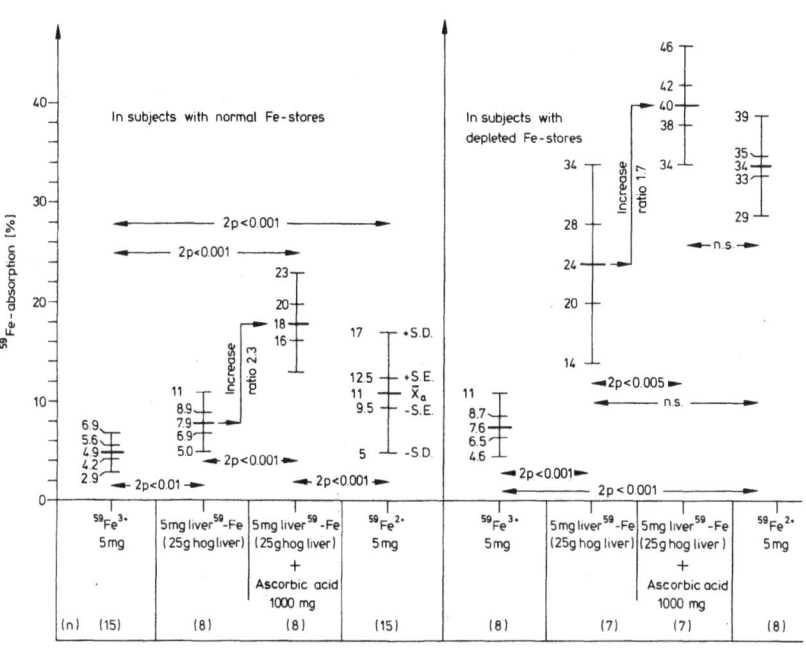

Abb. 1.8. Askorbinsäureeffekt auf die Absorbierbarkeit des *Leber*-^{59}Fe bei Personen mit normalen und erschöpften Eisenreserven. Gesamtkörper-^{59}Fe-Retention (in %) 14 Tage nach Nüchternapplikation der gebratenen Schweineleber. (Nach Heinrich et al. [22])

halt der Leber (20 mg Fe/100 g Schweineleber) wieder ausgeglichen wird bzw. durch gleichzeitig verabfolgte Askorbinsäure verbessert werden kann.

Bioverfügbarkeit des endogenen Milcheisens. Solange nicht mit zuverlässigen Methoden bewiesen worden ist, daß das über die Milchdrüsen in die Milch gelangte natürliche oder endogene Eisen in seiner Bioverfügbarkeit mit der Bioverfügbarkeit des der Milch „in vitro" zugesetzten exogenen Eisens übereinstimmt, muß zwischen den Ergebnissen von Untersuchungen zur Bioverfügbarkeit des endogenen Milcheisens bzw. des exogenen Milcheisens unterschieden werden. Nur wenn es gelingt, das zugesetzte exogene ^{59}Fe so auf die eisenbindenden Fraktionen bzw. Proteine zu verteilen, wie es der Verteilung des natürlichen Milcheisens entspricht, können mit einer so ^{59}Fe-markierten Milch Bioverfügbarkeitsstudien durchgeführt werden, die dann möglicherweise auch für das endogene Eisen repräsentativ sind.

Eisenverteilung und Bindung in der Milch. Die bisherigen Ergebnisse der Untersuchungen zur Verteilung des endogenen und zugesetzten (exogenen) Eisens auf die verschiedenen Milchfraktionen und die eisenbindenden Proteine (und Lipide?) der Milch wurden ganz wesentlich durch die benutzten Fraktionierungs- und Identifizierungsmethoden bestimmt.

Das endogene Eisen der *Rattenmilch* wurde zu 92–99% in der Magermilch (⅓ in der Molke und ⅔ in der Caseinfraktion) und zu 2–8% in der Rahmfraktion gefunden [29].

Die *Kuhmilch* enthält etwa 87% ihres Gesamtproteingehalts von ~ 3,1 g/dl als Casein (~ 2,7 g/dl) und nur Spuren von Laktoferrin. Die Kuhmilch ist somit eine Caseinmilch (Übersichten bei Alais u. Blanc [1] und Blanc [3]).

Die reife Kuhmilch enthält ca. 0,2–0,3 µg Fe/ml. Die Verteilung des *endogenen* Kuhmilcheisens wurde bisher nur nach ^{59}Fe(III)Cl$_3$-Infusion einer laktierenden Kuh untersucht. In Abhängigkeit von der Markierungsdauer der Kuh wurde eine zunächst hohe ^{59}Fe-Markierung des Caseins (~ 48%), die dann auf ~20% abfiel, festgestellt. Die Molkenproteine enthielten 23–28% und der Rahm 38–58% der ^{59}Fe-Radioaktivität. In der Rahmfraktion ist das Eisen an die Membranproteine der Fetttröpfchenmembran gebunden [27, 35, 40]. Das der Kuhmilch als ^{59}Fe(III)Cl$_3$ zugesetzte *exogene* Eisen war zu 90–100% an die Caseinfraktion und nur zu 20% an die Molkenproteine bzw. 8% an die Rahmfraktion gebunden [27]. Als Fe(III)nitrilotriazetat zugesetztes Eisen wurde hauptsächlich ebenfalls an die Calciumcaseinatmizellen und kaum an die Milchfettfraktion gebunden, während das als Fe(II)SO$_4$ zugesetzte Eisen auch in geringem Umfange an die Milchfettfraktion gebunden wurde [16] und dann zu den bekannten oxidativen Geschmacksveränderungen (ranziges Fett) in der Fe(II)SO$_4$-supplementierten Milch führen kann.

Fe-Gehalt in der Frauenmilch

In der relativ proteinarmen *Frauenmilch* entfallen nur ~ 28% des Gesamtproteingehalts von ~ 0,9 g/dl auf das Casein (~ 0,25 g/dl), während ~ 72% der Proteine Molkenproteine (~ 0,64 g/dl) sind. Das Laktoferrin (~ 0,17 g/dl) kommt zusammen mit dem Laktalbumin (~ 0,26 g/dl) in besonders hoher Konzentration in der Molke der Frauenmilch vor. Die Frauenmilch ist deshalb als Molkenproteinmilch zu charakterisieren (Übersichten bei Alais u. Blanc [1] und Blanc [3]). Bei der Frau liegt der ***Eisengehalt des Kolostrums bei ~0,6–1,0 µg/ml*** während der ersten 10 Laktationstage, um dann mit der Reifung der Milch auf schließlich *0,2–0,5 µg/ml **in der reifen Milch*** abzufallen. Das *endogene Eisen* der Frauenmilch soll zur Hälfte [43 a] bzw. etwa 15–46% an Milchfett und zu 18–56% an niedermolekulare Bestandteile (MG < 15 000 Dalton) der Molke gebunden sein, während die Caseinmizellen nur 0–34% enthalten sollen [9]. Allerdings sollen auch 16–40% des Gesamteisens der Frauenmilch an Laktoferrin gebunden sein, obwohl die von diesen Autoren gelchromatographisch abgetrennten laktoferrinhaltigen Fraktionen kein Eisen enthielten. Diese widersprüchlichen Ergebnisse sind möglicherweise auf methodische Mängel zurückzuführen und bedürfen der Überprüfung mit einer besseren Methode der Milchproteinfraktionierung. Gründliche Untersuchungen zur Verteilung und Bindung des „in vitro" zugesetzten *exogenen Eisens* an die eisenbindenden Protein- und evtl. auch Lipidfraktionen der Frauenmilch liegen noch nicht vor. Angeblich sollen zugesetzte Tracermengen von Eisen fast vollständig an das Laktoferrin gebunden werden und somit nicht repräsentativ für das endogene Milcheisen gebunden sein.

Messungen der Bioverfügbarkeit des endogenen Milcheisens.

Bisher wurde nur eine einzige Bioverfügbarkeitsstudie mit endogen ^{59}Fe-markierter Kuhmilch durchgeführt. Einer laktierenden Kuh war mehrfach ^{59}Fe(II) infundiert worden und die von diesem Tier gewonnene Milch wie üblich homogenisiert und pasteurisiert worden. Nach oraler Verabfolgung von 170 ml der endogen ^{59}Fe-markierten Kuhmilch ($\cong$ 0,1 mg Fe) an 10 über nacht fastende 4–54 Monate alte Kinder wurde die Fäzesexkretion des nichtabsorbierten ^{59}Fe gemessen und daraus eine ^{59}Fe-Absorption von 3–13 ($\bar{X}_a = 9,1$)% berechnet [44]. Wegen der kleinen Probandenzahl und des wohl auf unvollständige Stuhlsammlungen zurückzuführenden großen Streubereichs, bedürfen diese Ergebnisse der Nachprüfung. Untersuchungen mit endogen über die Mutter ^{59}Fe-markierter Frauenmilch wurden aus verständlichen Gründen nicht durchgeführt. Alle bisher mit ^{59}Fe-markierter Frauenmilch durchgeführten Bioverfügbarkeitsstudien wurden nach „In-vitro"-Zusatz der ^{59}Fe-Markierung zur Frauenmilch bzw. nach oraler ^{59}Fe(II)SO$_4$-Verabfolgung während bzw. nach dem Stillen durchgeführt. Da bei diesen Studien der Beweis einer mit dem endogenen Frauenmilcheisen identischen Verteilung und Bindung des exogenen ^{59}Fe nicht geführt wurde, sind die erzielten Ergebnisse auch nicht repräsentativ für das endogene Milcheisen und werden deshalb an anderer Stelle bei der Bioverfügbarkeit des der Muttermilch zugesetzten Eisens dargestellt (vgl. S. 58).

Fragwürdige Berechnung der Bioverfügbarkeit des Frauen- und Kuhmilcheisens aus dem geschätzten Anstieg der Sum-

me von Gesamtkörperhämoglobineisen und Gesamtkörperreserveeisen.

In Ermangelung zuverlässiger Ergebnisse von Direktmessungen der Eisenabsorption aus der Frauenmilch haben finnische und amerikanische Autoren versucht, die Bioverfügbarkeit des Frauen- und Kuhmilcheisens bei Säuglingen aus dem geschätzten Anstieg der Summe von Gesamtkörperhämoglobineisen und Gesamtkörperreserveeisen in Relation zu dem zugeführten Milcheisen zu berechnen.

Das *Gesamtkörperhämoglobineisen* (GK-HbFe) wurde aus der gemessenen Hämoglobinkonzentration im Blut und dem Körpergewicht (KG) unter Verwendung eines angenommenen Blutvolumens von 80 ml/kg KG berechnet. Das *Gesamtkörperreserveeisen* (GK-Res.Fe) wurde aus der gemessenen Serumferritinkonzentration und dem KG berechnet. Für die dafür erforderliche Umrechnung der Serumferritinkonzentration in mg GK-Res.Fe/kg KG wurde eine lineare positive Korrelation zwischen den von anderen Autoren für Erwachsene geschätzten Gesamtkörper-Reserveeisen-Konzentrationen und den Logarithmen der wiederum in anderen Personenkollektiven gemessenen mittleren Serumferritinkonzentrationen willkürlich konstruiert und verwendet.

Unter der Annahme eines mittleren Gehalts von 1 mg Fe/l Frauenmilch, 0,7 mg Fe/l selbstzubereiteter Kuhmilchformel bzw. eines Eisenzusatzes von 11 mg Fe/l (als Ferroglukonat) in einer kommerziellen Kuhmilchformel sowie eines täglichen Milchkonsums von 1000 ml wurden von den Autoren Eisenabsorptionen von 70% aus der Muttermilch, 30% aus der selbstzubereiteten Kuhmilchformel und 10% aus der kommerziellen Kuhmilchformel für 2–4 Monate alte Säuglinge berechnet [41]. Wird bei der Berechnung der Eisengehalt der Frauenmilch im 2.–4. Monat nicht falsch zu hoch mit 1 mg Fe/l, sondern dem heutigen Erkenntnisstand entsprechend mit 0,5 mg Fe/l angesetzt (vgl. S. 50), so läßt sich für die Bioverfügbarkeit des Frauenmilcheisens sogar ein Wert von 133% (Tabelle 1.2) aus den Schätzungen von Saarinen u. Siimes [41] berechnen.

In einer ähnlich angelegten spekulativen Studie hat eine amerikanische Autorengruppe aus den ebenfalls nur geschätzten Anstiegen der Gesamtkörpereisenmenge für die ersten 3 Lebensmonate (bzw. den 4.–6. Lebensmonat) durchschnittliche Eisenabsorptionen von 81% (bzw. 10%) aus der Frauenmilch (angenommener Eisengehalt 1 mg/l), 10% (bzw. 4%) aus Frauenmilch bei zusätzlicher Verabfolgung von 10 mg Fe/Tag in Form eines $Fe(II)SO_4$ enthaltenden kommerziellen Vitaminpräparats, 97% (bzw. 22%) aus der Kuhmilchformel ($\sim$ 0,5 mg Fe/l) und 6% (bzw. 3%) aus einer auf 12 mg Fe/l mit $Fe(II)SO_4$ supplementierten Kuhmilchformel berechnet [10]. Aus den Schätzungen von Garry et al. [10] läßt sich bei Berücksichtigung des tatsächlichen Eisengehalts der Frauenmilch (0,5 statt 1,0 mg Fe/l) sogar eine Bioverfügbarkeit von 163% für das Frauenmilcheisen berechnen. Warum die mittlere Bioverfügbarkeit des Frauen-

Tabelle 1.2. Berechnung der Bioverfügbarkeit des Menschen- und Kuh-Milcheisens aus den geschätzten Gesamtkörper-Eisenanstiegen und der Milcheisen-Zufuhr bei Kindern im 1. u. 2. Trimenon

	Iron concentration in milk (mg Fe/Liter)	*Total body iron* increments (mg Fe)	*Iron intake* with milk (mg Fe)	*Iron absorption* from milk (% of Fe-intake)
Saarinen a. Siimes, (1979) 2–4 months old infants (60 d) (1000 ml milk/day)				
breast milk (n=86)	(0.5)[a]	40	(30)[a]	(133)[a]
	1.0	40	60	67
cow's milk formula (home made) (n=15)	0.7	13	42	31
cow's milk formula (commercial, Fe-enriched) (n=31)	11,0	67	660	10
Garry et al., (1981): 0–3 months old infants (90 d) (800 ml milk/day)				
breast milk	(0.5)[a]	57	(35)[a]	(163)[a]
	1.0	57	70	81
breast milk + 10 mg Fe(II)/day as a supplement	11.0	67	670 ((792))[b]	10 ((8))[b]
cow's milk formula non-Fe-fortified	0,5	32	33 ((36))[b]	97 ((89))[b]
cow's milk formula iron fortified	12.0	36	631 ((864))[b]	6 ((4))[b]
3–6 months old infants (90 d) (1000 ml milk/day)				
breast milk	(0.5)[a]	9	(45)[a]	(20)[a]
	1.0	9	90	10
breast milk + 10 mg Fe(II)/day as a supplement	11.0	38	990	4
cow's milk formula non-iron-fortified	0.5	19	85 ((45))[b]	22 ((42))[b]
cow's milk formula iron-fortified	12.0	35	1067	3

[a] Korrigiert für den tatsächlichen Eisengehalt der Muttermilch (0,5 statt 1,0 mg Fe/Liter); korrigierte Werte in ( )
[b] Korrigierte Fehlberechnungen der Autoren; korrigierte Werten in (( ))

milcheisens von 81% (bzw. korrekt 163%) im 1.–3. Lebensmonat dann auf 10% (bzw. korrekt 20%) im 4.–6. Lebensmonat und die Bioverfügbarkeit des Kuhmilcheisens von 97% (bzw. korrekt 88%) vom 1.–3. Lebensmonat auf 22% (bzw. korrekt 42%) im 4.–6. Lebensmonat abfallen kann bzw. soll, bleibt unverständlich (Tabelle 1.2).
Bemerkenswert ist, daß nach den Berechnungen von Garry et al. [10] das Kuhmilcheisen sowohl im 1. Trimenon (97 statt 81%; Tabelle 1.2) als auch im 2. Trimenon (22 statt 10%; Tabelle 1.2) besser bioverfügbar wäre als Frauenmilcheisen, während Saarinen u. Siims [41] aus ihren Schätzungen genau umgekehrt eine wesentlich bessere Bioverfügbarkeit des Frauenmilcheisens (67 bzw. 133% statt 31%; Tabelle 1.2) folgern.

Die Ergebnisse und Schlußfolgerungen sowohl der finnischen als auch der amerikanischen Autoren basieren auf weitgehend unbegründeten und z. T. offensichtlich falschen Annahmen und fehlerhaften Berechnungen und können deshalb auch keine brauchbaren Aussagen für die Bioverfügbarkeit des Frauen- und Kuhmilcheisens liefern.

1.3.2 *Bioverfügbarkeit des Hämeisens in den Nahrungshämoproteinen*

1.3.2.1 *Bioverfügbarkeit des Fleischeisens*

4 Wochen nach intravenöser ^{59}Fe-Markierung von Schweinen war das ^{59}Fe mit konstanter spezifischer Radioaktivität in die Häm- und Nichthämeisenfraktionen des Fleisches inkorporiert. Etwa 75% des ^{59}Fe und der Gesamteisenmenge wurden als Hämoproteineisen (~50% als Myoglobin, ~20% als Hämoglobin und ~4% als Cytochrom C) und ~17% als Nichthämeisen (~5% als Ferritin, ~7–8% an ein transferrinähnliches eisenbindendes Protein, ~4% an eine niedermolekulare Verbindung gebunden) im Schweinefleisch identifiziert (Abb. 1.9). Fleischeisen ist also zu 75% Hämoproteineisen und besitzt als solches eine hohe Bioverfügbarkeit von 28+9% bei erwachsenen Personen mit normalen Eisenreserven bzw. 43±15% bei Personen mit erschöpften Eisenreserven (Abb. 1.7). Da das Hämeisen erst nach erfolgter Absorption innerhalb der Enterozyten freigesetzt wird, kann die hohe Bioverfügbarkeit des Fleischeisens durch die zahlreichen Eisenkomplexbildner der pflanzlichen Nahrung bzw. Beikost grundsätzlich nicht gehemmt werden. Da Fleisch außerdem die Bioverfügbarkeit des Nichthämeisens zu

Fleischeisen gut verfügbar

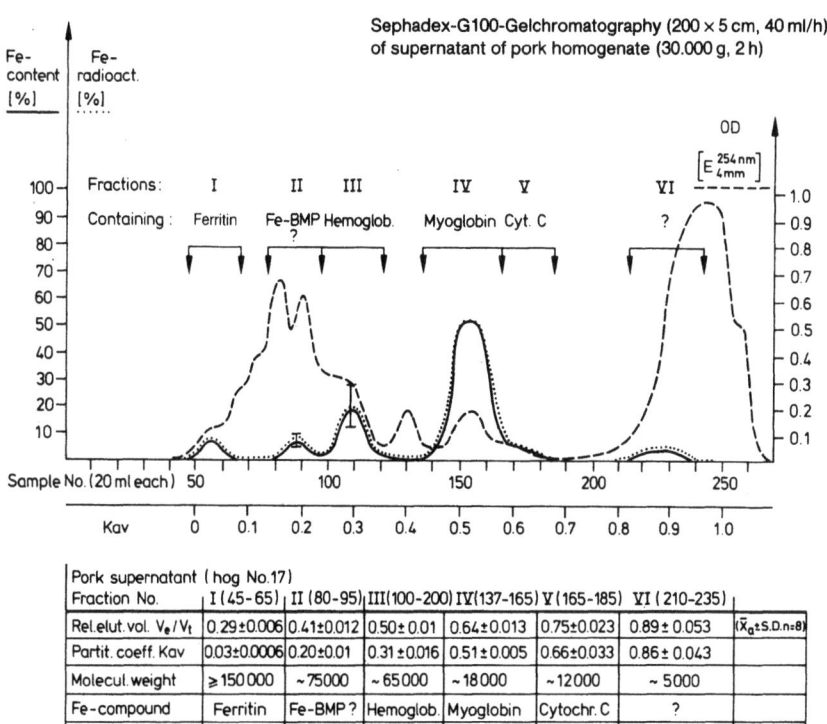

Abb. 1.9. ^{59}Fe-markierte Hämeisen- und Nichthämeisenfraktionen im Schweinefleisch 4 Wochen nach intravenöser Injektion von ^{59}Fe(III). (Nach Heinrich et al. 1972 [26])

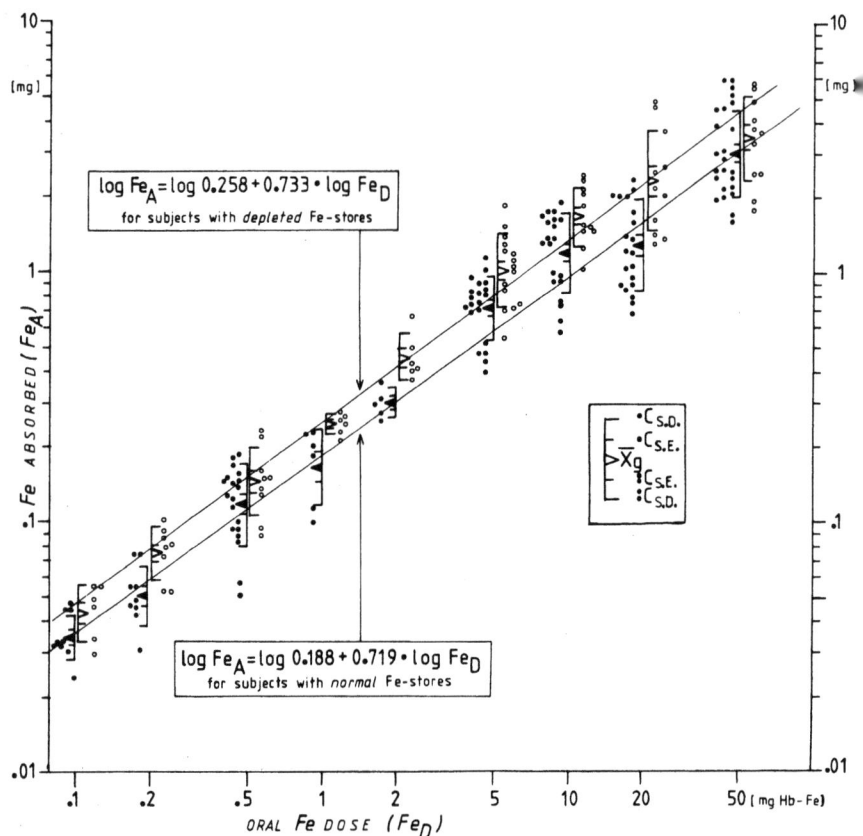

Abb. 1.10. Dosisabhängigkeit der Hämiglobin-^{59}Fe-Absorption im Dosisbereich von 0,1–50 mg *Hämiglobineisen* bei Personen mit *normalen* bzw. *erschöpften* Eisenreserven. Gesamtkörper-^{59}Fe-Retention (in mg) 14 Tage nach Nüchternapplikation. (Nach Heinrich u. Gabbe [21])

steigern vermag (vgl. Abb. 1.16 u. 1.17 u. S. 38), ist es in idealer Weise für die Eisensupplementierung einer pflanzlichen Kost bzw. Beikost geeignet.

1.3.2.2 Bioverfügbarkeit des Hämoglobineisens

Hb-Eisen sehr gut verfügbar

Unabhängig von Intrinsicfactor, Wertigkeit des Eisens und Eisenkomplexbildnern der Nahrung werden aus 5 mg Hämoglobineisen (=1,44 g Hb) durchschnittlich 14,4% von erwachsenen Personen mit normalen Eisenreserven und

Tabelle 1.3. Dosisabhängigkeit der ^{59}Fe-Absorption (in % und mg Fe) aus ^{59}Fe-markiertem Schweine-Hämiglobin, -Fleisch und -Leber bei erwachsenen Personen mit normalen bzw. erschöpften Eisenreserven. (Heinrich u. M. 1971, 1972, 1977)

Oral dose		Subjects with normal iron stores				Subjects with depleted ions stores				
			mg Fe absorbed			% Fe absorbed	mg Fe absorbed			% Fe absorbed
mg Fe in g food		n	$\overline{X}_g$	C_{SD}	C_{SE}	$\overline{X}_g$	n	$\overline{X}_g$	C_{SD}	C_{SE}	$\overline{X}_g$
Hemiglobin-^{59}Fe											
0.10	0.0288	9	0.0347	1.23	1.07	34.7	6	0.0432	1.30	1.11	43.2
0.20	0.0576	9	0.0506	1.32	1.10	25.3	8	0.0746	1.28	1.09	37.3
0.50	0.144	20	0.118	1.45	1.09	23.6	9	0.144	1.39	1.11	28.8
1.0	0.288	6	0.166	1.42	1.15	16.6	6	0.246	1.10	1.04	24.6
2.0	0.576	5	0.300	1.15	1.06	15.0	6	0.454	1.24	1.09	22.7
5.0	1.44	20	0.721	1.34	1.07	14.4	15	1.02	1.40	1.09	20.3
10	2.88	20	1.20	1.45	1.09	12.0	11	1.67	1.32	1.09	16.7
20	5.76	20	1.29	1.54	1.10	6.45	11	2.32	1.58	1.15	11.6
50	14.4	24	3.02	1.51	1.09	6.05	11	3.45	1.48	1.13	6.9
Pork-^{59}Fe											
0.25	20	28	0.059	1.45	1.07	23.6	5	0.125	1.14	1.06	50.0
0.625	50	29	0.109	1.39	1.06	17.4	5	0.218	1.18	1.08	34.9
1.25	100	29	0.237	1.44	1.07	19.0	5	0.454	1.24	1.10	36.3
2.5	200	35	0.591	1.40	1.06	23.6	17	1.06	1.39	1.08	42.4
5.0	400	34	1.14	1.35	1.05	22.8	12	2.16	1.23	1.06	43.2
7.5	600	22	1.62	1.42	1.08	21.6	10	2.78	1.35	1.10	37.1
10.0	800	13	1.95	1.41	1.10	19.5	11	3.78	1.39	1.10	37.8
12.5	1000	6	2.61	1.18	1.07	20.9	7	5.41	1.29	1.10	43.3
15.0	1200						3	4.84	2.18	1.57	32.3
Liver-^{59}Fe											
0.50	2.5	14	0.047	1.43	1.10	9.4	9	0.139	1.34	1.10	27.8
1.0	5	13	0.100	1.68	1.16	10.0	10	0.241	1.42	1.12	24.1
2.0	10	13	0.159	1.47	1.11	7.95	9	0.475	1.55	1.16	23.8
5.0	25	10	0.317	1.68	1.18	6.34	10	0.929	1.56	1.15	18.9
10	50	7	0.544	1.62	1.20	5.44	6	1.22	1.95	1.31	12.2
20	100	11	0.922	1.49	1.13	4.61	9	2.31	1.91	1.24	11.6
50	250	8	1.77	1.66	1.20	3.54	5	6.03	1.55	1.22	12.0

20% bei Erschöpfung der Eisenreserven absorbiert. Aus der Dosisabhängigkeit der Hämiglobineisenabsorption (Abb. 1.10) wurde ein Dosierungsschema für Prophylaxe und Therapie des Eisenmangels insbesondere für Säuglinge und Kleinkinder berechnet, da die Bioverfügbarkeit des Hämo- bzw. Hämiglobineisens durch Eisenkomplexbildner der Nahrung nicht gehemmt wird. Hämiglobineisen kann deshalb im Gegensatz zu Nichthämeisen mit der Nahrung verabfolgt bzw. dieser vorher zugesetzt werden

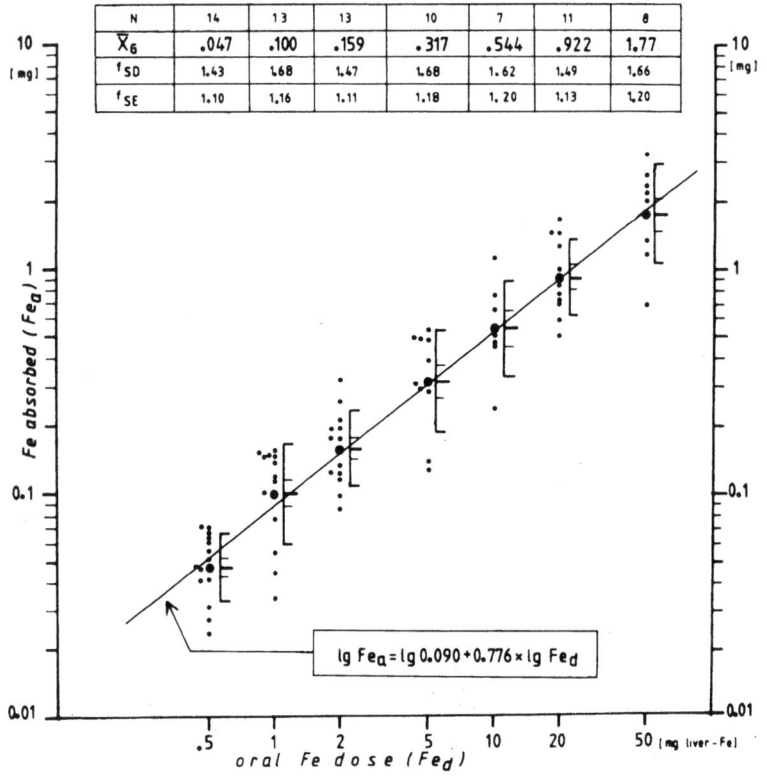

Abb. 1.11. Dosisabhängigkeit der *Leber*-^{59}Fe-Absorption bei Personen mit *normalen* Eisenreserven. Gesamtkörper-^{59}Fe-Retention (in mg) 14 Tage nach Nüchternapplikation der gebratenen Schweineleber. (Nach Heinrich et al. 1972 [26])

(vgl. Abb. 1.16 u. 1.17). Im Fleisch sind die Hämoproteine (Myoglobin und Hämoglobin) 2- bis 3fach besser bioverfügbar (Abb. 1.7) als die Reinsubstanz Hämoglobin, ohne daß der Grund dafür bekannt ist.

1.3.3 Möglichkeiten und Grenzen der diätetischen Eisenprophylaxe

Eine wirksame diätetische Eisenprophylaxe hat neben einem ausreichend hohen Eisengehalt auch eine hohe Bioverfügbarkeit des Eisens in einem Nahrungsmittel zur Voraussetzung.

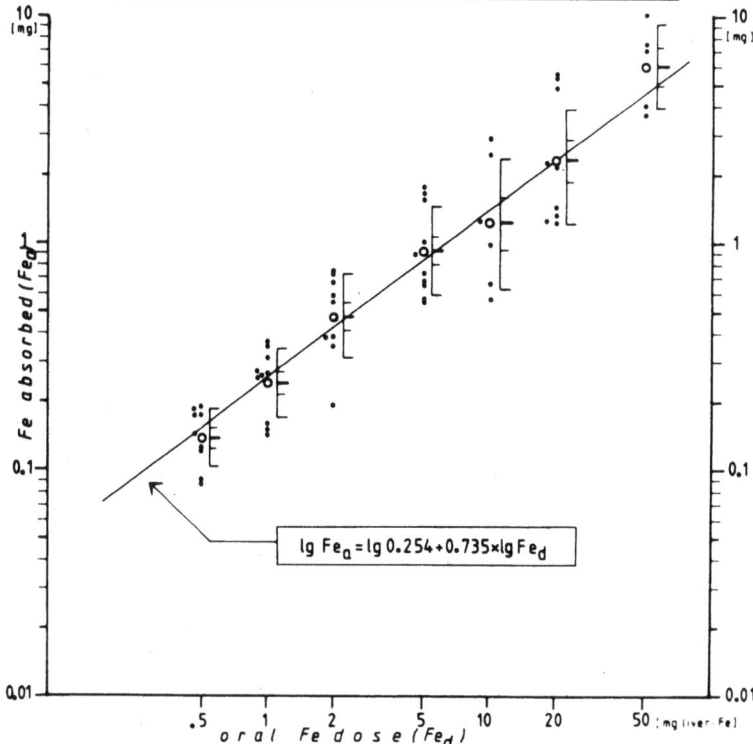

N	9	10	9	10	6	9	5
$\bar{x}_G$	.139	.241	.475	.929	1.22	2.31	6.03
f_{SD}	1.34	1.42	1.55	1.56	1.95	1.91	1.55
f_{SE}	1.10	1.12	1.16	1.15	1.31	1.24	1.22

$$\lg Fe_a = \lg 0.254 + 0.735 \times \lg Fe_d$$

Abb. 1.12. Dosisabhängigkeit der *Leber*-^{59}Fe-Absorption bei Personen mit *erschöpften* Eisenreserven. Gesamtkörper-^{59}Fe-Retention (in mg) 14 Tage nach Nüchternapplikation der gebratenen Schweineleber. (Nach Heinrich et al. 1972 [26])

Wegen der geringen Bioverfügbarkeit des *3wertigen Nichthämeisens* in der pflanzlichen und tierischen Nahrung (vgl. S. 11 u. 12) ist *nur die Leber* wegen ihres hohen Eisengehalts (~20 mg Fe/100 g Schweineleber, davon ~95% Nichthämeisen) *für eine diätetische Eisenprophylaxe geeignet.* Aus der Dosisabhängigkeit der Lebereisenabsorption (Tabelle 1.3 u. Abb. 1.11 u. 1.12) geht hervor, daß bei Personen mit normalen Eisenreserven etwa 20 mg Lebereisen in 100 g Leber/Tag erforderlich sind, um ca. 1 mg Lebereisen pro Tag zur Absorption zu bringen. Bei Erschöpfung der Ei-

Tabelle 1.4. Für die zusätzliche Absorption von 0,5–5 mg Fe/d bei Personen mit normalen bzw. erschöpften Eisenreserven erforderliche Supplementierung der Nahrung mit g-Mengen von Schweine-Hämiglobin, -Fleisch und -Leber. (Berechnet aus Bioverfügbarkeits-Messungen von Heinrich et al. 1971, 1972, 1977)

Wanted additional iron absorption (mg Fe/d)	Subjects with *normal* iron stores			Subjects with *depleted* iron stores		
	Hemiglobin	Pork	Liver	Hemiglobin	Pork	Liver
0.5	1	150	50	0.6	100	10
1.0	2	300	100	1.4	200	25
2.0	10	800	>250	4	400	100
5.0	(~30)	(1500)		(~30)	1,000	250

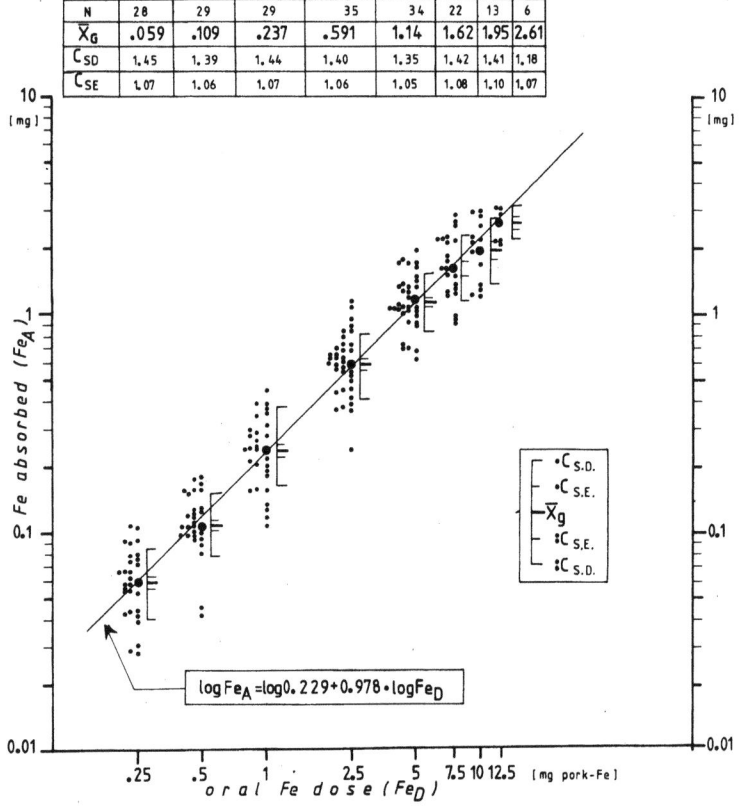

Abb. 1.13. Dosisabhängigkeit der *Fleisch*-^{59}Fe-Absorption bei Personen mit *normalen* Eisenreserven. Gesamtkörper-^{59}Fe-Retention (in mg) 14 Tage nach Nüchternapplikation des gebratenen Schweinefleisches. (Nach Heinrich et al. 1972 [26])

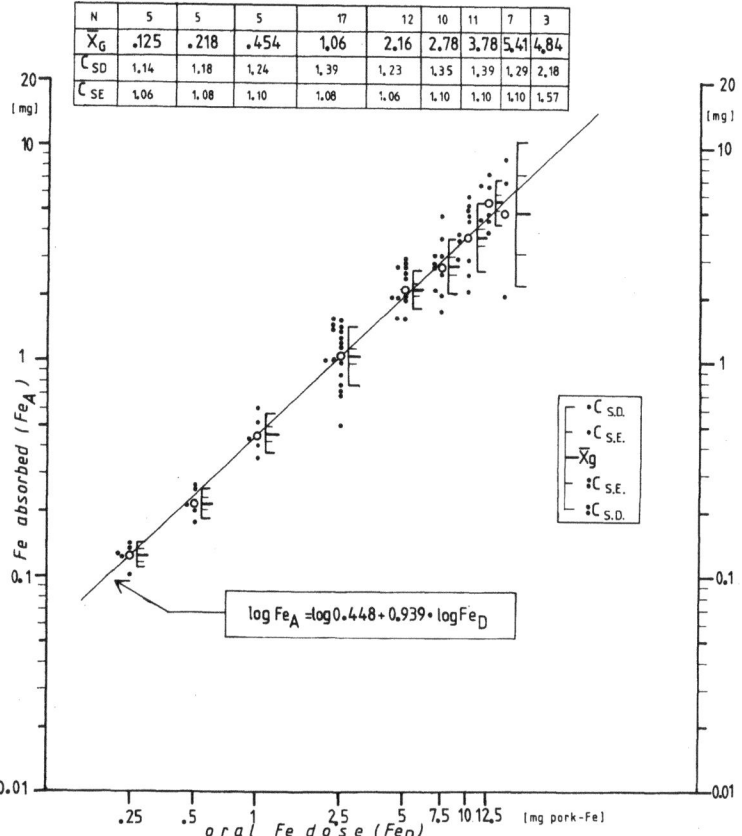

Abb. 1.14. Dosisabhängigkeit der *Fleisch*-^{59}Fe-Absorption bei Personen mit *erschöpften* Eisenreserven. Gesamtkörper-^{59}Fe-Retention (in mg) 14 Tage nach Nüchternapplikation des gebratenen Schweinefleisches. (Nach Heinrich et al. 1972 [26])

senreserven sind dagegen nur ca. 5 mg Lebereisen in 25 g Leber/Tag für die Absorption von ~1 mg Lebereisen/Tag erforderlich (Tabelle 1.3 u. 1.4, Abb. 1.12). Beim Erwachsenen können mit gerade noch verzehrbaren Mengen von 250 g Schweineleber/Tag ~1,8 mg Fe/Tag bei normalen Eisenreserven bzw. ~6 mg Fe/Tag bei erschöpften Eisenreserven zur Absorption gebracht werden. Bei Kleinkindern dürfte je nach Alter die mit der Beikost zuführbare Lebermenge bei 25–50 g Leber/Tag liegen. Daraus können pro Tag 0,3–0,5 mg Fe bei normalen Eisenreserven bzw. 0,9–1,2 mg Fe bei erschöpften Eisenreserven absorbiert werden (Tabelle 1.3 u. 1.4).

Diätetische Eisenprophylaxe begrenzt

Für die diätetische Eisenprophylaxe mit **Hämeisen** kommen Fleisch und Hämiglobin in Betracht. Für die Absorption von 1 mg Fleischeisen/Tag genügt die tägliche Zufuhr von 400 g **Fleisch** (= 5 mg Fe) bei normalen Eisenreserven bzw. 200 g (= 2,5 mg Fe) bei erschöpften Eisenreserven. Die für die Absorption von 2 mg Fleischeisen/Tag erforderliche tägliche Zufuhr von 800 bzw. 400 g Fleisch (Tabelle 1.4) dürfte auch bei Erwachsenen über längere Zeit nicht realisierbar sein. Bei Kleinkindern können über die Beikost wohl nicht mehr als 50–100 g Fleisch/Tag zugeführt werden. Eine mit dem Erwachsenen vergleichbare Dosisabhängigkeit der Fleischeisen-Bioverfügbarkeit (Abb. 1.13–1.14 u. Tabelle 1.3) vorausgesetzt, können damit nicht mehr als 0,1–0,2 mg Fe/Tag bei normalen Eisenreserven bzw. 0,2–0,45 mg Fe/Tag bei erschöpften Eisenreserven zusätzlich zur Absorption gebracht (Tabelle 1.3) und zusätzlich noch die Bioverfügbarkeit des in der Beikost enthaltenen Nichthämeisens verbessert werden (vgl. S. 14).

1.4 Bioverfügbarkeit des der Nahrung zugesetzten exogenen Eisens

1.4.1 Bioverfügbarkeit des der Milch zugesetzten Eisens beim Menschen

1.4.1.1 Bioverfügbarkeit des der Milch in Tracermengen zugesetzten Eisens

Nach Tracermarkierung von 170 ml Kuhmilch durch „In-vitro"-Zusatz von ^{59}Fe(II)SO$_4$ wurde bei 6–36 Monate alten nüchternen Kindern aus Messungen der Fäzesexkretion des nichtabsorbierten ^{59}Fe eine ^{59}Fe-Absorption von 2–17 ($\overline{X}_a = 10,6$)% berechnet, die mit der Bioverfügbarkeit des über die laktierende Kuh in die Milch gelangten ^{59}Fe (3–13: 9,1%) übereinstimmte [44]. Wegen der geringen Zahl der untersuchten Kinder (n = 10 bzw. 5), der großen Streuung der Individualwerte (kein intraindividueller Vergleich) und der oft unzuverlässigen Sammlung und Messung der Fäzes, muß die aus diesen Ergebnissen gefolgerte übereinstimmende Bioverfügbarkeit des endogenen und des der Milch zugesetzten exogenen Eisens bezweifelt werden.

Aus an 10 nüchternen Erwachsenen im intraindividuellen Vergleich durchgeführten Messungen der Erythrozyteninkorporation des absorbierten ^{59}Fe wurde gefolgert, daß nach „In-vitro"-Zusatz von ~0,5 µg ^{59}Fe (als Ferrozitrat) zu 86 ml Milch (mit einem Gehalt von 34–75 µg an endogenem Eisen) aus der Frauenmilch 20,8 ± 13 (Bereich 2,2–50)% und aus der Kuhmilch 13,6 ± 9,7 (Bereich 1,7–34)% des Eisens absorbiert werden, daß Frauenmilcheisen also in größerem Umfange als das Kuhmilcheisen absorbierbar ist [33]. Mit der gleichen Versuchsanordnung wurde bei 7-8 Erwachsenen auch eine im Vergleich mit Frauenmilch (Bereich 3,7-50; $\overline{X}_a \pm S.D. = 15,4 \pm 15,7\%$) geringere Bioverfügbarkeit des Eisens in einer simulierten Frauenmilch (Bereich 1,2-33; $\overline{X}_a \pm S.D. = 9,1 \pm 11\%$) und zwei kommerziellen Milchformeln (SMA: Bereich 0,1-13; $\overline{X}_a \pm S.D. = 3,1 \pm 4,3\%$) gezeigt [34]. Für den „In-vitro"-Zusatz der „extrinsic" ^{59}Fe-Markierung als Ferrozitrat wurde jedoch der Nachweis einer für das endogene Milcheisen repräsentativen Markierung der eisenbindenden Milchproteine (vgl. S. 7) nicht erbracht. Zudem sind die Streubereiche der Einzelwerte bei den wenigen erwachsenen Probanden so beträchtlich, daß daraus so weitgehende Folgerungen nicht abgeleitet werden können.

In einer anderen Studie an zwischen 5,9 und 7,3 Monate alten Säuglingen wurde durch Gesamtkörperretentionsmessungen des absorbierten ^{59}Fe gezeigt, daß nach oraler Verabfolgung einer Tracermenge ^{59}FeSO$_4$ während des Stillens 11-90% ($\overline{X}_a = 49\%$ für n = 11) und bei Nüchternverabfolgung 3 h nach dem letzten Stillen 1-100% ($\overline{X}_a = 38\%$ für n = 18) des als Fe(II)SO$_4$ verabfolgten ^{59}Fe absorbiert worden waren. Bei im Alter von 2 Monaten auf eine Kuhmilchformel umgestellten Kindern wurden aus dem 3 h nach der letzten Kuhmilchmahlzeit als Fe(II)SO$_4$ verabfolgten ^{59}Fe(II) 1-84% ($\overline{X}_a = 20\%$ für n = 16) absorbiert. Aus diesen Ergebnissen wurde gefolgert, daß aus der Muttermilch ~50% und aus der Kuhmilch nur ~20% des darin enthaltenen „endogenen" Eisens vom Säugling absorbiert werden können, die Muttermilch das Eisen also in einer ungewöhnlich gut absorbierbaren Form enthält [42]. Gegen das methodische Vorgehen und die Interpretation der Meßergebnisse auch dieser Studie müssen Einwände erhoben werden. Die den verwendeten Radioaktivitätsmengen von 0,3-1 µCi ^{59}Fe entsprechenden Mengen von 0,015-0,05 µg Fe sind für reproduzierbare ^{59}Fe-Absorptionsmessungen auch beim Säugling viel zu gering. Der Nachweis dafür, daß die gemessene Bioverfügbarkeit des ^{59}Fe(II)SO$_4$-Zusatzes die Bioverfügbarkeit des endogenen Eisens in der Frauen- bzw. Kuhmilch repräsentiert, wurde nicht erbracht, sondern aus der oben diskutierten und kritisierten Studie von Schulz u. Smith [44] unzulässigerweise gefolgert (vgl. Bindung des exogenen und endogenen Eisens in der Milch; s. S. 17). In Anbetracht der extrem großen Streuungen der Absorptionseinzelwerte (bis zu 1-100%) wäre ein intraindividueller Vergleich der ^{59}Fe-Absorption aus dem während des Stillens und 3 h nach Brustmilch- bzw. Kuhmilchfütterung verabfolgten ^{59}Fe(II)SO$_4$

31

erforderlich gewesen. So wird der bei 6–7 Monate alten Säuglingen festgestellte große Streubereich sehr wahrscheinlich durch hohe ^{59}Fe-Absorptionen bei bereits erschöpften Eisenreserven und geringere ^{59}Fe-Absorptionen bei noch nicht erschöpften Eisenreserven verursacht [20] und der Gruppenmittelwert wird durch die zufällige Relation von Säuglingen mit erschöpften Eisenreserven zu Säuglingen mit normalen Eisenreserven innerhalb der Gruppe bestimmt.

Fraglich, ob FM-Eisen besser absorbiert wird

Es gibt somit bisher noch keine einzige Studie, in der am Menschen mit einwandfreier Versuchsanordnung die Bioverfügbarkeit des endogenen Eisens der Kuh- bzw. Frauenmilch kritisch untersucht worden ist. Die z. Zt. insbesondere in der Sekundärliteratur weit verbreitete Ansicht, nach der das Frauenmilcheisen mit 50–100% wesentlich besser absorbierbar ist als das Kuhmilcheisen (10–20% Absorption), muß aus den o. g. Gründen als unbewiesen angesehen werden.

1.4.1.2 Bioverfügbarkeit des in therapeutischen Mengen der Milch als $^{59}Fe(II)SO_4$ und Hämoglobin-^{59}Fe zugesetzten Eisens bei Säuglingen und Kleinkindern

An 1–18 Monate alten Säuglingen bzw. Kleinkindern durchgeführte Gesamtkörper-^{59}Fe-Retentionsmessungen des absorbierten ^{59}Fe haben gezeigt, daß die ^{59}Fe-Absorption aus 5 mg ^{59}Fe (II) – als Fe(II)askorbat nüchtern verabfolgt – durch 50 ml ⅔-Kuhmilch bei normalen Eisenreserven von $18 \pm 3\%$ ($\overline{X}_a \pm S.E.$) auf $3,8 \pm 1,2\%$ und bei erschöpften Eisenreserven von $26 \pm 3\%$ auf $8,5 \pm 1,4\%$ herabgesetzt wird (Abb. 1.15). Die Bioverfügbarkeit von 5 mg Hämoglobineisen (-^{59}Fe) lag zwar mit $5,8 \pm 1,3$ bzw. $7,3 \pm 1,4\%$ deutlich niedriger, wurde aber durch 50 ml ⅔-Kuhmilch nicht gehemmt [25]. Nachdem es inzwischen gelang, Hämiglobin-^{59}Fe-Präparationen mit einer höheren Bioverfügbarkeit von 14,4% (aus 5 mg Hämiglobin-^{59}Fe) bei Erwachsenen mit normalen bzw. 20,3% (aus 5 mg Hämiglobineisen) bei Erwachsenen mit erschöpften Eisenreserven herzustellen, kann auch bei Säuglingen und Kleinkindern mit einer entsprechend höheren Bioverfügbarkeit des Hämiglobineisens gerechnet werden (vgl. Tabelle 1.3).

Hb-Eisen zur Prophylaxe besonders gut geeignet

Hämiglobineisen ist für die Eisenprophylaxe im Kindes- und Erwachsenenalter besonders gut geeignet, da es aus

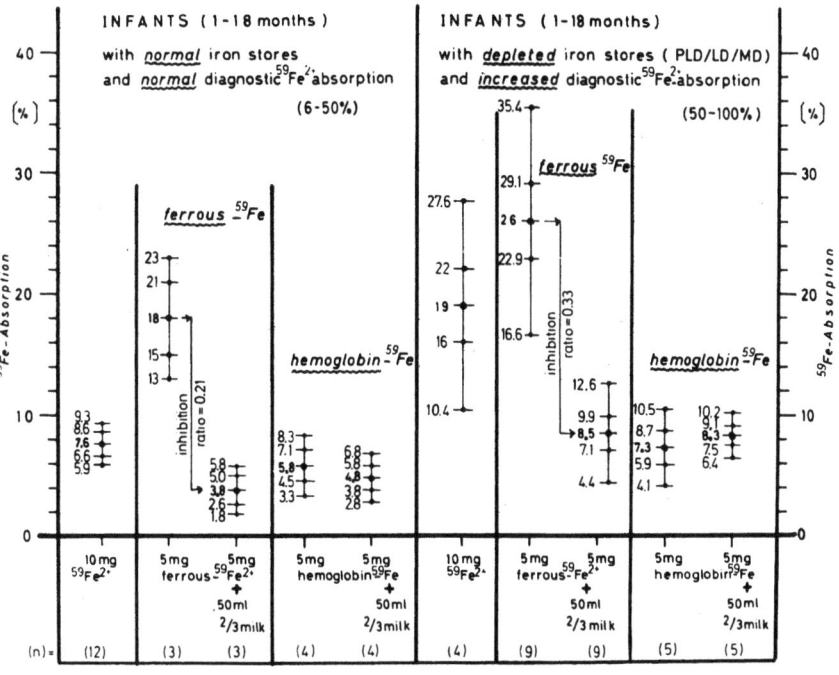

Abb. 1.15. Effekt von Kuhmilch (50 ml ⅔-Milch) auf die ^{59}Fe-Absorption aus 5 mg ^{59}Fe(II) bzw. 5 mg ^{59}Fe in 1,44 g Hämoglobin-^{59}Fe (Nüchterneinnahme) bei 1–18 Monate alten Kindern mit normalen oder erschöpften Eisenreserven. $\bar{X}_a \pm$ S.E. und $\pm$ S.D. der ^{59}Fe-Gesamtkörperretention (in %) nach 14 Tagen. (Nach Heinrich et al. [25])

den auf den Schlachthöfen in großen Mengen anfallenden Schlachttiererythrozyten leicht rein dargestellt werden kann, eine halb so gute Bioverfügbarkeit wie das Fleischeisen besitzt und wie dieses durch die Eisenkomplexbildner der pflanzlichen Nahrung nicht gebunden und deshalb bei der Absorption auch nicht gehemmt werden kann (vgl. S. 36). Für die Absorption von täglich 1 mg Hämiglobineisen genügt die tägliche Zufuhr von 1,4–2,8 g Hämiglobin (= 5–10 mg Fe) bei normalen bzw. 1,4 g Hämiglobin bei erschöpften Eisenreserven. Beim Erwachsenen liegt die bei Verteilung auf alle Mahlzeiten noch praktikable obere Grenze der Hämiglobineisenprophylaxe bei etwa 5,8–14 g Hämiglobin/Tag (= 20–50 mg Fe/Tag). Daraus werden 1,3–3 bzw. 2,3–3,5 Fe/Tag absorbiert (Tabelle 1.3). Bei Kleinkindern dürfte die mit der Beikost zuführbare tägliche Hämiglobinmenge je nach Lebensalter bei 1,44–5,8 g/Tag (= 5–20 mg Fe/Tag) liegen, so daß damit 0,7–1,3 mg Fe/Tag bei normalen Eisenreserven bzw. 1,0–2,3 mg Fe/Tag bei erschöpften Eisenreserven zur Absorption gebracht werden können (Tabelle 1.3).

Bei richtiger Wahl der Beikost (Fleisch- und Leberzusätze zu Gemüse- und Milchbreien) bzw. Supplementierung derselben mit Hämiglobin kann der Eisenbedarf des Kleinkindes (1 mg absorbiertes Eisen/Tag) ohne Schwierigkeiten auch ohne medikamentöse Eisenprophylaxe bzw. Zusätze mehr oder weniger bioverfügbarer Eisenverbindungen zur Beikost (vgl. S. 52) gedeckt werden.

1.4.1.3 Beeinflussung der Bioverfügbarkeit des endogenen und exogenen Milcheisens durch in der pflanzlichen Nahrung enthaltene Eisenkomplexbildner und durch Askorbinsäure

Die Bioverfügbarkeit des Nichthämeisens in der Nahrung wird durch insbesondere in der pflanzlichen Nahrung sowie in Tee und Kaffee enthaltene Eisenkomplexbildner (Tannine, Phosphate, Phosphoproteine, Phytate, Rohfaser u.a.m.) stark gehemmt und durch Askorbinsäure und Fleisch gesteigert.

Hemmung der Bioverfügbarkeit des endogenen Milcheisens bzw. des der Milch zugesetzten exogenen Fe(II) durch pflanzliche Nahrungsbestandteile bzw. Beikost. An 5 Erwachsenen durchgeführte Messungen der Erythrozyteninkorporation des absorbierten ^{59}Fe haben gezeigt, daß die Absorption des zu 100 ml Frauenmilch als Tracermenge hinzugesetzten ^{59}Fe(II)zitrat durch gleichzeitig verabfolgte Beikost (128 g Birnen) von 24 ± 10 ($\overline{X}_a \pm S.D.$) auf 5,7 ± 2,4% herabgesetzt wird [37]. Diese starke Hemmung der Milcheisenbioverfügbarkeit um 76% wurde nicht etwa durch eine weitere Isotopenverdünnung der ^{59}Fe-Tracerdosis verursacht, da in der Milch 76 µg Fe/100 ml und in den Birnen nur 60 µg Fe/128 g Glas enthalten waren. Die in einem 128-g-Glas Birnen enthaltenen 11 mg Askorbinsäure reichen offensichtlich nicht aus, die Komplexierung und damit Absorptionshemmung des Milcheisens zu verhindern. Grundsätzlich ist davon auszugehen, daß die Bioverfüg-

Milch und Beikost nicht gleichzeitig geben

barkeit des 3wertigen Nichthämmilcheisens von jeder pflanzlichen Beikost gehemmt werden kann. Um den die Bioverfügbarkeit des Milcheisens hemmenden Effekt der Beikost zu vermeiden, sollte die Beikost nicht gleichzeitig, sondern in einer getrennten Mahlzeit mindestens 2 h vor oder nach einer Milchmahlzeit verabfolgt werden. Die Bioverfügbarkeit des der Milch oder einem Milchbrei zugesetzten Hämoglobin- oder Hämiglobineisens kann durch in der Beikost enthaltene Eisenkomplexbildner nicht beeinträchtigt werden, da das Häm intakt absorbiert, das Eisen daraus erst innerhalb der Enterozyten freigesetzt wird und deshalb im Darmlumen nicht komplexiert werden kann.

Steigerung der Bioverfügbarkeit des der Milch als $^{59}Fe(II)SO_4$ zugesetzten Eisens durch Askorbinsäure. Auch die Bioverfügbarkeit des einer Kuhmilchformel zugesetzten $^{59}Fe(II)SO_4$ [1,25 mg Fe(II)/100 ml Milch] wurde durch frisch zugegebene Askorbinsäure von 7,2±9,4% ($\overline{X}_a$±S.D.) auf 20± 15% [molares Verhältnis Askorbinsäure:Fe(II)=2] bzw. 56±31% (molares Verhältnis=6,3) gesteigert [6]. Obwohl die Ergebnisse dieser an erwachsenen Frauen mit dem Erythrozyten-^{59}Fe-Inkorporationstest durchgeführten Studie extreme Streuungen zeigen, kann daraus wohl doch gefolgert werden, daß die Askorbinsäure nicht nur über die Reduktion des 3wertigen zum 2wertigen Nichthämeisen wirkt, sondern darüber hinaus evtl. auch den die Nichthämeisenabsorption hemmenden Effekt der in der pflanzlichen Nahrung und auch in der Milch enthaltenen natürlichen Eisenkomplexbildner kompensiert und dadurch die Bioverfügbarkeit auch des 2wertigen Eisens verbessert.

1.4.2 Bioverfügbarkeit des einer pflanzlichen Mahlzeit bzw. der Beikost zugesetzten Eisens

Grundsätzlich ist davon auszugehen, daß das bei Nüchterneinnahme nicht bzw. kaum bioverfügbare *3wertige Eisen* im Fe(III)-chlorid- sowie Fe(III)-zitrat- oder Fe(III)-hydroxid-Polymaltosekomplex auch nach Zusatz zu Milchpräparaten oder Beikost nicht bzw. kaum absorbierbar und damit für die Eisensupplementierung ungeeignet ist [19].

Der pflanzlichen Nahrung bzw. der Beikost zugesetzte *2wertige* Eisenverbindungen sind nur in dem Umfange bioverfügbar, in dem sie nicht durch die in der pflanzlichen Nahrung enthaltenen Eisenkomplexbildner gebunden und an der Absorption gehindert werden.

1.4.2.1 Bioverfügbarkeit des einer Gemüsemahlzeit bzw. Beikost zugesetzten $^{59}Fe(III)$ und Hämoglobin-^{59}Fe

An erwachsenen Personen mit *normalen Eisenreserven* (diagnostische ^{59}Fe-Absorption: $31\pm11\%$) durchgeführte Bioverfügbarkeitsmessungen ergaben, daß bei Nüchterneinnahme aus 5 mg ^{59}Fe(III) $4,4\pm2,9\%$ absorbiert wurden und die gleichzeitige Verabfolgung von 200 g Gemüse (Erbsen und Wurzeln) und 100 g Kartoffeln diese ^{59}Fe(III)-Absorption auf $1,6\pm0,9\%$ herabsetzte. Durch 200 g Schweinefleisch wurde dagegen die ^{59}Fe(III)-Absorption auf $8,7\pm3,2\%$ angehoben und der Hemmeffekt von Gemüse und Kartoffeln aufgehoben (Abb. 1.16). Die gute Bioverfügbarkeit des Hämoglobin-^{59}Fe wurde weder durch Gemüse und Kartoffeln gehemmt noch durch Fleisch gefördert (Abb. 1.16). Auch die überlegene Bioverfügbarkeit des Fleisch-^{59}Fe ($28\pm7,7\%$) wurde durch die gleichzeitige Verabfolgung von Gemüse und Kartoffeln nicht beeinträchtigt.

An erwachsenen Personen mit *erschöpften Eisenreserven* ohne Anämie (stark erhöhte diagnostische ^{59}Fe-Absorption von $81\pm17\%$ bei prälatentem/latentem Eisenmangel) durchgeführte Bioverfügbarkeitsstudien ergaben eine Hemmung der ^{59}Fe(III)-Absorption von $9,9\pm8,4\%$ auf $6,4\pm2,5\%$ durch Gemüse und Kartoffeln, während 200 g Fleisch die ^{59}Fe(III)-Absorption auf $13\pm8,4\%$ bzw. $24\pm11\%$ steigerte (Abb. 1.17). Die gute Bioverfügbarkeit des Hämoglobin-^{59}Fe wurde wiederum weder durch Gemüse und Kartoffeln gehemmt noch durch Fleisch gefördert. Die unerreicht hohe Bioverfügbarkeit des Fleisch-^{59}Fe ($47\pm9\%$) wurde wiederum durch Gemüse und Kartoffeln nicht beeinflußt.

Aus diesen Ergebnissen wurde gefolgert, daß 3wertiges Eisen für die Supplementierung einer Gemüsemahlzeit bzw. Beikost wegen zu geringer Bioverfügbarkeit nicht geeignet ist, während Hämoglobin- oder Hämiglobineisen sehr gut und Fleischeisen (als Homogenat) noch besser für eine

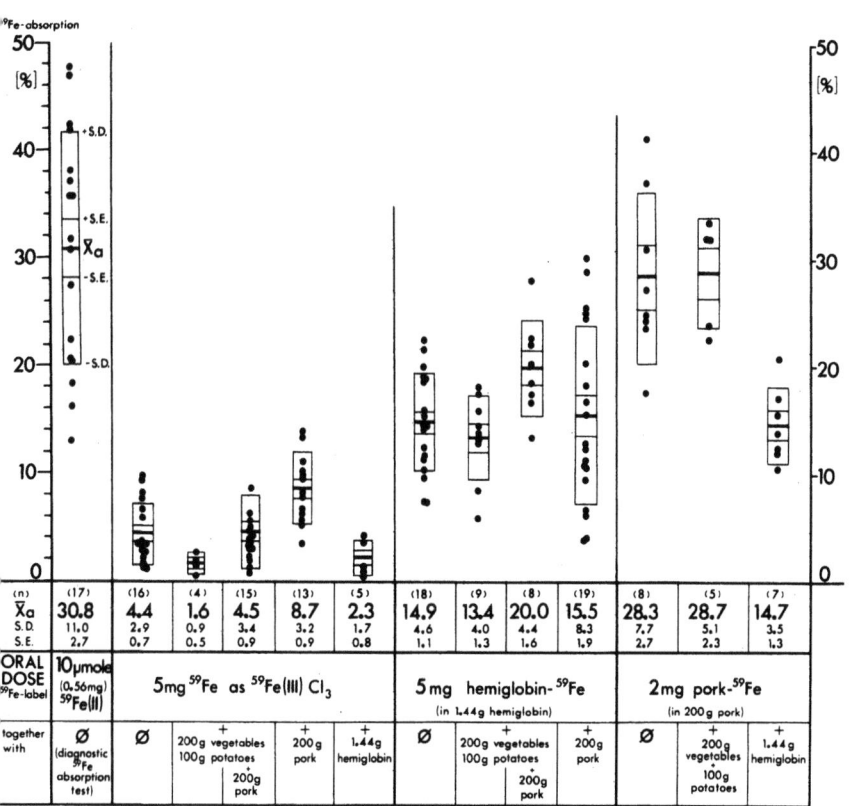

Abb. 1.16. Supplementierung der Nahrung mit anorganischem Eisen(III) bzw. Hämiglobineisen. Beeinflussung der Bioverfügbarkeit von 5 mg ^{59}Fe(III) bzw. 5 mg Hämiglobin-^{59}Fe durch Gemüse (Erbsen und Wurzeln) und Kartoffeln, Fleisch und Hämiglobin bei erwachsenen Personen mit *normalen* Eisenreserven (normale diagnostische ^{59}Fe-Absorption). ^{59}Fe-Absorption (%) = Gesamtkörper-^{59}Fe-Retention (%) nach 14 Tagen. (Nach Heinrich et al. 1973 [26])

diätetische Eisensupplementierung einer Gemüsemahlzeit bzw. Beikost geeignet ist (vgl. S. 22).

1.4.2.2 Bioverfügbarkeit des der Nahrung in elementarer Form zugesetzten Eisens

Wegen der schlechten Bioverfügbarkeit der Eisen(III)-phosphate und des bei längerer Lagerung Ranzigkeit in fetthaltigen Nahrungsmitteln verursachenden Effekts von Fe(II)SO$_4$-Zusätzen wurden auch Zubereitungen von elementarem Eisen auf ihre Eignung für die Nahrungsmittelsupplementierung untersucht. Neben durch Wasserstoff bzw. elektrolytisch re-

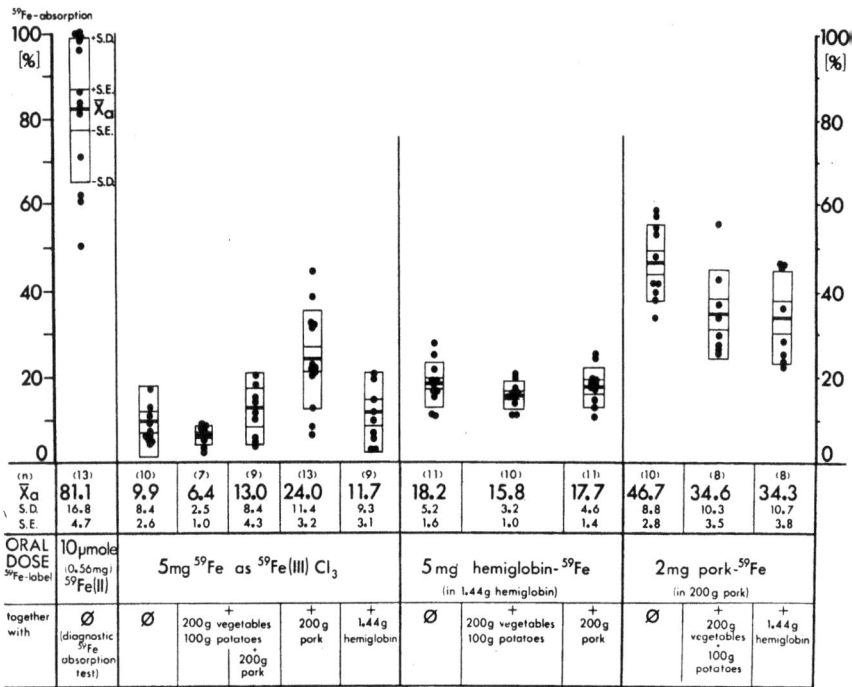

Abb. 1.17. Supplementierung der Nahrung mit anorganischem Eisen(III) bzw. Hämiglobineisen. Beeinflussung der Bioverfügbarkeit von 5 mg ^{59}Fe(III) bzw. 5 mg Hämiglobin-^{59}Fe durch Gemüse (Erbsen und Wurzeln) und Kartoffeln, Fleisch und Hämiglobin bei erwachsenen Personen mit *erschöpften* Eisenreserven (erhöhte diagnostische ^{59}Fe-Absorption). ^{59}Fe-Absorption (%) = Gesamtkörper-^{59}Fe-Retention (%) nach 14 Tagen. (Nach Heinrich et al. 1973 [26])

duziertem Eisenpulver wurden auch Carbonyl-Eisenpulver-Präparationen nach Zusatz zu einer Eisenmangeldiät auf ihre Bioverfügbarkeit an Eisenmangelratten mit dem Hämatokritregenerationstest untersucht. In Relation zum Fe(II)SO$_4$-Zusatz mit der höchsten Bioverfügbarkeit (= 100% gesetzt) zeigte das Carbonyleisenpulver mit dem kleinsten Partikeldurchmesser (90% < 5 μm) die relativ höchste Bioverfügbarkeit von 66%, während für elektrolytisch reduziertes Eisen mit einem Partikeldurchmesser von < 10–20 μm eine Bioverfügbarkeit von nur 48% und für durch Wasserstoff reduzierte Eisenpulver von < 10 bis < 149 μm Bioverfügbarkeiten von nur 24–35% ermittelt wurden [43]. Eine an erwachsenen Versuchspersonen mit normalen oder erschöpften Eisenreserven mit Hilfe des ^{55}Fe/^{59}Fe-Erythrozyteninkorporationstests durchgeführte Studie ergab jedoch, daß das in einer 3-mg-Fe-Menge einem 60-g-Brötchen vor dem Backen als Wasserstoff reduziertes Eisenpulver (mit einem Partikeldurchmesser 5–10 μm) zugesetzte Eisen im gleichen Umfange (8,6% Absorption) wie mit einem Partikeldurchmesser von 3–10 μm zugesetztes

Fe(II)SO$_4$ (9,1% Absorption) absorbiert wurde. Aus den Eisenpyrophosphat- bzw. Eisen(III)-orthophosphat-Zusätzen wurden dagegen nur 0,3 bzw. 0,1% absorbiert [5]. Da in dieser Studie Personen mit die Eisenabsorption stark heraufsetzendem prälatenten Eisenmangel mituntersucht wurden und die Absorptionsergebnisse innerhalb der kleinen (n = 8) und heterogenen Kollektive extrem streuen [z. B. zwischen 2 und 100% bei der 3 mg Fe(II)-Referenzdosis] sind die Ergebnisse möglicherweise zufallsbedingt und entsprechend kritisch zu betrachten.

Untersuchungen zur Bioverfügbarkeit des anderen Nahrungsmitteln oder einer Beikost zugesetzten elementaren Eisens liegen bisher noch nicht vor und sollten abgewartet werden, bevor solche Eisenpulverzusätze für die Supplementierung der Beikost verwendet werden.

Diskussion

Eine rege Diskussion entstand über die Bioverfügbarkeit des Eisens aus Milch, die dahingehend beantwortet wurde (Heinrich), daß für das endogene Eisen in der Kuh- bzw. Muttermilch repräsentative Ergebnisse zur Milcheisen-Bioverfügbarkeit unter Verwendung von „in vitro" zugesetztem ^{59}Fe nur dann erwartet werden können, wenn sichergestellt ist, daß das zugesetzte ^{59}Fe in seiner Verteilung auf die eisenbindenden Fraktionen bzw. Proteine der Milch mit dem endogenen Milcheisen übereinstimmt. Zur Verteilung des endogenen Eisens in der Kuh- bzw. Frauenmilch liegen erst wenige Ergebnisse vor, die je nach Fraktionierungsmethode noch voneinander abweichen. In der *Kuhmilch* wurden nach üblicher Fraktionierung (Abtrennung des Milchfetts durch Zentrifugation bei 4000 U/min über 20–30 min, Abtrennung des Caseins durch Ultrazentrifugation bei 150000 g bzw. durch Fällung im isoelektrischen Punkt bei pH 4,62, Auftrennung der Molke in Molkenproteine und niedermolekulare Bestandteile durch Ultrafiltration) und Eisenbestimmung in den einzelnen Fraktionen durch Atomabsorptionsspektrophotometrie in der Flamme bzw. in der Graphitrohrküvette von dem *endogenen Milcheisen* 14 bzw. 38% im Milchfett, 24 bzw. 29% im Casein und 61 bzw. 33% in der Molke gefunden (Tabelle 1.5) [9a, 26a]. Vom *endogenen Eisen* der *Frauenmilch* sollen 33% am Milchfett, nur 9% am Casein und 58% in der Molke gebunden vorliegen [9a]. Von dem der Kuhmilch als ^{59}Fe(II)askorbat bzw. ^{59}Fe(III)nitrilotriazetat „in vitro" zugesetzten exogenen Eisens wurden 1–3% im Milchfett, 77% im Casein und 22% in der Molke wiedergefunden (Tabelle 1.5). Durch „In-vitro-Zusatz" von ^{59}Fe(II) bzw. ^{59}Fe(III) zur frischen Kuhmilch war also eine für das endogene Kuhmilcheisen repräsentative ^{59}Fe-Markierung bisher noch nicht möglich [26a].

Bei allen bisher zur Bioverfügbarkeit des Frauenmilcheisens unter Verwendung von ^{59}Fe durchgeführten Untersuchungen an Erwachsenen oder Säuglingen wurde entweder ^{59}Fe als Ferrozitrat oder Ferrosulfat der Frauen- bzw. Kuhmilch „in vitro" zugesetzt oder aber während bzw. zwischen den Milchmahlzeiten einfach in wäßriger Lösung oral verabfolgt und dann in unzulässiger Weise angenommen, daß dabei die Bioverfügbarkeit des endogenen Milcheisens gemessen wird. In der an Säuglingen

Tabelle 1.5. Verteilung des *endogenen* Milcheisens in der Frauen- und Kuhmilch sowie Verteilung des der Kuhmilch als ^{59}Fe(II)askorbat bzw. ^{59}Fe(III)NTA zugesetzten *exogenen* Eisens

		*Frauen*milch	*Kuh*milch	*Kuh*milch	*Kuh*milch In vitro zugesetztes (83 ng Fe/ml) Exogenes Eisen	
		Endogenes Fe	Endogenes Fe	Endogenes Fe	^{59}Fe(II)-askorbat	^{59}Fe(III)-NTA
Gesamteisengehalt (μg/ml)		0,36	0,29	0,37		
Davon in:						
Milchfett	%	33	14	38	2	1–3
Magermilch	%	67	85	62		
Casein	%	9	24	29	77	78
Molke (gesamt)	%	58	61	33	23	22
Molkenproteine	%	26	29			
Niedermolekulare Molkenbestandteile	%	32	32			
Autoren		Fransson u. Lönnerdal (1983)	Fransson u. Lönnerdal (1983)	Heinrich u. Theobald (1983)	Heinrich u. Theobald (1983)	Heinrich u. Theobald (1983)

von Saarinen et al. [42] durchgeführten Studie wurden aus dem während des Stillens mit Frauenmilch in wäßriger Lösung als Tracermenge oral verabfolgten ^{59}Fe(II)SO$_4$ zwischen 11 und 90% ($\overline{X}_a = 49\%$) absorbiert, während aus der 3 h nach der letzten Milchmahlzeit ebenfalls in wäßriger Lösung oral verabfolgten Tracermenge von ^{59}Fe(II)SO$_4$ 1–100% ($\overline{X}_a = 38\%$) bei mit Frauenmilch und 1–84% ($\overline{X}_a = 20\%$) bei mit Kuhmilch ernährten Säuglingen absorbiert wurden. In Anbetracht dieser extrem großen Streubereiche der Absorptionseinzelwerte und der geringen Zahl der untersuchten Säuglinge (n = 11–18 pro Gruppe) wäre wenigstens ein intraindividueller Vergleich der Bioverfügbarkeit des der Frauen- bzw. Kuhmilch zugesetzten bzw. mit der Milchmahlzeit oral verabfolgten ^{59}Fe erforderlich gewesen. Die Studie wurde jedoch nur an verschiedenen Säuglingskollektiven (d. h. im interindividuellen Vergleich) durchgeführt. Andere wesentliche Bedenken gegen diese Studie wurden an anderer Stelle ausführlicher diskutiert (vgl. S. 19).

Ob der hohe Laktoferringehalt der Frauenmilch (~170 µg/dl) eine Bedeutung für die Bioverfügbarkeit des Frauenmilcheisens hat bzw. das Laktoferrin beim Säugling die Eisenabsorption hemmen, fördern oder regulieren kann, vermag heute noch niemand mit Sicherheit zu beurteilen. Jedenfalls sind die bisher vorliegenden Ergebnisse sehr widersprüchlich und die gewählten Versuchsanordnungen zweifelhaft. Dafür wird um so intensiver spekuliert.

Nach Ansicht von Heinrich besteht also z. Zt. keinerlei Veranlassung, eine bessere und evtl. sogar 100%ige Bioverfügbarkeit des Frauenmilcheisens und eine wesentlich schlechtere Bioverfügbarkeit des Kuhmilcheisens anzunehmen.

Literatur

1. Alais C, Blanc B (1975) Milk proteins: Biomedical and biological aspects. World Rev Nutr Diet 20: 66–167
2. Barton JC, Conrad ME, Nuby S, Harrison L (1978) Effects of iron on the absorption and retention of lead. J Lab Clin Med 92: 536–547
3. Blanc B (1981) Biochemical aspects of human milk-comparison with bovine milk. World Rev Nutr Diet 36: 1–89
4. Carpenter SJ (1982) Enhanced teratogenicity of orally administered lead in hamsters fed diets deficient in calcium and iron. Toxicology 24: 259–271
5. Cook JD, Minnich V, Moore CV, Rasmussen A, Bradley WB, Finch CA (1973) Absorption of fortification iron in bread. Am J Clin Nutr 26: 861–872
6. Derman DP, Bothwell TH, MacPhail AP, Torrance JD, Bezwoda WR, Charlton RW, Mayet FGH (1980) Importance of ascorbic acid in the absorption of iron from infant foods. Scand J Haematol 25: 193–201
7. Flanagan PR, McLellan JS, Haist J, Cherian MG, Chamberlain MJ, Valberg LS (1978) Increased dietary cadmium absorption in mice and human subjects with iron deficiency. Gastroenterology 74: 841–846
8. Flanagan PR, Chamberlain MJ, Valberg LS (1982) The relationship between iron and lead absorption in humans. Am J Clin Nutr 36: 823–829
9. Fransson GB, Lönnerdal B (1980) Iron in human milk. J Pediatr 96: 380–384
9a. Fransson GB, Lönnerdal B (1983) Pediatr Res 17: 912–915
10. Garry PJ, Owen GM, Hooper EM, Gilbert BA (1981) Iron absorption from human milk and formula with and without iron supplementation. Pediatr Res 15: 822–828
11. Gladtke E, Rind H, Dost FH (1964) Die Bestimmung der Absorptionsrate nach dem Dostschen Verfahren am Beispiel der intestinalen Eisenaufnahme beim Kinde. Helv Paediatr Acta 19 (Fasc 6): 566–570
12. Götze C, Schäfer KH, Heinrich HC, Bartels H (1970) Eisenstoffwechselstudien an Frühgeborenen und gesunden Reifgeborenen während des ersten Lebensjahres mit dem Ganzkörperzähler und anderen Methoden. Monatsschr Kinderheilkd 118: 210–213
13. Götze C, Schmerlinksi E, Heinrich HC (1971) Cytochemie des Nichthämoglobineisens in Knochenmarkzellen und intestinale Eisenresorption bei verschiedenen Anämien des Kindesalters. Monatsschr Kinderheilkd 119: 13–19
14. Goyer RA (1981) „Lead". In: Disorders of mineral metabolism. Vol I. Academic Press, New York, pp 159–199
15. Hamilton DL (1978) Interrelationship of lead and iron retention in iron-deficient mice. Toxicol Appl Pharmacol 46: 651–661
16. Hegenauer J, Saltman P, Ludwig D, Ripley L, Ley A (1979) Iron-supplemented cow-milk. Identification and spectral properties of iron bound to casein micelles. J Agric Food Chem 27: 1294–1301
17. Heinrich HC (1970) Intestinal iron absorption in man-methods of measurement, dose relationship, diagnostic and therapeutic applications. In: Hallberg L et al (eds) Iron deficiency. Academic Press, London New York, pp 212–294

18. Heinrich HC (1978) Ätiologie, Diagnostik und Dimensionierung des Eisenmangels. Blut [Suppl] 21: 35–94
19. Heinrich HC (1983) Diagnostik, Ätiologie und Therapie des Eisenmangels unter besonderer Berücksichtigung der ^{59}Fe-Retentionsmessung im Gesamtkörper-Radioaktivitätsdetektor. Der Nuklearmediziner 6: 137–269
20. Heinrich HC, Bartels H, Götze C, Schäfer KH (1969) Normalbereich der intestinalen Eisenresorption bei Neugeborenen und Säuglingen. Klin Wochenschr 47: 984–991
21. Heinrich HC, Gabbe EE (1977) Hemiglobin-iron for the prophylaxis and treatment of iron deficiency. Dose-schedules calculated from the measured dose-relationship of hemiglobin-iron bioavailability. Klin Wochenschr 55: 1043–1049
22. Heinrich HC, Gabbe EE, Kugler G, Pfau AA (1971) Nahrungs-Eisenresorption aus Schweine-Fleisch, -Leber und -Hämoglobin bei Menschen mit normalen und erschöpften Eisenreserven. Untersuchungen zur diätetischen Eisen-Prophylaxe und Therapie. Klin Wochenschr 49: 819–825
23. Heinrich HC, Gabbe EE, Meineke B, Whang DH (1966) Die empfindliche und präzise Bestimmung der intestinalen Eisenresorption beim Menschen durch ^{59}Fe-Gesamtkörperretentions-Messung in einem 4π-Großraum-Radioaktivitäts-Detektor. Klin Wochenschr 44: 827–833
24. Heinrich HC, Gabbe EE, Whang DH (1971) Physikalische und biologische Halbwertzeit von radiochemisch reinem ^{59}Fe. Z Naturforsch 26b: 13–20
25. Heinrich HC, Gabbe EE, Whang DH, Bender-Götze C, Schäfer KH (1975) Ferrous- and hemoglobin-^{59}Fe absorption from supplemented cow milk in infants with normal and depleted iron stores. Z Kinderheilkd 120: 251–258
26. Heinrich HC et al (1970–1975) Unveröffentlichte Ergebnisse
26a. Heinrich HC, Theobald N (1983) Unveröffentlichte Ergebnisse
27. King RL, Luick JR, Litman II, Jennings WG, Dunkley WL (1959) Distribution of natural and added copper and iron in milk. J Dairy Sci 42: 780–790
28. Layrisse M, Martinez-Torres C (1971) Food iron absorption: Iron supplementation of food. In: Brown EB, Moore CV (eds) Progress in hematology, Vol VII. Grune & Stratton, New York, pp 137–160
29. Loh TT, Kaldor I (1974) Iron in rat milk: Distribution between centrifugally separated phases. J Dairy Sci 50: 339–340
30. Lozoff B, Brittenham GM, Viteri FE, Wolf AW, Urrutia JJ (1982) The effects of short-term oral iron therapy on developmental deficits in iron-deficient anemic infants. J Pediatr 100: 351–357
31. Lozoff B, Brittenham GM, Viteri FE, Wolf AW, Urrutia JJ (1982) Developmental deficits in iron-deficient infants: Effects of age and severity of iron lack. J Pediatr 101: 948–951
32. Mahaffey Six K, Goyer RA (1972) The influence of iron deficiency on tissue content and toxicity of ingested lead in the rat. J Lab Clin Med 79: 128
33. McMillan JA, Landaw SA, Oski FA (1976) Iron sufficiency in breastfed infants and the availability of iron from human milk. Pediatrics 58: 686–691

34. McMillan JA, Oski FA, Lourie G, Tomarelli RM, Landaw SA (1977) Iron absorption from human milk, simulated human milk, and propietary formulas. Pediatrics 60: 896–900
35. Mulder H, Koppejan CA (1953) The distribution of copper and iron over the various phases of milk. Proceed 13th Intern Dairy Congr 3: 1402
36. Oski FA, Honig AS, Helu B, Howanitz P (1983) Effect of iron therapy on behaviour performance in nonanemic, iron-deficient infants. Pediatrics 71: 877–880
37. Oski FA, Landaw SA (1980) Inhibition of iron absorption from human milk by baby food. Am J Dis Child 134: 459–460
38. Piscator M (1982) Cadmium exposure and effects in the general population and in occupationally exposed workers. In: Prasad AS (ed) Clinical, biochemical and nutritional aspects of trace elements. Liss, New York, pp 521–536
39. Ragan HA (1977) Effects of iron deficiency on the absorption and distribution of lead and cadmium in rats. J Lab Clin Med 90: 700–706
40. Richardson T, Guss PL (1965) Lipids and metals in fat globule membrane fractions. J Dairy Sci 48: 523–530
41. Saarinen UM, Siimes MA (1979) Iron absorption from breast milk, cow's milk, and iron-supplemented formula: An opportunistic use of changes in total body iron determined by hemoglobin, ferritin, and body weight in 132 infants. Pediatr Res 13: 143–147
42. Saarinen UM, Siimes MA, Dallman PR (1977) Iron absorption in infants: High bioavailability of breast milk iron as indicated by the extrinsic tag method of iron absorption and by the concentration of serum ferritin. J Pediatr 91: 36–39
43. Sacks PV, Houchin DN (1978) Comparative bioavailability of elemental iron powders for repair of iron deficiency anemia in rats. Studies of efficacy and toxicity of carbonyl iron. Am J Clin Nutr 31: 566–573
43a. Schäfer KH, Breyer AM, Karte H (1955) Das Spurenelement Eisen in Milch und Milchmischungen. Z. Kinderheilk. 76: 501–513
44. Schulz J, Smith NJ (1958) A quantitative study of the absorption of food iron in infants and children. Am J Dis Child 95: 109–119
45. Spivey-Fox, MR (1982) Biochemical basis of cadmium toxicity in human subjects. In: Prasad AS (ed) Clinical, biochemical and nutritional aspects of trace elements. Liss, New York, pp 537–547
46. Spivey-Fox MR (1983) Cadmium bioavailability. Fed Proc 42: 1726–1729
47. Valberg LS, Sorbie J, Hamilton LS (1976) Gastrointestinal metabolism of cadmium in experimental iron deficiency. Am J Physiol 231: 462–467
48. Walter T, Kovalskys J, Stekel A (1983) Effect of mild iron deficiency on infant mental development scores. J Pediatr 102: 519–522
49. Watson WS, Hume R, Moore MR (1980) Oral absorption of lead and iron. Lancet II: 236–237
50. Ziegler EE, Edwards BB, Jensen RL (1978) Absorption and retention of lead in infants. Pediatr Res 12: 29–34

2 Praktische Handhabung der Eisenversorgung in der Säuglingsernährung

K. H. Schäfer

Das Thema dieser Darstellung möchte ich dahingehend erweitern, daß über das Säuglingsalter hinaus das frühe Kleinkindesalter in die hier anzustellenden Betrachtungen einbezogen werden soll, da beide Altersphasen bezüglich Eisenversorgung kaum zu trennen sind. Die vorgegebene Formulierung des Themas legt die Unterstellung nahe, daß, um die Eisenversorgung gesunder älterer Säuglinge und vor allem Frühgeborener sicherzustellen, über die konventionelle Ernährung hinaus speziellere Überlegungen anzustellen und gezielte Praktiken zu erwägen sind. Die Diskussion darum wurde und wird weltweit geführt.

2.1 Eisenstoffwechselsituation des jungen Kindes

Zu diesem Fragenkomplex habe ich in den letzten 14 Jahren – zum ersten Mal vor 35 Jahren – wiederholt Stellung bezogen und zwar immer mit dem gleichen Ergebnis [15, 29–33]; ich kann mich darum hier darauf beschränken, meine eigene Auffassung hierzu nur noch einmal kurz zu resümieren, um den nachfolgenden Diskussionen eine Basis zu geben (Tabelle 2.1).

Tabelle 2.1. Hinweise auf eine *kritische Eisenstoffwechsellage beim gesunden, ausgetragenen Kinde* ab 6. Lebensmonat und im frühen Kleinkindesalter

- Zögernder Wiederanstieg der Hämoglobin- und Erythrozytenwerte nach der Trimenonreduktion (die nichts mit Eisenmangel zu tun hat)
  Gleichzeitig *Tendenz zu Hypochromie* (MCH) *und Hypovolämie* (MCV) der Erythrozyten
- *Serumeisen* niedrig, *Transferrin* hoch, *Transferrin-Eisen-Sättigung* (S%) entsprechend niedrig (unter 20 – 16%)
- *Serumferritin* niedrig (unter 20 µg/l)
- *Makrophageneisen* im Knochenmark vermindert bis fehlend
- *Eisenresorption* erhöht

Fe-Mangel   Nach der allgemein anerkannten Definition der Eisenmangelstadien (Tabelle 2.2) liegt also auch *beim gesunden ausgetragenen Säugling und jungen Kleinkind,* etwa ab der Halbjahreswende, ein *prälatenter bis latenter Eisenmangel* (Grad I bzw. II) vor; genauer: die Eisendepots werden mehr oder weniger entleert. Als weitere entscheidende Frage bleibt, ob es sich hierbei um ein belangloses und dann hinzunehmendes Alterscharakteristikum handelt, oder ob das Risiko weitergehender Konsequenzen aus dieser Eisenstoffwechselsituation besteht. Hierzu eine weitere kurze Zusammenstellung in Tabelle 2.3.

Die *in dieser Zusammenstellung* enthaltene *Altersverteilung von Eisenmangelanämien* im Kindesalter entstammt einer interessanten Untersuchung von Weippl u. Ader [41]; sie wurde in den Jahren 1975–1976 an 267 einschlägig erkrankten (Hämoglobin < 11 g/dl, S% < 16) Wiener Kindern gewonnen. Derselben Studie entnehmen wir Zahlen, die den fördernden Einfluß *ungünstiger sozioökonomischer Verhältnisse* auf die Entwicklung eines Eisenmangels belegen: von je 60 Wiener Kindern aus Gastarbeiterfamilien mit mehr als 2 Kindern und aus gutsituierten Familien hatten in der ersten Gruppe 20 Kinder eine S% von < 16 und 8 Kinder einen Hämoglobinwert von < 11,0 g/dl, in der letzteren hatten nur 3 Kinder eine S% unter 16, keines eine Anämie. Daß auch beim ausgetragenen, gesunden Kind, etwa *im 5.–6. Lebensmonat,* die *Eisenstoffwechsellage „kri-*

Tabelle 2.2. Die 3 Grade des Eisenmangels und ihre Kriterien

Kriterien	Prälatent	Latent	Manifest
Hypochrome Anämie MCH und MCV vermindert	–	–	+ bis + + +
Hyposiderämie, Hypertransferrinämie Transferrin-Eisen-Sättigung (S%) erniedrigt (< 20 – 16%)	–	+	+ + (+)
Serumferritin vermindert	(+)	+ + (< 16 µg/l)	+ + + (< 10 µg/l)
Diffuses Eisen im Zytoplasma der Knochenmark-Makrophagen vermindert (semiquantitativ)	+	+ +	+ + + (oft fehlend)
Intestinale Eisenresorption erhöht	+	+ +	+ + +

tisch" wird, d.h. die Eisendepots sich reduzieren oder gar entleeren, wurde von uns am Schwinden des Makrophageneisens im Knochenmark direkt erkannt und mit Hilfe einer hochsignifikanten Steigerung der Eisenresorption, gemessen im Ganzkörperzähler durch die Arbeitsgruppe von Heinrich indirekt aber exakt nachgewiesen, 1969 vorgetragen und 1970 sowie 1975 publiziert [15, 30]. Es ist das Verdienst der finnischen Arbeitsgruppe um Siimes u. Saarinen, nach Einführung der Ferritinbestimmung im Serum diese Erkenntnisse auf eine neue, breitere Basis zu stellen – letztlich mit dem gleichen Ergebnis [26, 28]. Dallman et al. [8] sowie Dallman [7] haben unlängst zusammenfassende Darstellungen dieses Fragenkomplexes gegeben. Dallman hat hier auch den in Tabelle 2.3 zuletzt aufgeführten Problemkreis der *Auswirkungen des latenten Eisenmangels auf den Stoffwechsel außerhalb der Erythropoese* umfassend und kritisch erörtert [7]. Das Ergebnis stimmt durchaus nachdenklich, wenngleich es verfrüht erscheint, hieraus schon heute Konsequenzen für die Praxis zu ziehen. Ebensowenig wie derzeit aus den interessanten Untersuchungsbefunden von Gahr et al. [13], wonach bei gesunden Säuglingen im 2. Lebensquartal ein *Ungleichgewicht der Globinketten-*

Tabelle 2.3. Auswirkungen der kritischen Eisenstoffwechsellage beim gesunden, ausgetragenen älteren Säugling und jungen Kleinkind

---

- Stark *bevorzugtes Auftreten* von Eisenmangelanämien *in der hier angesprochenen Altersgruppe*
  Die Prozentzahlen des Auftretens aller Eisenmangelanämien des Kindes betragen:
  1% im 1. Lebenshalbjahr
  14% im 2. Lebenshalbjahr
  27% im 2. Lebensjahr ⎫
  25% im 3. Lebensjahr ⎬ = 52%
  14% im 4. Lebensjahr

  Das entspricht:
  14% im 2. Lebenshalbjahr
  42% bis Ende des 2. Lebensjahrs
  67% bis Ende des 3. Lebensjahrs
  81% bis Ende des 4. Lebensjahrs

- *Förderung* des Mangelzustands durch *ungünstige sozioökonomische Bedingungen*

- *Auswirkungen* des latenten Eisenmangels *auf den Stoffwechsel außerhalb der Erythropoese* sind nachgewiesen. Ihre klinische Relevanz befindet sich noch in der Diskussion.

synthese des Hämoglobins eintritt, was durch Eisengaben ab Ende des 3. Lebensmonats zu verhindern ist. Immerhin ist Hämoglobin ja nur eine von vielen lebenswichtigen häminartigen Funktionseisenverbindungen. Ein neues, geradezu aufregendes Argument, auf das Herr Heinrich schon eingegangen ist (s. S. 2), greift an dieser Stelle in die Diskussion, daß nämlich Eisenmangel die Aufnahme der gefährlichen Schadstoffe Kadmium und Blei begünstigt, wobei der Mechanismus dieses Effekts noch der Aufklärung bedarf [2, 11, 16, 17, 24, 39], ob etwa die Erschöpfung der Eisenreserven ihn bedingen, wie sie ja auch die Eisenresorption stimuliert. *Es stellt sich demnach sehr dringlich die Frage, ob sich der prälatente bzw. latente Eisenmangel wirklich nur als die mehr oder weniger starke Entleerung der Eisendepots darstellt oder doch weitergehende Konsequenzen hat.*

Ich fasse das zur Eisenstoffwechselsituation Gesagte zusammen:

Reduzierte Fe-Reserven

1. Aufgrund der vorliegenden Laborparameter geraten auch *gesunde ausgetragene Kinder* unter konventioneller Ernährung *ab der Halbjahreswende* im statistischen Mittel in den *Zustand eines prälatenten bzw. latenten Eisenmangels,* d. h. sie *reduzieren* in jedem Falle mehr oder weniger stark ihre *Eisenreserven.* Ich habe diesen Zustand bewußt behutsam als „kritische Eisenstoffwechsellage" bezeichnet, da ich keineswegs alle diese Kinder als eisenmangel*krank* hinstellen möchte. Längerwährende Vollstillung hat übrigens auch hier eine protektive Wirkung, wie noch zu erörtern ist.
2. Die Feststellungen unter Ziffer 1 basieren auf dem *Vergleich von Mittelwerten* und Mittelwertkurven. Das *bedeutet* für den Einzelfall, *daß von den Untersuchungskollektiven ein beachtlicher Teil* mehr oder weniger *darunterliegt.*
3. Die *Altersgruppe 2. bis 6. bis 8. Lebenshalbjahr* ist nachweislich *zu klinisch relevanten Eisenmangelzuständen disponiert,* wobei *sozioökonomische Faktoren* wegbereitend sein können.
4. Da die Übergänge von der noch tolerablen zur nicht mehr hinzunehmenden Eisenstoffwechselsituation fließend und im Einzelfall schwer zu durchschauen sind, handelt es sich um ein *generelles ernährungswissen-*

schaftliches Problem, das durch individuelle Einzelmaßnahmen nicht zureichend in den Griff zu bekommen ist.
5. Die hier anzusetzenden *Gegenmaßnahmen* sind *primär vorbeugender Art* und nur im Sonderfall von therapeutischem Rang.

2.2 Ursachen der kritischen Eisenstoffwechselsituation bei jungen Kindern – Ansatzpunkte für Gegenmaßnahmen

Wachstum

Zum einen findet in dieser Lebensphase ein *besonders schnelles Wachstum* statt. Dabei vollzieht sich im 1. Lebenshalbjahr zum wesentlichen Teil eine Umverteilung des Eisens von den dem Neugeborenen mitgegebenen Eisenreserven in Richtung Erythropoese nach der Trimenonreduktion und von Anfang an in Richtung übriges Funktionseisen. **Die Reserven** entstammen den angeborenen Gewebedepots (ca. 35 mg) und dem Überhang an fetalem Hämoglobineisen (ca. 45 mg). Sie **sind bis zur Halbjahreswende** zum erheblichen Teil **aufgebraucht;** die Depots sollten während dieser Zeit über die Resorption von Eisen von der völligen Auszehrung bewahrt werden. Reduziert werden sie in jedem Falle, wie die sinkenden Serumferritinwerte und das schwindende Makrophageneisen ausweisen. Nur besondere Umstände, wie z. B. Blutungen, Blutaustausch, gehäufte Infekte, lassen es bereits in dieser Zeit zur Eisenmangelanämie kommen. Ich habe in diesem Zusammenhang von der „Autarkiephase" des Eisenstoffwechsels gesprochen. Vielleicht sollte man sie besser relative Autarkiephase nennen, denn die Eisenresorption im 1. Lebenshalbjahr ist bestimmend dafür, wie gerüstet, d. h. mit welchen Reserven der Organismus in das 2. Lebenshalbjahr geht. Jetzt allerdings ist er entscheidend von der Eisenaufnahme abhängig.

Fe-Bedarf

Zum anderen erhebt sich damit die Frage nach *Eisenbedarf und Eisenangebot in der frühen Kindheit.* Für das wohl entscheidende 2. Lebenshalbjahr rechnet Tabelle 2.4 dies vor.

Die in der Tabelle 2.4 enthaltenen Zahlen entsprechen dem gesicherten Wissens- und Erfahrungsgut der einschlägigen Ernährungswissenschaft; sie sind u. a. in den Recommended Dietary Allowances der National Academy of Sciences 1974 [25], in den Empfehlungen des Committee on

Tabelle 2.4. Eisenbedarf und Eisenangebot im 2. Lebenshalbjahr

Bedarf:	
– Der Gesamteisenbestand wächst im 2. Lebenshalbjahr von 330 mg auf 450 mg = 120 mg =	ca 0,7 mg/Tag
– hinzu kommt der Verlust an Eisen von	ca 0,2 mg/Tag
– Bedarf insgesamt	ca 0,9 mg/Tag
Erforderliches Angebot an Nahrungseisen: Bei einer allgemein angenommenen Resorptionsrate von durchschnittlich 10% sind an Nahrungseisen erforderlich *mindestens*	10 mg/Tag
Tatsächliches Angebot bei konventioneller Ernährung: Nach Angaben der Amer. Acad. Ped. (1969)	ca 5 mg/Tag
Nach eigenen Berechnungen (1977),	
wenn Gemüsebrei 20 g Fleisch enthält	ca 4,5 mg/Tag
wenn Gemüsebrei 20 g Leber enthält	ca 5 mg/Tag
also insgesamt	knapp 5 mg/Tag
Differenz: Zwischen erforderlichem und tatsächlichem Angebot an Nahrungseisen	4–6 mg/Tag

Fe-Angebot

Fleisch
Gemüse
Nahrungseisen unzureichend

Nutrition 1969 und 1976 der American Academy of Pediatrics [3, 4] und der ESPGAN 1981 und 1982 zusammengetragen [9, 10]. Die eigenen Berechnungen zur Frage des Eisenangebots bei konventioneller Ernährung im 2. Lebenshalbjahr wurden 1977 publiziert [31]. Bei der Berechnung des tatsächlichen Eisenangebots mit der Nahrung bin ich von der „optimalen" Voraussetzung ausgegangen, daß der ab 5.–6. Lebensmonat zu gebende Gemüsebrei mindestens 20 g Fleisch enthält. *Im Fleisch* liegt *das Nahrungseisen* fast ausschließlich *als Myoglobin,* also als Hämineisen vor. Hämineisen – sei es als Myoglobin oder Hämoglobin – ist das am besten und sichersten resorbierbare Nahrungseisen. Hämin wird nämlich in toto vom Enterozyten aufgenommen, erst dann zerlegt und weiterverarbeitet. So ist das Hämineisen vor den resorptionshemmenden Einflüssen gewisser anderer Nahrungsbestandteile geschützt. Zudem werden bei der Fleischverdauung offenbar Stoffe frei, welche die Resorption von Eisen aus anderen Nahrungsanteilen fördern. Darum ist *Fleisch der* bei weitem *wichtigste Nahrungseisenträger.* Das haben exakte Resorptionsmessungen im Ganzkörperzähler von Heinrich et al. [19] und von Layrisse [20] ergeben (vgl. Tabelle 2.5). *Leber* enthält zwar mehr Eisen als

Fleisch, dieses aber zum beachtlichen Teil als Ferritin, das deutlich schlechter resorbierbar ist als Hämeisen [18–20]; wahrscheinlich läßt sich dies durch Zugabe von Askorbinsäure verbessern [18]. Die früher einmal so hoch als Eisenquelle eingeschätzten *Vegetabilien, vor allem Spinat,* schneiden hier erheblich *schlechter* ab: so sind von Fleisch- und Hämoglobineisen 15–20%, vom Ferritineisen nur ca. 2% und vom Spinateisen nur knapp 1,5% bioverfügbar [20]. Letzteres gilt auch für weitere Gemüsesorten und für das relativ reichlich im *Ei* vorhandene Eisen. Gleichwohl ist, natürlich schon aus geschmacklichen Gründen, der Gemüsebrei das bestgeeignete Milieu für die Fleischernährung junger Kinder, zumal Fleischspaltprodukte die Bioverfügbarkeit des übrigen Nahrungseisens im Gemüsebrei heben (s. oben). *Wie die Tabellen 2.4 und 2.5 zeigen, reicht jedoch die im 2. Lebenshalbjahr tolerierbare Fleischmenge nicht aus, um mit dem übrigen Nahrungseisen zusammen den in diesem Alter relativ und auch absolut hohen Eisenbedarf zu decken.*

Im 2. Jahr günstiger

Im 2. Lebensjahr ist die Situation etwas *günstiger,* weil der Tagesbedarf an Eisen um etwa ⅓ zurückgeht und zugleich die tolerierbare Fleischmenge über 30 auf 40–50 g/Tag wächst. Gleichwohl ist die kritische Lage noch nicht ganz überwunden, weil der Eisenstoffwechsel während der vorangegangenen Lebensmonate „in die roten Zahlen" geraten ist, es fehlen die Reserven. Ausgleich des Eisenbedarfs schon in der Säuglingszeit, vor allem im 2. Lebenshalbjahr, wirkt sich also auch in das frühe Kleinkindesalter hinein günstig aus.

Wenn Fleisch als die so wichtige natürliche Nahrungseisenquelle vergleichsweise teuer ist, so erklärt das bis zum gewissen Grade die bereits angesprochene Erfahrung, daß *ungünstige ökonomische Verhältnisse die Entwicklung eines Eisenmangels fördern.*

Stillen

Die *protektive Wirkung einer langzeitigen,* d.h. wenigstens 5 Monate währenden *Vollstillung* ist noch nicht zureichend geklärt. Sie ist um so bemerkenswerter, als der an sich schon knappe Eisengehalt in der Frauenmilch während der Laktationszeit noch auf unter 0,5 mg/l absinkt [29, 34, 36, 37]. Offenkundig sind die Resorptionsbedingungen von der Bindungsform des Frauenmilcheisens und vom Resorptionsmilieu her besonders günstig; irgendwoher und irgenwie muß ja das mit dem Wachstum inkorporierte Eisen in den Organismus gelangt sein. Die hohen *Resorptionsraten für Frauenmilcheisen* von ca. 70% [27] oder – nach gleicher Methodik eingeschätzt – von gar 81% [14] wurden indessen durch Fomon [12] vom methodischen Vorgehen her mit nicht von der Hand zu weisenden Argumenten angezweifelt. Die Kritik könnte ansetzen, wenn – wie hier geschehen – bei jungen schnellwachsenden Kindern aus dem Serumferritin *quantitativ* auf den Depoteisenbestand geschlossen wird, und wenn dieser Wert als wesentliche Größe in die Berechnung des Gesamteisenbestands eingeführt wird; dies, um dann in gewissen Abständen ermittelt, auf den Zuwachs an Eisen zu schließen und daraus Eisenresorptionsraten zu berechnen. Hier ist also noch manches unklar, und exaktere Messungen sind erforderlich. Das *Eisen* ist – analog der Transferrineisenbindung im Serum – zum einen, sehr geringen Teil **an das Molkenprotein Laktoferrin der nativen Frauenmilch gebunden,** zu anderen Teilen findet es sich in einer niedermolekularen Fraktion sowie in der Fettfraktion [34, 42]; ob letzteres in chemischer oder „nur" in physikalischer Bindung, sei dahingestellt, ebenso die Bedeutung dieser Eisenbindungssituation für die Resorption. Auf die antimikrobielle Wirkung des eisenfreien Laktoferrins im Darm – wiederum in Analogie zum Tranferrin im humoralen Bereich – wird noch kurz einzugehen sein. Aus der allgemeinen Erfahrung aber ist die (relative) **Schutzwirkung der Frauenmilchernährung vor Eisenmangel** seit langem bekannt (z. B. [26, 29, 35]). Schuler et al. [35] nutzten die ethnologischen Besonderheiten ihres Landes Ungarn und verglichen bei insgesamt 376 Kindern im Alter von 8–36 Monaten den Eisenstatus. Erwartungsgemäß fand sich ein durch Serumferritin von 10 oder weniger µg/l definierter Eisenmangel in sozioökonomisch ungünstigem Milieu häufiger als bei Kindern aus guten Verhältnissen. In der ersteren Gruppe schnitten die aus „gewöhnlichen" ungarischen Familien stammenden Kinder deutlich schlechter ab als die konsequent und langzeitig vollgestillten Kinder aus Zigeunerfamilien. Es bestand eine negative Korrelation zwischen Eisenmangel und Stilldauer. *Aus allem folgt, daß langzeitige Vollstillung einen gewissen Schutz vor Eisenmangel im frühen Kindesalter vermittelt, was sich unter sozioökonomisch ungünstigen Bedingungen in besonderem Maße auswirkt. Offenbar gehen die langzeitig Vollgestillten mit besseren Eisenreserven in das 2. Lebenshalbjahr. Diese Fest-*

stellung enthebt jedoch nicht der Pflicht, auch bei solchen Kindern nach dem Abstillen, d. h. ab der Halbjahreswende, die zureichende Eisenversorgung im Auge zu behalten.

Künstliche Säuglingsnahrung

Bei konventionell *künstlich ernährten* und auch bei *zwiemilchernährten Säuglingen* ist die Aufnahme von Nahrungseisen mit Sicherheit schlechter als bei gestillten Kindern. Hier beginnt die Eisenstoffwechselsituation mit Beendigung des 4. Lebensmonats kritisch zu werden.

Frühgeborene und Fe

Bei *Frühgeborenen* und *aus anderen Gründen untermaßig Geborenen* oder *diesen bezüglich Eisenstoffwechsel vergleichbaren Kindern* (perinataler bzw. frühinfantiler Blutverlust, nach Blutaustausch) liegen besondere Verhältnisse vor; die Autarkiephase ist weniger stabil und verkürzt. Die Eisenstoffwechselsituation gelangt hier schon mit Ende des 2. Lebensmonats in eine kritische Phase. Es ist auch daran zu denken, daß *enterale Blutverluste* – z. B. bei Kuhmilchintoleranz – okkult verlaufen können.

2.3 Maßnahmen zur Verhütung einer Eisenmangelsituation – Praktisches Vorgehen

Aufgrund der hier, zusammengetragenen Fakten und den hierauf sich stützenden Argumentationen hat sich weltweit die Überzeugung maßgebender Experten gebildet, die mangelnde oder auch nur marginale Eisenversorgung gesunder, junger, konventionell ernährter Kinder nicht tatenlos hinzunehmen. Umfassendere Darstellungen der Problematik aus neuerer Zeit finden sich u. a. bei Dallman et al. [7, 8]. Ich selbst habe diese Auffassung bereits 1948 vertreten und mit Ergebnissen vergleichender Untersuchungen belegt [29].

Fe-Zufuhr

Solches *Vorgehen* muß hingegen *wohldosiert* erfolgen, um *eine überhöhte Eisenzufuhr auszuschließen. Diese könnte durch Eisenüberladung der immunkompetenten Zellsysteme und, humoral, durch überhöhte Eisenabsättigung des Transferrins die Infektabwehr herabsetzen;* denn Transferrin bindet Eisen mit hoher Avidität und macht auf diese Weise bestimmten, diesbezüglich konkurrierenden Mikroben (z. B. E. coli) das zum Wachstum erforderliche Eisen streitig. Allerdings wird die so geartete *antimikrobielle Wirkung des Transferrins – wenn überhaupt [43] – erst gehemmt, sofern* seine *Eisensättigung* (S%) *mindestens 60–80% beträgt* [5]. Dies aber ist bei den hier anzuvisierenden und in Tabelle 2.4 quantitativ definierten Maßnahmen nicht zu befürchten. Vielmehr stieg in den Untersuchungen von Saarinen [26] bei Säuglingen, die eine Formulanahrung mit 11 mg/l Eisen als Ferrosulfat erhielten, der S%-Wert ab 4. Lebensmonat zwar signifikant an, lag aber in Mittelwerten zu jeder Zeit unterhalb des Normwerts von 30%. Es ist also bei diesem Vorgehen, das durchaus den erwähnten Empfehlungen von ESPGAN [9], nämlich Zusatz von

Tabelle 2.5. Eisenresorptionsraten aus gereinigtem Hämiglobin vom Schwein in Abhängigkeit von der zugeführten Menge. (Nach Untersuchungen von Heinrich et al. [19])

Es werden resorbiert:
- von 0,576 g Hämiglobin mit 2,0 mg Fe
  15% (22,7%) = 0,3 (0,45) mg Fe
- Von 1,44 g Hämiglobin mit 5,0 mg Fe
  14,4% (20,3%) = 0,7 (1,02) mg Fe

Anmerkung: Zahlen in Klammern bei entleerten Depots

Zur Resorption von 1 mg Fe werden also benötigt:
 1,4 g Hämiglobin oder
 25 g Leber (ca. 5 g Protein) oder
 100 g Fleisch (ca. 20 g Protein)

Tabelle 2.6. Eisenanreicherung von Säuglings-Milch-Fertignahrungen. (Angaben in mg pro 100 ml trinkfertige Nahrung)

Adaptierte Nahrungen

	Art des Zusatzes	Fe	Geschätzte Tagesmenge (600 ml) mg
Pre-Aptamil (Milupa)	–	–	–
Pre-Beba (Nestlé)			
als Pulver	Eisensaccharat	0,84	5,0
flüssig	Eisen(II)-Sulfat	0,85	5,1
Pre-Aletemil			
als Pulver	Eisensaccharat	0,84	5,0
flüssig	Eisen(II)-Sulfat	0,85	5,1
Humana 1	Eisen(II)-Laktat	0,20	1,2
Hippon A	Eisen(II)-Sulfat	0,90	5,4
Aponti sm	Eisen(II)-Laktat	0,20	1,2
Multival 1 (Heyden)	–	–	–
Multival 2	Eisen(II)-Sulfat	1,28	7,7
Lactana A, (Töpfer)			
flüssig und Pulver	Eisen(II)-Glukonat	0,60	3,6

Tabelle 2.7. Eisenanreicherung von Säuglings-Milch-Fertignahrungen. (Angaben in mg pro 100 ml trinkfertige Nahrung)

Teiladaptierte Nahrungen

	Art des Zusatzes	Fe	Geschätzte Tagesmenge (600 ml) mg
Aptamil	–	–	–
Milumil	–	–	–
Beba 1	Eisensaccharat	0,84	5,0
Aletemil 1	Eisensaccharat	0,84	5,0
Aletemil 2	Eisensaccharat	0,84	5,0
Humana 2	Eisen(II)-Laktat	1,0	6,0
Humana baby-fit (flüssig)	Eisen(III)-Pyrophosphat	1,00	6,0
Hippon 1	Eisen(II)-Sulfat	0,90	5,4
Aponti 1	Eisen(II)-Laktat	0,20	1,2
Lactana flüssig	Eisensaccharat	0,60	3,6
Lactana B	Eisen(II)-Glukonat	0,60	3,6

Tabelle 2.8. Eisenanreicherung von Säuglings-Milch-Fertignahrungen. (Angaben in mg pro 100 ml trinkfertige Nahrung)

Folgemilchen

	Art des Zusatzes	Fe	Geschätzte Tagesmenge (250–500 ml) mg
Beba 2 (Pulver)	Eisensaccharat	0,84	2,1–4,2
Hippon 2	Eisen(II)-Sulfat	1,00	2,5–5,0
Aponti 2	Eisen(II)-Laktat	0,75	1,9–3,8
Multival nova	Eisen(II)-Sulfat	1,76	4,4–8,8

7–14 mg Eisen als Ferrosulfat/l Folgemilch, entspricht, eine genügend große Sicherheitsmarge vorhanden. Zum gleichen Ergebnis kommt 1978 das Committee on Nutrition der American Academy of Pediatrics in einer eigens dieser Frage gewidmeten ausführlichen Stellungnahme [5]. Die Eisenanreicherung der hier vorzuschlagenden Art und Dosierung birgt also nicht das Risiko einer Herabsetzung der Infektabwehr in sich.

Die günstigen Voraussetzungen für die Eisenresorption aus Hämin (s. oben) und die in Tabelle 2.5 wiedergegebenen Resorptionsstudien von Heinrich et al. [19] hatten

Tabelle 2.9. Eisenanreicherung von Brei- und Beikost-Fertignahrungen. (Angaben in mg/100 g fertige Nahrung und mg/Portion)

	Art des Zusatzes	mg/100 g	mg/Portion
I. Milupa			
– ⅔ Milch-Fertigbreie	Eisen(III)-Pyrophosphat	1,20	2,1/180 g
– Vollmilch-Fertigbreie	Eisen(III)-Pyrophosphat	1,10	2,3/210 g
II. Nestlé Alete			
– Alle Milchbreie	Eisen(III)-Pyrophosphat	2,0	4,0/200 g
– 6-Korn-Brei (ohne Milch)	Eisen(III)-Pyrophosphat	2,0	4,0/200 g
– Früchtesaft, eisenhaltig	Eisen(II)-Sulfat	13,0	2,6/ca 20 ml
– Babymenüs (mit Fleisch)	Eisen(II)-Sulfat	2,0	ca. 3,8/190 g
– Juniormenüs (mit Fleisch)	Eisen(II)-Sulfat	2,0	ca. 4,4/220 g
– Kleinkindmenüs (mit Fleisch)	Eisen(II)-Sulfat	2,0	ca. 5,0/250 g
III. Hipp			
– ⅔ Milchbreie	Eisen(II)-Sulfat	0,49	1,2/180 g
– Vollmilchbreie	Eisen(II)-Sulfat	0,45	1,1/200 g
– Beikost: Früchtetrank	Eisen(III)-Zitrat	3,30	– – –
Baby-Trank	Eisen(III)-Zitrat	3,70	– – –
– Getreideflocken (milchfrei)	Eisen(III)-Zitrat	12,00	2,4–3,2/220 g

Fe in Fertignahrungen

mich vor einigen Jahren veranlaßt, den *Zusatz von etwa 0,7 g getrocknetem Hämoglobin vom Schwein,* das beim Schlachten in großer Menge anfällt und größtenteils verworfen wird, *zum Gemüsebrei* vorzuschlagen. Das wäre die einzig mögliche *natürliche Eisenanreicherung,* und es würde die Alterszielgruppe optimal erreichen. Ich habe heute indessen Zweifel, ob dieses theoretisch gut zu begründende, aber natürlich aufwendigere Verfahren wirklich praktikabel ist.

So wird es wohl darauf hinauslaufen, die Eisenanreicherung der konventionellen Nahrung gesunder, junger Kinder, zu deren Erfordernis ich mich erneut bekenne, mit metallischem Eisen oder mit zureichend resorbierbaren und biologisch sowie mit den Trägernahrungen kompatiblen Eisensalzen durchzuführen. In einer ganzen Reihe von Ländern ist diese Forderung bereits Realität, und auch bei uns ist der Trend in diese Richtung unübersehbar, wie in einer Reihe von Tabellen zu zeigen sein wird. Sie sollen den gegenwärtigen Stand der Eisenanreicherung von Fertignahrungen in unserem Lande dokumentieren.

Die hier gezeigten Tabellen 2.6–2.9 sowie Tabelle 2.10 waren nur mit großer Mühe und mit freundlicher Hilfe der betreffenden Firmen zu erstellen. Sie geben den augenblicklichen Stand wieder, und die Entwicklung auf diesem Gebiet ist im vollen Fluß; die „Grüne Liste 1983" war schon Mitte des Jahres nicht mehr auf dem neuesten Stand. Unserer Diskussion hier mögen sie jedoch zur Grundlage dienen und den ärztlich und pflegerisch vor Ort Wirkenden zur Informationsquelle. Die Tabellen zeigen, daß die Eisenanreicherungen von Fertignahrungen bezüglich der verwendeten Substanzen und ganz gewiß auch bezüglich deren Bioverfügbarkeit sehr unterschiedlich sind. Das Standardpräparat für solche Zwecke ist international – wenn nur irgendwie kompatibel mit dem Trägernahrungsmittel – das *Fe(II)-Sulfat*. Aus ihm ist das Eisen gut resorbierbar und an ihm werden die anderen Eisensalze und -komplexe gemessen. Vergleichbar gut resorbierbar sind die in den Tabellen aufgeführten Ferrosalze *Eisen(II)-Glukonat* und *Eisen(II)-Laktat*, um nur diese zu erwähnen. Höchst problematisch in dieser Beziehung sind alle Ferrisalze. Setzen wir die Resorptionsrate von Fe(II)-Sulfat = 100, so erhalten *Fe(III)-Zitrat* die Note 31 und *Fe(III)-Pyrophosphat* gar die Note 7. Auch *Eisensaccharat*(Fe(III)-Oxid-Saccharose-Komplex) ist gewiß nicht besser einzuschätzen; in der zusammenfassenden Stellungnahme der Federation of American Society for Experimental Biology [21] ist es gar nicht erwähnt. Hinzu kommt bei der Eisenanreicherung von Fertignahrungen als Unsicherheitsfaktor, daß hier, im Gegensatz zu den erwähnten Resorptionstestergebnissen, das Eisensalz nicht nüchtern, sondern als Beimengung zu den Mahlzeiten zugeführt wird. *Gleichzeitige Nahrungsaufnahme* aber **kann die Resorption von Supplementeisen erheblich beeinträchtigen.** Dies hat Heinrich [18] eindrucksvoll gezeigt (s. S. 36). In schnellem Fortschreiten begriffen ist in den USA während der letzten 10 Jahre die Verwendung *elementaren Eisens*, vor allem zur Anreicherung von festen Nahrungen, speziell Zerealien. Hier ist die Reinheit der Substanz und die Kleinheit der Partikel für die Bioverfügbarkeit entscheidend [6, 21].

Fasse ich diese Erörterungen und den Inhalt der Tabellen 2.6–2.9 zusammen, so möchte ich, ohne in weitere Details zu gehen, folgendes feststellen:

- Die Versuche, Fertignahrungen mit Eisen anzureichern, sind bezüglich der zugesetzten Substanzen und der Eisendosen so vielfältig und die Art der Deklaration so unvollkommen, *daß ärztliche und pflegerische Betreuungspersonen den Überblick verlieren müssen.* Hier ist eine Änderung im Sinne einer **besseren Vergleichbarkeit der Präparate dringend geboten,** möglichst sogar eine gewisse Vereinheitlichung anzustreben; denn nur so ist eine generell bessere Eisenversorgung der Kinder zu erreichen.

Tagesdosis
– Die *erforderliche Tagesdosis zugesetzten Eisens* wurde mit *4–6 mg Fe* in zureichend resorbierbarer Form errechnet (Tabelle 2.4). Dabei ist eine genügend große Sicherheitsmarge nach oben gewahrt. Die zu schätzenden Resorptionsraten wurden oben kurz gestreift (vgl. auch S. 7).

– Es herrscht Einigkeit darüber, *bei ausgetragenen Kindern* mit der *Eisenprophylaxe nicht später als nach Vollendung des 4.–5. Lebensmonats zu beginnen.* Sie sollte sich – bald über Breie – bis ins 2. Lebensjahr hinein erstrecken. Allerdings sollte das der Brei- und Beikost zugesetzte Eisen genügend bioverfügbar sein. Das aber ist nicht bei allen Präparaten der Tabelle 2.9 der Fall. Gerade in diesem Bereich sind Verbesserungen von Nöten und gewiß in Bälde zu erwarten.

Der *beste Weg einer generellen Eisenprophylaxe* führt *über* eine sinnvolle *Supplementierung der Fertigpräparate.* Allerdings fehlen immer noch *exakte* Messungen der Resorptionsraten mittels Ganzkörperzähler, und zwar aus dem entsprechenden Milieu und am Menschen, etwa an freiwilligen Erwachsenen. Deren Unbedenklichkeit hat Heinrich [18] immer wieder dargelegt und mit Zahlen begründet (s. S. 10). Bei Vorliegen solcher Ergebnisse ließe sich eine genauere Bilanz des exogenen Eisenstoffwechsels in der hier anvisierten Zielgruppe für die Eisenprophylaxe erstellen. Die bisher vorliegenden Überschlagsrechnungen mögen unter den z. Zt. obwaltenden Umständen einigermaßen verläßlich sein. Aber schon im 2. Lebenshalbjahr wird es schwierig, die aus den verschiedensten Quellen stammenden Eisenmengen mit zureichender Genauigkeit zu addieren. Erst recht, wenn bei uns – wie in manchen Ländern – einmal alle möglichen Grundnahrungsmittel, etwa aus dem Bereich der Zerealien, supplementiert werden sollten. Ich schließe mich den ESPGAN-Empfehlungen

Fe in Fertigpräparaten

an [9], wenn ich *derzeit* bei uns *Zerealien nicht* als *ein gutes Mittel für die Eisenanreicherung* ansehe. Es sei denn, das offenbar gut bioverfügbare metallische Eisen mit Partikelgröße 5–10 µ findet bei uns *zur Eisenanreicherung von Trockenpräparaten,* also auch von bestimmten Zerealien, Eingang und erweist sich in exakten Resorptionstests (s. oben) als effektiv. Dann – und überhaupt! – stellt sich sehr schnell die Frage eines *Strategiekonzepts, um die gesamte Tagesmenge an zugesetztem Eisen während des 2. und 3. Lebenshalbjahrs bei 4–6 mg in den Griff zu bekommen.* Die bisherige Zurückhaltung der Nahrungsmittelindustrie auf diesem Gebiete in unsrem Lande könnte sich noch zum Positiven auswirken; aber es bleibt noch einiges zu untersuchen und vorausschauend zu planen. *Diese Prinzipien gelten für künstlich ernährte, gesunde Kinder mit normalem Geburtsgewicht.*

2.4 Gestillte Säuglinge

Wie oben ausgeführt, befinden sich *langzeitig, d.h. wenigstens 5 Monate, vollgestillte Säuglinge* in einer günstigeren Eisenstoffwechselsituation als künstlich ernährte. Das braucht aber nicht zu bedeuten, daß diese Kinder nach dem Abstillen bzw. während des Abstillens bezüglich Eisenprophylaxe anders zu ernähren sind als künstlich ernährte Säuglinge. Nur ist hier das Problem nicht so dringlich und stellt sich nicht schon spätestens nach dem 4. Lebensmonat. *Kurzzeitig gestillte und teilgestillte Säuglinge* sind genauso einzuschätzen wie künstlich ernährte.

Laktoferrin   In diesem Zusammenhang bedarf das *Laktoferrin,* das sich in reifer Frauenmilch (2,5 mg/ml) und vor allem im Kolostrum (4,2 mg/ml) findet, noch der Erwähnung. Wie oben ausgeführt bindet es – in nativer Form (!) und analog dem Transferrin im humoralen Bereich – Eisen und vorenthält es auf diese Weise bestimmten Bakterien, z. B. E. coli, die das Spurenelement zum Wachstum benötigen. Der so geartete bakteriostatische Effekt setzt voraus, daß in der Frauenmilch genügend Laktoferrin von Eisen freibleibt, spontan zu über 90%. Hieraus folgt, daß man **niemals gleichzeitig mit der Frauenmilch Eisen bzw. eisenangereicherte Nahrung geben** sollte, sondern immer zeitlich getrennt.

2.5 Frühgeborene, vergleichbare Kinder

Wie bereits mehrfach angesprochen, gehen beim *Frühgeborenen* und *aus anderem Grunde untermaßig Geborenen* peri- und postnatal im Prinzip gleiche Veränderungen im Eisenstoffwechsel vonstatten wie bei ausgetragenen Kindern, nur – quantitativ gesehen – auf niedrigerem Niveau und mit entsprechend geringeren Reserven. Die erwähnte **„Autarkie" des Eisenstoffwechsels währt** darum nicht 4–5 Monate wie bei ausgetragenen Kindern, sondern *nur etwa 2 Monate*. Bezüglich Eisenstoffwechsel diesen zu vergleichen sind *Kinder, die peri- und postnatal Blut, d.h. Eisen verloren haben:* z.B. bei Geburt durch die Placenta praevia, bei Blutaustausch, bei früheinsetzender Kuhmilchintoleranz mit enteralem Blutverlust. Frühgeborene stellen das Hauptkontingent dieser Gruppe. In diesem Zusammenhang ist noch die Tatsache der Erwähnung wert, daß bei letzteren die Bewegung des *Serumeisens* sich ungefähr wie bei ausgetragenen Kindern verhält, der *Transferrinspiegel* aber eher länger braucht, um die „normale" Höhe zu erreichen. Die *Transferrineisensättigung* (S%) ist also zunächst hoch und beträgt Ende des 1. Lebensmonats noch ca. 50%, liegt also nahe der oben erwähnten kritischen Marke von 60% (s. S. 52) und fällt erst im 2. Lebensmonat auf den Normwert von 30% ab [22].

Orales Fe

Aus dieser Situation heraus entwickelt sich bei diesen Kindern, im besonderen auch *bei Frühgeborenen,* aus der normochromen ersten Phase der Frühgeborenenanämie mit Höhepunkt im Alter von 2 Monaten praktisch ausnahmslos eine hypochrome Anämie mit allen weiteren Zeichen des manifesten Eisenmangels. Es herrscht darum seit langem Einigkeit darüber, dem durch eine orale Eisenprophylaxe zuvorzukommen. Als Tagesdosis wird 2 mg/kg KG medikamentöses Eisen bis zum Maximum von 15 mg/Tag empfohlen, Beginn nicht nach dem Ende des 2. Lebensmonats und Dauer der Prophylaxe bis zum Ende des 1. Lebensjahrs [4]. In diesem Zusammenhang sei nochmals darauf hingewiesen, das *Eisenpräparat nicht gleichzeitig mit Frauenmilch* zu geben, sondern zwischen den Mahlzeiten, am besten in 2 Gaben mit etwas Flüssigkeit (s. oben). Zu diskutieren wäre noch, wann nun tatsächlich die Eisenprophylaxe einzusetzen hat. Vielfach wird hier der 14. Lebenstag genannt. Das ist aber die Zeit, in der die Transferrinei-

Beginn der Prophylaxe sensättigung noch recht hoch ist. Weippl [40] hat kürzlich gezeigt, daß man mit dem Beginn der Eisengabe *in der 8. Lebenswoche* noch zur rechten Zeit kommt. In diesem Alter ist bei Frühgeborenen der S%-Wert schon auf knapp 40 zurückgegangen und liegt der Serumferritinwert, ebenso wie mit gut 12 Monaten, im Bereich der Norm, nämlich etwa bei 87 bzw. 78 µg/l. Ich schlage darum vor, im 2. Lebensmonat, etwa mit der 6. Woche zu beginnen. Betke [1] hat jüngst den interessanten Vorschlag gemacht, mit der Eisenprophylaxe zu beginnen, wenn das Frühgeborene das Gewicht von 2000 g erreicht hat; so könne man mit der Mutter die Verabreichung der Eisentropfen noch auf der Station üben. Vielleicht kann man noch den Zusatz machen, daß dies nicht vor der Beendigung des 1. Lebensmonats geschehen möge.

Es ergibt sich somit, daß die Eisenprophylaxe bei der hier angesprochenen Gruppe von Kindern gemeinhin individuell mit Tropfen einer Ferrosalzlösung erfolgt. Bei Vollstillung ist dies ohnehin unumgänglich. Eine große Vereinfachung und mehr Sicherheit des Vorgehens würde es bedeuten, wenn man, wie von ESPGAN empfohlen [9], bei den nicht vollgestillten Kindern eine *eisenangereicherte Formulanahrung* (1–2 mg elementares Eisen/100 ml) benutzen würde. Tabelle 2.10 zeigt, daß zwei der bei uns häufigen Frühgeborenennahrungen dieser Empfehlung entsprechen. Setzt man den Tagesbedarf an Formulanahrung mit ⅙ des Körpergewichts an, so errechnet sich eine Eisenaufnahme von fast 2 mg/kg KG/Tag, aber eben nicht nüchtern gegeben, sondern im Verband der Milchnahrung. Es bedarf noch der eindeutigen Klärung, ob mit diesem

Tabelle 2.10. Eisenanreicherung von Frühgeborenennahrungen (mg/100 ml trinkfertige Nahrung)

	Art des Zusatzes	Fe	Geschätzte Tagesmenge (300 ml) mg
Milupa Frühgeborenen-Nahrung	–	–	–
Nestlé Frühgeborenen-Nahrung	Eisen(II)-Sulfat	1,20	3,6
Aletemil 0	Eisen(II)-Sulfat	1,20	3,6
Humana 0 Frühnahrung	Eisen(II)-Laktat	0,20	0,6
Humana 0-B	Eisen(II)-Laktat	0,20	0,6

Vorgehen der gleiche Effekt erzielt wird wie mit der oben beschriebenen individuellen Prophylaxe, und zwar über die ganze erforderliche Distanz unter Aussparung der ersten Lebenswochen (s. oben).

2.6 Verträglichkeit der Eisenanreicherung von Fertignahrungen

In einer für die Beantwortung dieser Frage allein verbindlichen prospektiven, randomisierten Studie an jungen, ausgetragenen Säuglingen hat unlängst Oski [23] gezeigt, daß der Eisenzusatz zur Formula (12 mg/l) keine gastrointestinalen Erscheinungen, auch keine Koliken, wie zuweilen behauptet, auslöst.

2.7 Schlußbemerkungen

Wenn in dieser Darstellung für den Ausgleich eines auch dem gesunden, ausgetragenen älteren Säugling und jungen Kleinkinde drohenden prälatenten bis latenten Eisenmangels über Fertignahrungen geworben wird, so unter Berücksichtigung der folgenden Prinzipien:

1. Die *Tagesmenge* zugesetzten Eisens sollte im 2. Lebenshalbjahr, besser vom vollendeten 4. Lebensmonat ab 4–6 mg betragen (vgl. Tabelle 2.4). Diese Bemessung muß überschaubar sein.
2. Das zu solchem Zwecke der Nahrung zugesetzte Eisen soll *ausreichend resorbierbar* sein. Andernfalls würde es nur den Darmbakterien zum Wachstum dienen (s. unten). Metallisches Eisen (Ferrum reductum) extrem niedriger Teilchengröße von 5–10 µ, wie es heute vorliegt, kann hier, speziell bei der Supplementierung fester Nahrung, einen gewichtigen Platz einnehmen. Doch wäre noch die Bioverfügbarkeit dieser Präparation exakt zu prüfen, ebenso die Praktikabilität.
3. *Laktoferrin* ist ein artspezifisches Protein mit besonders hoher Eisenavidität. Es bindet auch das mit der Nahrung zugeführte Eisen und macht es gewissen Darmbakterien, die Eisen zum Wachstum benötigen, streitig. Auf diese Weise wirkt Laktoferrin – soweit nicht gesättigt

mit Eisen – bakteriostatisch. Laktoferrin ist relativ hochkonzentriert in *nativer* Frauenmilch vorhanden und wirksam, gelangt aber auch mit den exokrinen Sekreten von Galle, Pankreas und Dünndarm ins Darmlumen. Kuhmilch ist vergleichsweise arm an Laktoferrin. Hieraus folgt für die Ernährungspraxis:
- *Nie Eisen und Brustmilch gleichzeitig* geben, sei es als Eisenpräparat (s. Abschn. Eisenversorgung Frühgeborener), sei es als eisenangereicherte künstliche Nahrung in derselben Mahlzeit.
- Um zu vermeiden, daß das in den Darm sezernierte *körpereigene Laktoferrin* immer wieder mit Eisen abgesättigt und damit bakteriostatisch unwirksam gemacht wird, sollte man nicht wahllos alle für die hier angesprochene Altersgruppe bestimmten Nahrungen mit Eisen anreichern. Vielmehr sollten Schwerpunkte auf 1–2 Mahlzeiten gesetzt werden; am besten in Breien, weil man mit ihnen die Zielgruppe am besten erreicht.
- In diesem Zusammenhang ebenfalls optimal wäre der Zusatz von *Hämoglobin als Eisenträger* zum Gemüsebrei; denn Hämin wird mit seinem Eisen gut und in toto, sozusagen am Laktoferrin vorbei, in den Enterozyten aufgenommen, ohne es im Darmlumen mit Eisen abzusättigen. Es muß sich zeigen, wie weit metallisches Eisen (s. oben) Vergleichbares leistet.
4. Die unter Ziff. 2 und 3 genannten Prinzipien und Empfehlungen machen eine *auf gewisse Vereinheitlichung des Vorgehens abzielende Strategie* wünschenswert. Alle eisenangereicherten Nahrungen sollten klar erkennen lassen, in welcher Form und in welcher Menge (auf Eisen bezogen) pro 100 g bzw. 100 ml verzehrfertige Nahrung das Element beigefügt ist.

Diskussion

Wichtig war der Hinweis von Lindquist, daß die Eisenanreicherung von Säuglingsnahrungen nicht gedacht ist, um eine Anämie zu heilen, sondern aus präventiven Aspekten. Peter Johan Moe (Oslo) konnte in Dauerstudien zeigen, daß eine Eisenanreicherung von Getreideprodukten doch einen gewissen Effekt hat.

Literatur

1. Betke K (1983) Diskussionsbemerkung Internationales Symposium über „Spezielle Probleme der Säuglingsernährung". Obergurgl 27.-28.Januar 1983. Pädiatr Pädol 18: 224
2. Carpenter SJ (1982) Enhanced teratogenity of orally administered lead in hamsters fed diets deficient in calcium and iron. Toxicology 24: 259-271
3. Committee on Nutrition – American Academy of Pediatrics (1969) Iron balance and requirements in infancy. Pediatrics 43: 134-142
4. Committee on Nutrition – American Academy of Pediatrics (1976) Iron supplementation for infants. Pediatrics 58: 765-768
5. Committee on Nutrition – American Academy of Pediatrics (1978) Relationship between iron status and incidence of infection in infancy. Pediatrics 62: 246-250
6. Crosby WH (1978) Editorial – fortification of food with carbonyl iron. Am J Clin Nutr 31: 572-573
7. Dallman PR (1981) Iron deficiency and related nutritional anemias. In: Nathan DG, Oski FA (eds) Hematology of infancy and childhood, 2nd ed, vol I. Saunders, Philadelphia
8. Dallman PR, Siimes MA, Stekel A (1980) Iron deficiency in infancy and childhood. Am J Clin Nutr 33: 86-118
9. ESPGAN – Committee on Nutrition (1981) Guidelines on infant nutrition. II. Recommendations for the composition of follow-up formula and Beikost. Acta Paediatr Scand Suppl 287
10. ESPGAN – Committee on Nutrition (1982) Guidelines on infant nutrition. III. Recommendations for infant feeding. Acta Paediatr Scand Suppl 302
11. Flanagan PR, McLellan JS, Haist J, Cherian MG (1978) Increased dietary cadmium absorption in mice and humans subjects with iron deficiency. Gastroenterology 74: 841-846
12. Fomon SJ (1982) Letter to the editor: absorption of iron calculated from estimated changes in total body iron. Pediatr Res 16: 161-162
13. Gahr M, de Vries-Forster C, Schröter W (1979) Die Wirkung von Eisen auf die Globinkettensynthese des Hämoglobins während des ersten Lebenshalbjahres. Monatsschr Kinderheilkd 127: 682-686
14. Garry PJ, Owen GM, Hooper EM, Gilbert BA (1981) Iron absorption from human milk and formula with and without iron supplementation. Pediatr Res 15: 822-828
15. Götze C, Schäfer KH, Heinrich HC, Bartels H (1970) Eisenstoffwechselstudien an Frühgeborenen und gesunden Reifgeborenen mit dem Ganzkörperzähler und anderen Methoden. Monatsschr Kinderheilkd 118: 210-213
16. Goyer RA (1981) Lead. In: Disorders of mineral metabolism, vol I. Academic Press, London New York, pp 159-199
17. Heinrich HC (1970) Intestinal iron absorption in man – methods of measurement, dose relationship, diagnostic and therapeutic applications. In: Hallberg L, Harwerth HG, Vannotti A (eds) Iron defeciency, vol 5. Academic Press, London New York
18. Heinrich HC (1983) Diagnostik, Ätiologie und Therapie des Eisenmangels unter besonderer Berücksichtigung der ^{59}Fe-Retentionsmes-

sung im Ganzkörper-Radioaktivitätsdetektor. Der Nuklearmediziner 6: 137–269
19. Heinrich HC, Gabbe EE, Kugler G, Pfau AA (1971) Nahrungseisenresorption aus Schweine-Fleisch, -Leber und Hämoglobin bei Menschen mit normalen und erschöpften Eisenreserven. Klin Wochenschr 49: 819–825
20. Layrisse M (1975) Dietary iron absorption. In: Kief H, Bothwell T, Finch CA, Heinrich HC, Jacobs A, Verrier Jones J (eds) Iron metabolism and its disorders. Excerpta Medica, Amsterdam Oxford
21. Life Sciences Research Office, Federation of American Societies for Experimental Biology (1980) Evaluation of the health aspects of iron and iron salts as food ingredients. Rockville Pike, Bethesda/Maryland
22. Lundström U, Siimes MA, Dallman PR (1977) At what age does iron supplementation become necessary in low-birth-weight infants? J Pediatr 91: 878–883
23. Oski FA (1980) Iron – fortified formulas and gastrointestinal symptoms in infants: a controlled study. Pediatrics 66: 168–170
24. Ragan HA (1977) Effects of iron deficiency on the absorption and distribution of lead and cadmium in rats. J Lab Clin Med 90: 700–706
25. Recommended Dietary Allowances (8th ed), Food and Nutrition Board National Research Council (1974) National Academy of Sciences, Washington
26. Saarinen UM (1978) Need for iron supplementation in infants on prolonged breast feeding. J Pediatr 93: 177–180
27. Saarinen UM, Siimes MA (1977) Iron absorption from breast milk, cow's milk and iron-supplemented formula: an opportunistic use of changes in total iron, determined by hemoglobin, ferritin and body weight in 132 infants. Pediatr Res 13: 143–147
28. Saarinen UM, Sümmes MA (1978) Serum ferritin in assessment of iron nutrition in healthy infants. Acta Paediatr Scand 67: 745–751
29. Schäfer KH (1949) Eisenstoffwechsel. Monatschr Kinderheilkd 97: 142–150
30. Schäfer KH (1975) Prevention of iron deficiency in infants and children. In: Kief H, Bothwell T, Finch CA, Heinrich HC, Jacobs A, Verrier Jones J (eds) Iron metabolism and its disorders. Exerpta Medica, Amsterdam Oxford
31. Schäfer KH (1977) Eisenstoffwechsel und exogener Eisenbedarf. In: Schreier K, Eckert J (Hrsg) Ernährung und Umwelt – eine Bestandsaufnahme. Thieme, Stuttgart
32. Schäfer KH (1982) Eisenbedarf, Eisenversorgung beim Säugling. In: Grüttner R (Hrsg) Säuglingsernährung heute. Springer, Berlin Heidelberg New York
33. Schäfer KH (1984) Aktuelle Probleme des Eisenstoffwechsels. Pädiatr Pädol 19: 103–115
34. Schäfer KH, Breyer AM, Karte H (1955) Das Spurenelement Eisen in Milch und Milchmischungen. Z Kinderheilkd 76: 501–513
35. Schuler D, Kis E, Velkey L, Velkey I, Nemeth K, Mann V (1982) Eisenmangel und Eisenprophylaxe im Säuglings- und Kleinkindesalter. Monatschr Kinderheilkd 130: 605–607
36. Siimes MA, Vuori E, Kuitunen P (1979) Breast milk – a declining con-

centration during the course of lactation. Acta Paediatr Scand 68: 29–31
37. Stolley H, Galgan V, Droese E (1981) Nähr- und Wirkstoffe in der Frauenmilch: Protein, Lactose, Mineralien, Spurenelemente und Thiamin. Monatsschr Kinderheilkd 129: 293–297
38. Valberg LS, Sorbie J, Hamilton DL (1976) Gastrointestinal metabolism of cadmium in experimental iron deficiency. Am J Physiol 231: 462–467
39. Watson WS, Hume R, Moore MR (1980) Oral absorption of lead and iron. Lancet II: 236–239
40. Weippl G (1983) Die Bedeutung der Serum-Ferritin-Bestimmung für die Beurteilung der Eisenprophylaxe der Frühgeborenenanämie. Pädiatr Pädol 18: 239–242
41. Weippl G, Ader H (1977) Häufigkeit von Eisenmangel und Eisenmangelanämie. Pädiatr Pädol [Suppl] 12: 401–403
42. Fransson G-B, Lönnerdahl B (1980) Iron in human milk. J Pediatr 96: 380–384
43. Baltimore RS, Shedd DG, Pearson HA (1982) Effect of iron saturation on the bacteriostasis of human serum: In vivo does not correlate with in vitro saturation. J Pediatr 101: 519–523

3 Serumferritinspiegel bei Früh- und Neugeborenen unter verschiedenen Ernährungsbedingungen

Ch. Bender-Götze, M. C. Laub und S. Sappert

Ferritinspiegel der Eisenreserven

Der Ferritinnachweis im Serum erlaubt auf wenig belastende Weise einen Rückschluß auf die Eisenreserven und ist damit auch für junge Säuglinge geeignet. Erforderlich für die Ferritinbestimmung im modifizierten RIA nach Miles[1] [7] sind nur winzige, auch kapillär zu entnehmende Serummengen. Abb. 3.1 zeigt den normalen Verlauf der Serumferritinspiegel während der verschiedenen Lebensabschnitte, zusammengestellt nach Dallman et al. [3]. Das Neugeborene verfügt anfangs über reichliche, von der Mutter stammende Eisenreserven, die sich in einem hohen Ferritinwert spiegeln. Dieser steigt durch die Verschiebung der Hämoglobineisenreserven in die Depots in den ersten

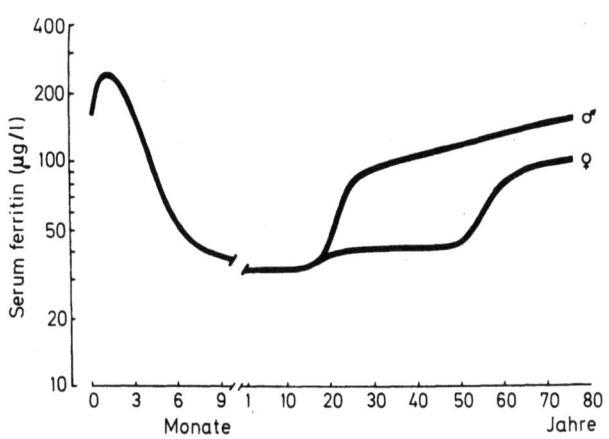

Abb. 3.1. Verlauf der Serumferritinkonzentration nach Dallman [3]. Dargestellt sind die geometrischen Mittelwerte

---

[1] In unseren Studien wurde der käufliche Kit der Fa. RAMCO verwendet

Wochen noch an, fällt dann aber bis zum 6. Lebensmonat rasch ab. Erst vom 10. Lebensjahr an kommt es zu einer allmählichen Angleichung an Erwachsenenwerte. *Ferritinspiegel unter 10–12 ng/ml* bedeuten auch bei Säuglingen ausnahmslos *Eisenmangel.*
Unsere eigenen bei 20 Kindern mit normalen Eisenreserven gewonnenen Werte (X̄a ± S. E. M. = 31 ± 5 ng/ml) stimmen mit der Serumferritin-Verlaufskurve (Abb. 3.1) nach Dallman überein. Allerdings gilt das nur für die Altersgruppe über 2 Jahre. Bei Säuglingen im 1. Lebensjahr wurden nach dem 6. Lebensmonat von uns deutlich niedrigere Werte gemessen (Abb. 3.2). Früh- und Neugeborene zeigten zwar anfangs ebenfalls hohe Ferritinspiegel, im 4. Trimenon lagen jedoch die durchschnittlichen Werte bei allen Geburtsgewichtsgruppen im Eisenmangelbereich. Alle Säuglinge wurden überwiegend – d.h. spätestens ab 2. Lebensmonat – künstlich ernährt, ohne zusätzliche Eisenanreicherung, und erhielten ab 3.–4. Lebensmonat Beikost in Form von Gemüsesäften oder -breien. Diese Befunde einer zunehmenden Eisenverarmung im 2. Lebenshalbjahr bestätigen frühere Untersuchungen mittels $^{59}Fe^{2+}$ Ganzkörperretentionstest und zytochemischem Eisen-

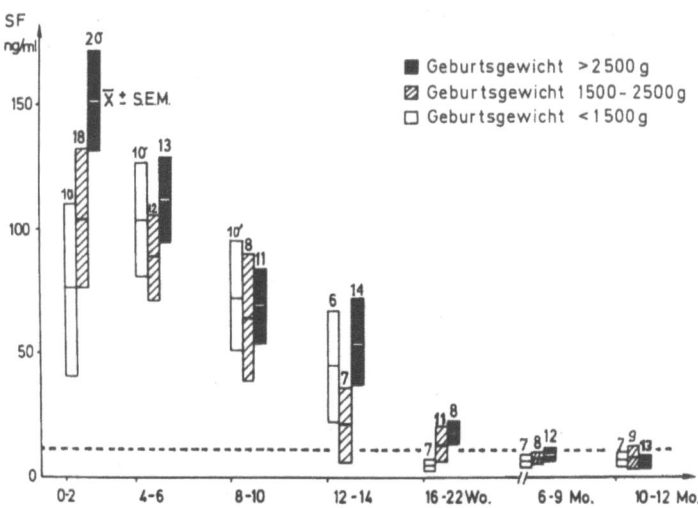

Abb. 3.2. Serumferritin (SF) bei überwiegend künstlich ernährten Früh- und Reifgeborenen im 1. Lebensjahr. Die gestrichelte Linie zeigt die Eisenmangelgrenze (12 ng/ml) an

Tabelle 3.1 Fe^2-Substitution bei künstlich ernährten Kindern

Dosis:	2 mg/kg KG/Tag Ferrosulfat-Tropfen[a] in 2–3 Dosen *vor* der Mahlzeit
Beginn:	U$_3$ (4.–6. L. W.) bei Frühgeborenen U$_4$ (3.–4. L. M.) bei Reifgeborenen
Dauer:	1. Lebensjahr

[a] Freundlicherweise von der Fa. Lomapharm zur Verfügung gestellt: 1 ml enthält 40 mg Fe$_2$SO$_4$ und 10 mg Askorbinsäure. Dosis: 1 Tr./kg KG/Tag

Fe-Substitution

nachweis im Knochenmark [4] an einem ähnlichen Kollektiv. Entsprechend der Empfehlung der Academy of Pediatrics [2] wurden in einer darauffolgenden Studie Säuglinge mit Eisensulfattropfen substituiert (Tabelle 3.1).

Aus rein praktischen Erwägungen wurde die Dosis bei Früh- und Neugeborenen gleich bemessen und der Beginn mit den Vorsorge-Untersuchungen U 3 bzw. U 4 zusammengelegt. Frühgeborene mit Geburtsgewichten unter 1500 g erhielten zusätzlich Vitamin E. Die Kontrolluntersuchungen wurden mit den erforderlichen neurologischen Entwicklungstests zusammengelegt, bei Reifgeborenen entsprachen sie in etwa den Vorsorgeterminen. Als Kontrollgruppe dienten Säuglinge gleicher Gewichtsklassen, die nicht mit Eisen substituiert wurden. Etwa ein Viertel der Frühgeborenen aus der Kontrollgruppe schieden im Laufe der Studie aus, da sie wegen Entwicklung einer manifesten Eisenmangelanämie ebenfalls Eisen erhalten mußten. Die unterschiedlichen Fallzahlen (Abb. 3.3–3.5) erklären sich auch aus der Tatsache, daß einige Säuglinge erst ab 4. Lebenswoche aufgenommen werden konnten und nicht immer alle Untersuchungstermine wahrgenommen wurden. Bei Infekten konnte der Eisenstatus zudem nicht ausgewertet werden, da diese zur Erhöhung der Ferritinwerte führen [5].

Frühgeborene aus der untersten Gewichtsgruppe (< 1500 g Geburtsgewicht, Abb. 3.3), die in nahezu allen Fällen zusätzlich Bluttransfusionen erhielten, zeigten bis zum 3. Lebensmonat keinen signifikanten Unterschied[2] zur unbehandelten Kontrollgruppe. Während jedoch die Ferritinwerte hier ab 4. Lebensmonat in den Eisenmangelbereich absanken, lagen die mit Eisen supplementierten Säuglinge darüber. Auch in der Gewichtsgruppe 1500–2500 g (Abb. 3.4) war der Abfall der Ferritinwerte ab 4. Lebensmonat durch die frühzeitige Eisengabe deutlich

---

[2] Zur Signifikanzberechnung wurde der Wilcoxon-Test verwendet

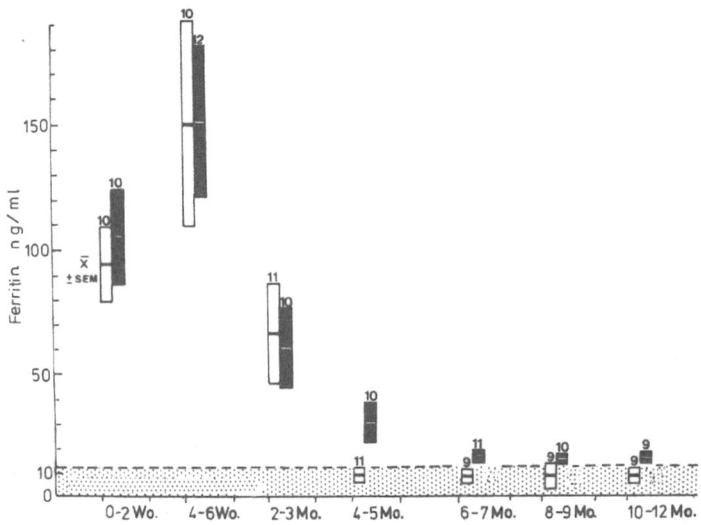

Abb. 3.3. Serumferritin bei Frühgeborenen mit Geburtsgewichten 1500 g.
□ ohne Fe, ■ mit Fe^{2+}

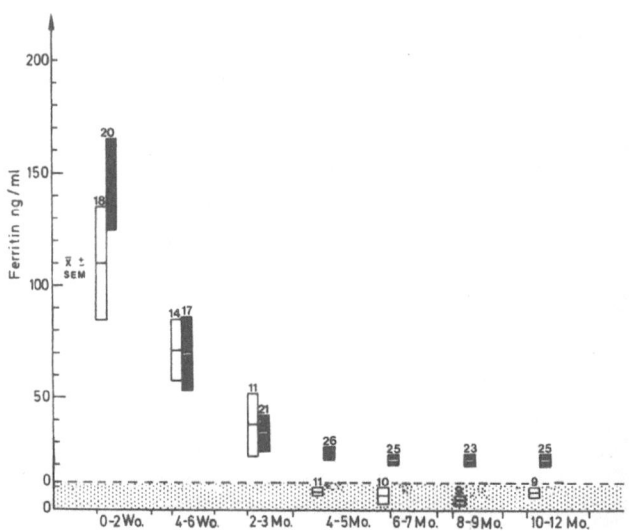

Abb. 3.4. Serumferritinwerte bei Frühgeborenen mit Geburtsgewichten zwischen 1500 und 2500 g. □ ohne Fe, ■ mit Fe^{2+}

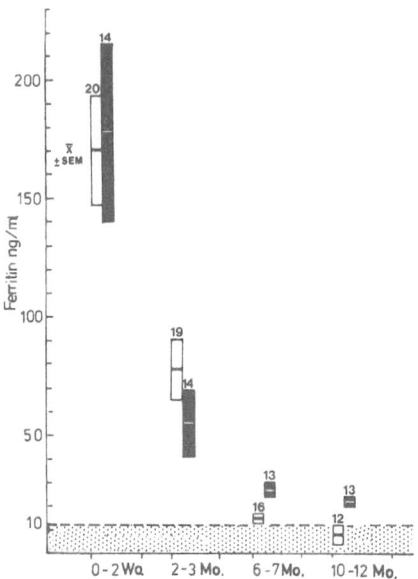

Abb. 3.5. Serumferritin bei Reifgeborenen. □ ohne Fe, ■ mit Fe^{2+}

aufzuhalten. Bei unbehandelten Reifgeborenen (Abb. 3.5) lagen die Ferritinwerte erst im 4. Trimenon im Eisenmangelbereich, was durch Eisensubstitution verhindert werden konnte.

Folgende Beobachtungen aus der Studie sind zu betonen:

1. Die *Anhebung der Ferritinwerte war nur* zu erzielen, *wenn* die *Eisensubstitution regelmäßig* und über das ganze 1. Lebensjahr erfolgte.
2. Die Substitution führte zu Ferritinspiegeln gerade über dem Eisenmangelbereich. Eine *Eisenüberladung ist nicht zu befürchten.*

Die kontinuierliche Substitution mit Eisensulfattropfen in 2–3 Dosen erwies sich jedoch bei vielen Patienten – besonders bei Sprachschwierigkeiten – als mühsam. In etwa 20% wurden gastrointestinale Nebenwirkungen angegeben (Erbrechen, Blähungen, Verstopfung, Durchfälle), die in 8% zum Absetzen der Medikation zwangen. Auf der Suche nach einem besser verträglichen, gut resorbierbaren Eisenpräparat testeten wir einen auf Häminbasis hergestellten Saft in gleicher Dosierung. Leider reagierten vor allem stark untergewichtige Frühgeborene mit Spucken, und auch die erzielten Ferritinwerte unterschieden sich nicht signifikant von der Kontrollgruppe.

Eine weitere Möglichkeit der Eisensubstitution besteht in einer Anreicherung der Formulamilchen oder -breie. Wie von Schäfer [13] in diesem Symposion bereits angeführt, geschieht diese Anreicherung hierzulande oft mit ineffektiven Dosen und mit nur wenig resorbierbaren Eisensalzen. Die umfangreichen Studien finnischer Arbeitsgruppen [11, 12] sowie aus USA [10] haben bereits gezeigt, daß eine Anreicherung der Formulamilch mit 7–11 mg Ferro-Eisen einen Eisenmangel – dokumentiert mit Ferritinspiegeln – mit Sicherheit verhindert. Auch konnte in einer kontrollierten Untersuchung [8] kein Unterschied in der Frequenz gastrointestinaler Probleme bei angereicherter bzw. nichtangereicherter Nahrung gefunden werden. Allerdings lief diese Studie nur über 42 Tage.

Auch die immer wieder geäußerten Bedenken, die Absättigung des Laktoferrins mit Eisen könnte eine Verminderung der Bakterizidie zur Folge haben [1], konnte zumindest für erhitzte Formulamilch nicht erhärtet werden. Da hier in Deutschland noch umstritten ist, ob eine Eisenanreicherung der Säuglingsnahrung überhaupt notwendig ist und wenn, mit welcher Substanz und Menge, wurde in Zusammenarbeit mit der Fa. Milupa eine Doppelblindstudie begonnen, die folgende Fragen beantworten sollte:

Doppelblind-Studie

1. Kann eine mit 12 mg/l Ferrosulfat angereicherte teiladaptierte Säuglingsmilch („Aptamil") bei Reifgeborenen das Abgleiten des Ferritinspiegels in den Eisenmangelbereich verhindern?
2. Besteht die Gefahr einer Eisenüberladung?
3. Reicht die Eisensupplementierung auch für Frühgeborene aller Gewichtsklassen?
4. Führt die Anreicherung zu vermehrten gastrointestinalen Nebenwirkungen, störenden Farb- oder Geschmacksveränderungen?
5. Sind Unterschiede in der Infektanfälligkeit oder neurologischen Entwicklung zu vermerken?

Letztere Fragen sind wohl am schwierigsten zu beantworten. In der noch nicht abgeschlossenen Studie erhielten Eltern eine in der Verpackung der auf dem Markt verkäuflichen genau gleichende Nahrung, wurden jedoch voll über Sinn und Zweck der Untersuchung aufgeklärt. Frühgeborene wurden bis zu einem Gewicht von 3000 g mit Muttermilch oder einer volladaptierten, nicht eisenangereicherten Nahrung aufgezogen. Frühgeborene ab 3000 g Gewicht und Reifgeborene, deren Mütter nicht länger als 2 Monate stillen konnten, wurden sofort oder nach Entwöhnung mit einer der beiden teiladaptierten Formulamilchen ernährt, die sich nur hinsichtlich der Eisenanreicherung unterschieden. Alle 4 Wochen wurden Hämoglobin, Erythrozytenindices und Ferritin bestimmt. Beikost, Medikamente, fieberhafte Infekte und gastrointestinale Beschwerden wurden von den Eltern protokolliert. Die Beurteilung der neurologischen Entwicklung erfolgte durch einen unabhängigen Untersucher.

Bisher ist wegen der kurzen Laufzeit nur eine beschränkte Aussage über die Gewichtsgruppe 1500–2500 g möglich. *Das Absinken des Serumferritinspiegels* war *durch Eisenanreicherung* deutlich *aufzuhalten* (Abb. 3.6), ohne Hinweise für eine Eisenüberladung. In der Kontrollgruppe mußten 2 Kinder wegen kritischer Hämoglobinspiegel (Abb. 3.7) ebenfalls mit Eisen behandelt werden.

Gastrointestinale Beschwerden – vor allem Blähungen bis zum 3. Lebensmonat – waren in beiden Gruppen gleich häufig, in keinem Fall mußte die Nahrung deswegen um-

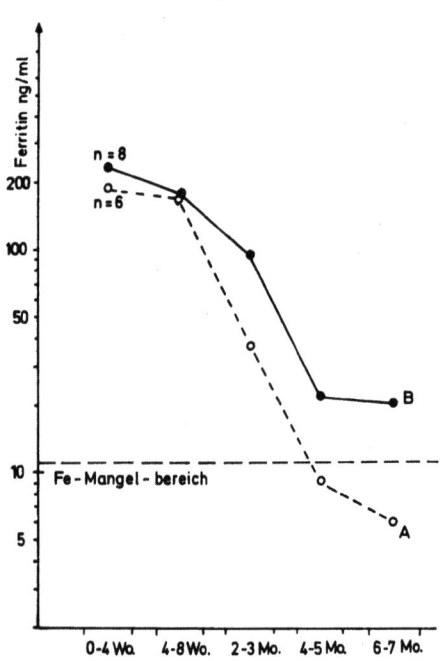

Abb. 3.6. Serumferritin bei Frühgeborenen zwischen 1500 und 2500 g Geburtsgewicht. *A* ohne Eisenanreicherung der Nahrung, *B* mit Eisenanreicherung (12 mg Ferrosulfat/1)

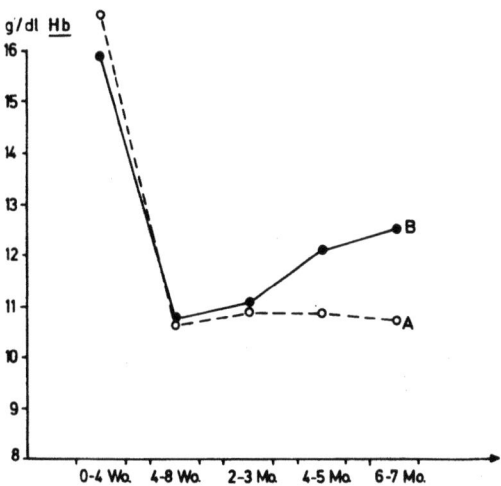

Abb. 3.7. Hämoglobinspiegel der Frühgeborenen zwischen 1500 und 2500 g Geburtsgewicht. *A* nicht eisenangereicherte Nahrung, *B* eisenangereicherte Nahrung

gesetzt werden. Auch wurde eine Geschmacksveränderung – zumindest von den Müttern – nicht bemerkt. Bei längerem Stehen der fertig zubereiteten Nahrung – wie in der Kinderklinik üblich – setzte sich gelegentlich bei der eisensupplementierten Milch eine graue Überstandszone ab.

Zur Beurteilung der Infektanfälligkeit und neurologischen Entwicklung ist unser Zahlenmaterial noch zu klein. Welche Folgen nämlich die – wenn auch nur passagere – Entleerung der Eisenspeicher für Säuglinge und Kleinkinder mit sich bringen, ist bisher noch ungewiß. Neuere Beobachtungen von Oski u. Honig [9] sowie Lozoff et al. [6] sprechen dafür, daß auch milde Eisenmangelanämien mit einem Entwicklungsdefizit einhergehen können. Sollten weitere Studien dies belegen, wäre sicher ein entscheidendes Argument für die Eisenanreicherung der Säuglingsnahrung – zumindest bei überwiegend künstlicher Ernährung – gegeben.

Diskussion

Zum weiteren Verständnis des Vortrags war der Hinweis von Bender-Götze wichtig, daß ein signifikanter Unterschied zwischen den Ferritinwerten mit bzw. ohne Eisenanreicherung sich bei Reifgeborenen ab 9. Monat, bei Frühgeborenen unter 2500 g Geburtsgewicht bereits ab 4. Lebensmonat ergab. Ferner, daß in den ersten Lebensmonaten die Resorptionsrate einerseits wegen der relativ hohen Eisenvorräte gering ist, und andererseits ist die Streuung der Ferritinwerte so hoch, so daß hier keine signifikanten Unterschiede zu erwarten sind. Bei der unteren Geburtsgewichtsgruppe (1500 g) muß außerdem die großzügige Anwendung von Bluttransfusionen in den ersten Lebenswochen berücksichtigt werden, die den Serumferritinspiegel „künstlich" anheben können.

Literatur

1. Baltimore RS, Vecchitto JS, Pearson AH (1978) Growth of Escherichia coli and concentration of iron in an infant feeding formula. Pediatrics 62: 1072
2. Committee on Nutrition (1976) Iron supplementation for infants. Pediatrics 58: 765
3. Dallman PR, Siimes MA, Strebel A (1980) Iron deficiency in infancy and childhood. Am J Clin Nutr 33: 86
4. Götze C, Schäfer KH, Heinrich HC, Bartels H (1970) Eisenstoffwechselstudien an Frühgeborenen und gesunden Reifgeborenen während des ersten Lebensjahres mit dem Ganzkörperzähler und anderen Methoden. Monatsschr Kinderheilkd 118: 210
5. Lipschitz DA, Cook JD, Finch CH (1974) A clinical evaluation of serum ferritin as a index of iron stores. N Engl J Med 290: 12–13
6. Lozoff B, Brittenham GM, Viten FE, Wolf AW, Urrutia JJ (1982) The effects of short term oral iron therapy on developmental deficits in iron deficient anemia infants. J Pediat 100: 351
7. Miles LEM, Lipschitz DA, Bieber CP, Cook JD (1974) Measurement of serum ferritin by a 2-site immunoradiometric assay. Analyt Biochem 61: 209
8. Oski FA (1980) Iron fortified formulas and gastrointestinal symptoms in infants: A controlled study. Pediatrics 66: 168
9. Oski FA, Honig AS (1978) The effects of therapy on the developmental scores of iron deficient infants. J Pediatr 92: 21
10. Picciano MF, Deering RH (1980) The influence of feeding regimens on iron status during infancy. Am J Clin Nutr 33: 746
11. Saarinen UM, Siimes MA (1978) Serum-ferritin in assessment of iron nutrition in healthy infants. Acta Paediatr Scand 67: 745
12. Saarinen UM, Siimes MA (1979) Iron absorption from breast milk, cow's milk, an iron-supplemented formula: an opportunistic use of changes in total body iron determined by hemoglobin, ferritin and body weight in 132 infants. Pediatr Res 13: 143
13. Schäfer KH (1983) Die praktische Handhabung der Eisenversorgung in der Säuglingsernährung „Beikost-Symposion", 29.9.–1.10. 1983 in Boppard

4 Die Bedeutung unterschiedlicher Konzentrationen von Taurin in Muttermilch und künstlicher Nahrung

H. J. Sternowsky

Frauenmilch taurinreicher als Kuhmilch

Reife Muttermilch enthält 34 µmol/100 ml Taurin, Kuhmilch als Basis künstlicher Ernährung dagegen *nur 1 µmol/100 ml* ([6] S. 92). In vergleichenden Ernährungsuntersuchungen an Früh- und Neugeborenen konnte gezeigt werden, daß sowohl die Serumwerte von mit Muttermilch gefütterten Kindern als auch die Ausscheidung im Urin wesentlich höher war als bei Säuglingen, die eine künstliche Ernährung erhalten hatten (26–35 µmol/100 ml gegenüber 1–3 µmol/100 ml) [1]. Die *Bedeutung* dieser Befunde wird bis heute *kontrovers diskutiert.* Dabei erhebt sich vor allem die Frage, ob es notwendig ist die künstliche Nahrung mit Taurin anzureichern bzw. sehr früh Taurin in der Beikost zu geben.

Im folgenden soll der Versuch gemacht werden, den augenblicklichen Diskussionsstand zu beschreiben.

Taurin hat die Aminogruppe im Gegensatz zu den meisten übrigen Aminosäuren in β-Stellung und verfügt über eine Sulfonsäuregruppe anstatt der üblichen Carboxylgruppe. Alle Tiere enthalten Taurin, die Pflanzen praktisch nicht. Die Zwitterionstruktur mit hoher Polarität und die strukturelle Verwandtschaft mit den Phospholipiden Phosphatidylethanolamin und Phosphatidylserin (Abb. 4.1) deuten auf eine biochemische Rolle in der Zellmembran: Taurin schützt die elektrophysiologische Funktion der Membran, es erhält ihre Integrität aufrecht und schützt vor Zellauflösung ([6] S. 165).

Taurin wurde in der Ochsengalle (daher der Name) entdeckt, in der Gallensäurekonjugation liegt auch die einzig bis jetzt vollständig gesicherte biochemische Rolle von Taurin im menschlichen Stoffwechsel. 25% der Gallensäuren des Menschen werden mit Taurin konjugiert, der Rest mit Glyzin. Ist Taurin im Überfluß vorhanden, steigt die Taurinkonjugation auf 90% an. Fehlt es, wie z. B. bei einem künstlichen ernährten Säugling oder Vegetariern, konjugiert das gleiche Enzym, das die Gallensäuren mit Taurin koppelt, mit der Aminosäure Glyzin [9]. 20% des körpereigenen Taurin werden im enterohepatischen Kreislauf, einem kleinen Pool, bewegt, der Rest liegt im Gewebe, meist im Muskelfleisch. Dieses ist damit auch größter exogener Taurinlieferant. Die Muskelmasse wirkt als austauschbarer Taurinpool für Mangelzeiten [4].

Taurin ist keine essentielle Aminosäure, es wird über Methionin-Zystin-Sulfinsäure und das die Synthese begrenzende Enzym Zystein-Sulfinsäu-

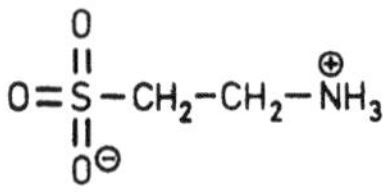

$$O=\overset{O}{\underset{\underset{O^{\ominus}}{\|}}{\overset{\|}{S}}}-CH_2-CH_2-\overset{\oplus}{N}H_3$$

Taurin

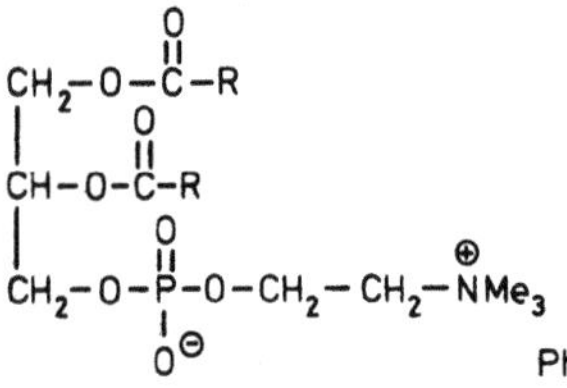

$$\begin{array}{l} CH_2-O-\overset{O}{\overset{\|}{C}}-R \\ | \quad\quad O \\ CH-O-\overset{\|}{C}-R \\ | \quad\quad O \\ CH_2-O-\overset{\|}{\underset{\underset{O^{\ominus}}{|}}{P}}-O-CH_2-CH_2-\overset{\oplus}{N}Me_3 \end{array}$$

Phosphatidylcholin

$$\begin{array}{l} CH_2-O-\overset{O}{\overset{\|}{C}}-R \\ | \quad\quad O \\ CH-O-\overset{\|}{C}-R \\ | \quad\quad O \\ CH_2-O-\overset{\|}{\underset{\underset{O}{|}}{P}}-O-CH_2-\underset{\underset{R}{|}}{CH}-\overset{\oplus}{N}H_3 \end{array}$$

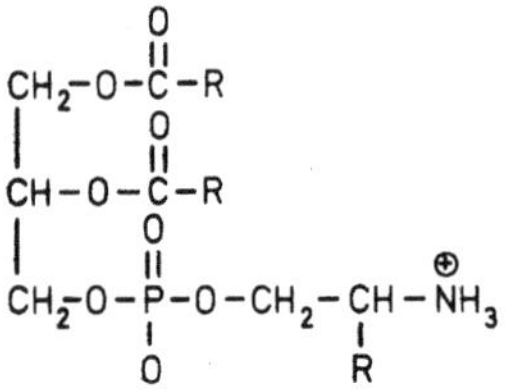

R = H Phosphatidyläthanolamin

R = CO_2H Phosphatidylserin

R = CO_2H = Fettsäure

Abb. 4.1. Strukturähnlichkeiten zwischen Taurin und Phospholipiden

re-Decarboxylase, Vitamin B_6-abhängig, synthetisiert. Dieser Syntheseweg ist nicht geeignet, die beiden Pools (Muskel und Galle) jeweils zu vergrößern oder zu verkleinern ([5] S. 21). Die Regulierung erfolgt über die Ausscheidung im Urin. Taurin-Mangelsituationen bzw. Mangel an Vitamin B_6 hat eine Drosselung der Taurinausscheidung zur Folge und umgekehrt. Die Taurinzufuhr ist über diesen Syntheseweg mit den Vorläufern Methionin und Zystin gesichert (Abb. 4.2).

In allen erregbaren Geweben wird Taurin in hoher Konzentration gefunden. Im Herzmuskel stellt es 50% aller freien Aminosäuren ([5] S. 99). In wachsendes Gewebe, auch in Zellkulturen, wird es aktiv aufgenommen ([5] S. 135). Taurin hemmt wie GABA oder Glyzin die Exzitation einer erregbaren Zelle, vor allem, wie Glyzin, am Rük-

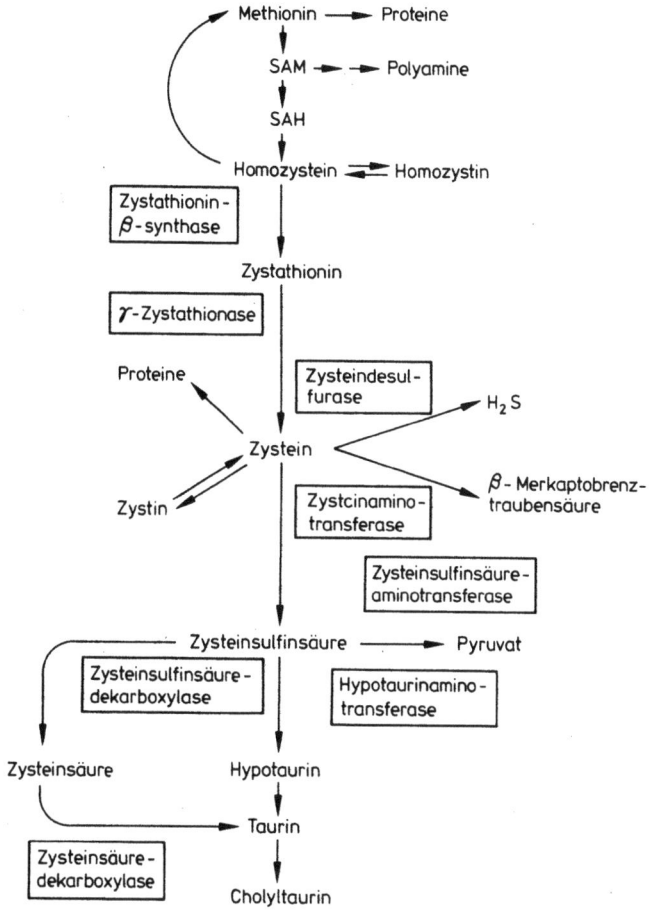

Abb. 4.2. Synthese von Taurin aus schwefelhaltigen Aminosäuren

kenmark und am Hirnstamm. Taurin wirkt zusätzlich in der Retina ([5] S.191), bei Retinitis pigmentosa ist Taurin als einzige Aminosäure erniedrigt. Von der Retina, die bei Katzen in schwerem Taurinmangelzustand erhebliche Funktionsausfälle zeigte, ging auch die Diskussion um Taurin in der Säuglingsnahrung aus. Die Wirkung des Taurins ist wohl lediglich mittelbar, über die Regulierung der Chlorid- und Kalziumfreisetzung. Kalzium und Chlorid spielen beide in der Regelung der Freisetzung der eigentlichen Transmitter eine Rolle. Mehrere Gründe sprechen dagegen, daß Taurin selbst kein Transmitter ist:

- bei Depolarisation wird kein Taurin freigesetzt,
- Rezeptoren für Taurin wurden nicht gefunden,
- Antagonisten für Taurin gibt es bisher nicht.

Die Taurinwirkung (neuro-depressiv) wird durch Antagonisten von Strychnin oder GABA unspezifisch aufgehoben ([6] S. 513).

Die wichtige Rolle von Taurin in der Freisetzung von Neurotransmittern bleibt: Taurin findet sich erhöht in epileptogenen Herden im ZNS, in der Hirnrinde überwiegt Taurin die anderen beiden Inhibitoren GABA und Glyzin. Es gibt Hinweise darauf, daß eine Änderung des Taurinstoffwechsels bei manchen Epileptikern mit Grand-mal-Anfällen ursächlich an der Entstehung dieser Grand-mal-Anfälle beteiligt ist, möglicherweise liegt hier eine angeborene Stoffwechselstörung vor [11]. Die Behandlung schwer einstellbarer epileptischer Anfälle mit Taurin zeigt ermutigende Ergebnisse ([6] S. 373).

Im sich entwickelnden Gehirn ist **Taurin die Aminosäure mit der höchsten Konzentration** [10]. Nach der neuralen Reifung fällt der Taurinanteil wesentlich, die übrigen Aminosäuren zeigen ein genau gegensätzliches Verhalten.

Das Gehirn des Feten wird über die Mutter mit Taurin versorgt, nach der Geburt wird das mütterliche Taurin langsam ausgeschieden [10] (Abb. 4.3).

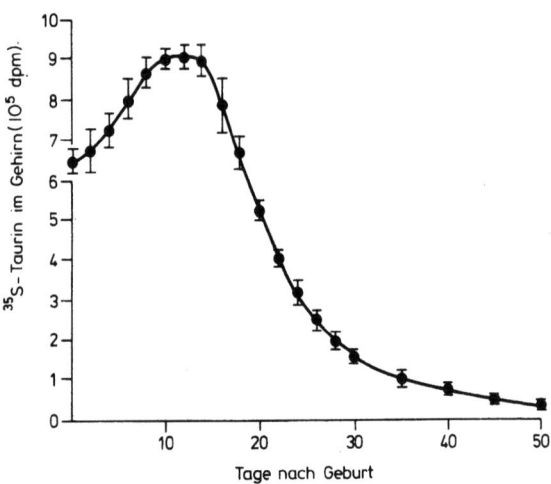

Abb. 4.3. Hoher Gehalt mütterlichen Taurins im Hirn neugeborener Ratten und starker Abfall nach dem 20. Lebenstag

Das Gesamtkörpertaurin steigt nach der Geburt allerdings an, es werden hierfür exogene Quellen in der Nahrung und die endogene Synthese im Neugeborenen selbst verantwortlich gemacht. Dies ist bewiesen durch die Fütterung von unterschiedlich radioaktiv markiertem Taurin an Ratten, deren Junge dann nach der Geburt kreuzweise ausgetauscht wurden. So war es möglich, den in utero synthetisierten Anteil von dem Anteil des in der Milch aufgenommenen Taurins zu trennen, zusätzlich konnte man das Gesamtkörpertaurin bestimmen [7]. In der gesamten Ratte steigt der endogen synthetisierte Anteil des Taurins steil an, der Milchanteil nimmt nur wenig zu, das mütterliche Taurin fällt ab. In Abb.4.4 sind die Verhältnisse für das Gehirn dargestellt. Die mütterliche Milch versorgt bis zum 12.Tag noch wesentlich, dann verändert sich der Anteil nicht, ca. 30% des Taurins sind bereits bei der Geburt von dem Feten selbst synthetisiert worden.

Trotz der anscheinend fehlenden Zysteinsulfonsäure-Decarboxylase in der subzellulären Fraktion des Hirns [8] ist das Hirn ausreichend mit Taurin versorgt.

Zusammenfassend erlauben die Tierexperimente bisher die Aussagen, daß

– fetale Ratten Taurin synthetisieren,
– die biologischen Halbwertzeiten von Taurin unter Gabe

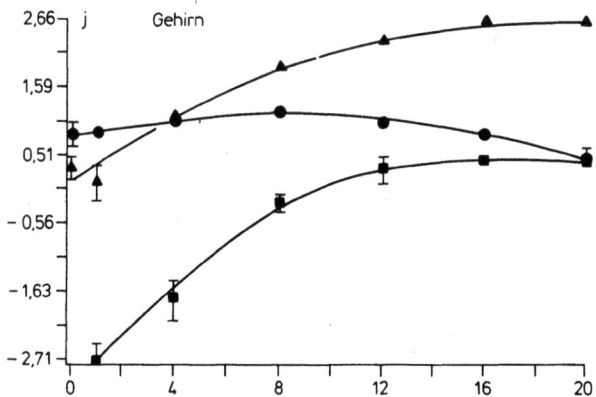

Abb.4.4. Taurin im Hirn neugeborener Ratten: Anstieg der bei Geburt schon sehr aktiven endogenen Synthese *(obere Linie),* Abfall der von der Mutter übernommenen Taurinvorräte *(mittlere Linie),* Milchanteil *(untere Linie)*

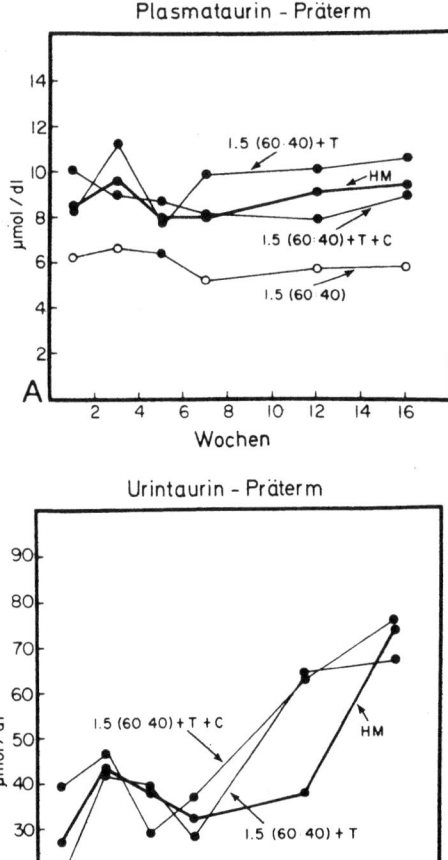

Abb. 4.5. Angleichung der Taurinwerte im Serum und in der Urinausscheidung nach Fütterung von taurinsupplementierter, adaptierter Nahrung (1,5 (60:40) + T)

von Muttermilch als auch nach dem Abstillen gleich sind,
- beim Abstillen die Ratten mehr Taurin selbst synthetisiert haben als sie durch die Milch bekamen,
- die Organe des Körpers Taurin schneller untereinander austauschen als es ausgeschieden werden kann.

Die Übertragung dieser Befunde auf den Säugling ist ebenfalls durchgeführt [2, 3]: Bei der Fütterung von taurinangereicherter Milch (Anreicherung etwa bis zum Tauringehalt der Muttermilch, also zusätzlich 30 mmol/100 ml) im Vergleich zur Muttermilch ergab sich keinerlei Auswirkung auf das Wachstum oder weitere gemessene Stoffwechselparameter. Die einzige Wirkung war die Anpassung der Serum- und Urinwerte an die Werte unter der Ernährung mit Muttermilch (Abb. 5.5).

Damit ist der Unterschied in der Konzentration der jeweiligen Milchen als Speziesunterschied aufzufassen. Der Grund liegt wohl in der unterschiedlich schnellen Wachstumsrate während der Neonatalperiode der einzelnen Arten ([6] S. 79).

Zusammenfassend darf man aus den bisher vorliegenden Studien folgendes Ergebnis ableiten: Menschliche Neugeborene und Säugling kommen mit weniger Taurin in der Ernährung aus, weil sie

- sehr leicht ihre Gallensäuren auch mit Glyzin konjugieren können,
- eine niedrige neonatale Wachstumsrate haben,
- die Versorgung mit den Ausgangsprodukten Zystin und Methionin gesichert ist.

Taurin ist deshalb *keine essentielle Aminosäure für Neugeborene und Säuglinge.* Einen Hinweis auf Mangelsymptome von Taurin hat man in der bisherigen Geschichte der Fütterung mit künstlicher Ernährung auf Kuhmilchbasis nicht gefunden.

Diskussion

Wenn auch bisher nach Sternowsky noch kein Zusammenhang zwischen Carnitin und Taurin in bezug auf die Rolle als Neurotransmitter beschrieben worden ist, so ist ein Hinweis von Stehr erwähnenswert. An der Universitäts-Kinderklinik Erlangen durchgeführte Versuche konnten am Modell der totalen parenteralen Ernährung des Zwergschweins zeigen, daß bei Tieren, die ohne Carnitinsupplementierung ernährt wurden, die Konzentration von Taurin wie auch GABA im Gehirin stark absank. Nach Carnitinzulage wurden aber wieder Konzentrationen von oral ernährten Kontrolltieren erreicht.

Die praktische Bedeutung wird darin gesehen, daß bei Kindern mit systemischem Carnitinmangel ein Reye-Sydrom-artiges Krankheitsbild einschließlich Krampfanfällen beschrieben wird. Warum sollten Patienten mit Carnitinmangel Krampfanfälle zeigen, wenn die Bedeutung von Carnitin nur auf Ebene der Fettsäureoxidation läge? Taurin und GABA sind inhibitorische Neurotransmitter und stellen somit die direkte Verbindung zwischen Carnitin und den beobachteten Krampfanfällen her.

Literatur

1. Gaull, GE, Rassin DK, Räihä NCR (1977) Milk protein quantity and quality in low-birth-weight infants: III. Effects on sulfur amino acids in plasm and urine. J Pediatr 90: 348
2. Järvenpää A, Räinha N, Rassin DK, Gaull GE (1983) Preterm infants fed human milk attain intrauterine weight gain. Acta Paediatr Scand 72: 239
3. Järvenpää A, Räinhä N, Rassin DK, Gaull GE (1983) Feeding the low-birth-weight infant: I' and II. Pediatrics 71: 171 and 179
4. Hayes KC, Sturman JA (1981) Taurine in metabolism. Ann Rev Nutr 1: 401
5. Huxtable R, Barbeau A (eds) Taurine. Raven Press, New York
6. Huxtable RJ, Pasantes-Morales H (eds) (1982) Taurine in nutrition and neurology. In: Advances in experimental medicine and biology, Vol 139. Plenum Press, New York
7. Huxtable RJ, Lippincott SE (1983) Relative contribution of the mother, the nurse and endogenous synthesis to the taurine content of the newborn and suckling rat. Ann Nutr Metab 27: 107
8. Rassin DK, Sturman J, Gaull GE (1977) Taurine in developing rat brain: subcellular distribution and association with synaptic vesicles of 35-S-taurine in maternal, fetal and neonatal rat brain. J Neurochem 28: 41
9. Sturman JA, Rassin DK, Gaull GE (1977) Taurine in developing rat brain: maternal-fetal transferof 35-S-Taurine and its fate in the neonate. J Neurochem 28: 31
10. Sturman JA, Rassin DK, Gaull GE (1978) Taurine in the development of the central nervous system. In: Barbeau A, Huxtable RJ (eds) Taurine and neurologic disorders. Raven Press, New York
11. Toth E, Lajtha A, Sarhan S, Seiler N (1983) Anticonvulsant effects of some inhibitory neurotransmitter amino acids. Neurochem Res 8: 291

5 Gehalt an Pestiziden und PCBs im Fettgewebe von Säuglingen und Kleinkindern

K. H. Niessen

Unlängst bestätigte L. Acker erneut, daß hierzulande „die Muttermilch das am stärksten kontaminierte Nahrungsmittel" ist [2]. Dennoch wissen wir bis heute nicht, ob sich diese hohe Kontaminationsrate der Muttermilch überhaupt – und wenn – in welchem Ausmaß bei unseren Säuglingen widerspiegelt. Es war an der Zeit, diese Informationslücke zu schließen, zumal gerade in jüngster Zeit die Diskussion über die zu empfehlende Stilldauer besonders intensiv geführt wird.

In Zusammenarbeit mit der Abteilung für Kinderchirurgie Tübingen (Ärztlicher Direktor: Prof. Dr. A. Flach) konnten wir bei insgesamt 50 Kindern den Gehalt der Organohalogene in Fettgewebsproben bestimmen. Die Zufälligkeit der Stichproben wurde durch zahlreiche Imponderabilien bei der Materialgewinnung garantiert, wie beispielsweise durch den Zufall einer Bruchoperation, einer Orchidopexie oder eines anderen meist kleineren Eingriffs, bei dem nach Aufklärung und schriftlicher Einverständniserklärung der Eltern eine kleine, mindestens jedoch 100 mg wiegende Probe aus dem subkutanen Fettgewebe der Kinder entnommen wurde.

Das Material wurde zerkleinert und mit Seesand zerrieben, anschließend in einer Soxhlet-Apparatur mit Petrolbenzin extrahiert. Nach der Fettabtrennung wurde das pestizidhaltige Eluat über 2 Säulen des HPLC vorfraktioniert und auf diese Weise gereinigt, so daß die eigentliche quantitative Bestimmung der Substanzen mit dem Gaschromatographen zu scharfen Trennungen und damit zu einer hohen Genauigkeit führte (Abb. 5.1). Die Wiederfindung der Aufbereitung, die über innere Standards ermittelt wurde, lag zwischen 61,3% für HCB und 101% für op-DDT; die erhaltenen Werte wurden auf 100% über die Standards umgerechnet.

Alle gesuchten Pestizide nachgewiesen

Tabelle 5.1 zeigt *die 14 Substanzen,* nach denen gesucht wurde. Sie konnten *alle,* wenn auch in unterschiedlichem Maße, **nachgewiesen** werden, obwohl diese chlorierten Kohlenwasserstoffe mit Ausnahme von Gamma-HCH

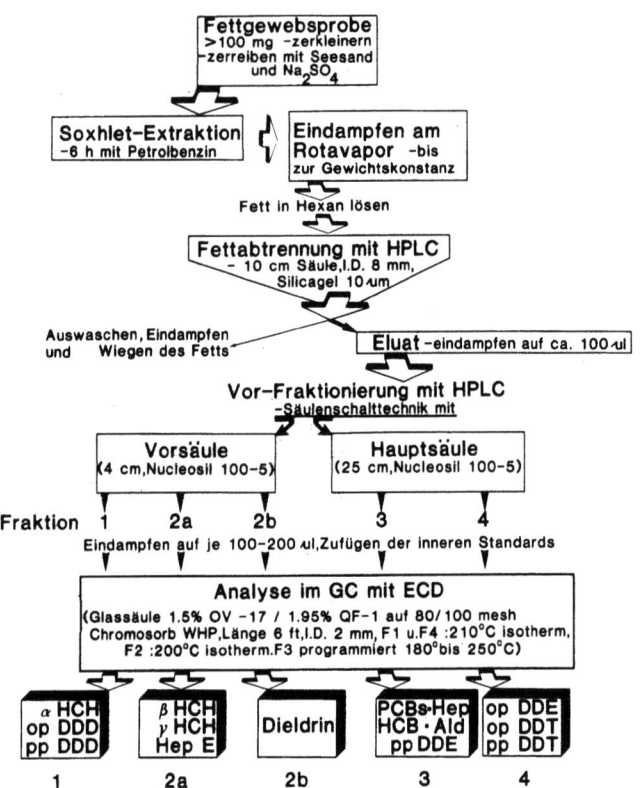

Abb. 5.1. Flußdiagramm zum Analysenablauf. Methode zur quantitativen Analyse von Pestiziden im Fettgewebe

und den PCBs in der Bundesrepublik Deutschland in der Anwendung und z.T. auch in der Produktion in offenen Systemen verboten sind. Wir müssen also feststellen, daß diese Substanzen dennoch weiterhin zu unserem Dasein gehören. Dies ist aber insofern nicht verwunderlich, weil sie bekanntermaßen in der Umwelt außergewöhnlich persistent sind und somit Verordnungen, soweit sie überhaupt eingehalten werden, erst nach sehr langer Zeit Auswirkungen zeigen können. Ihre chronisch-toxischen Wirkungen auf den Menschen sind zum einen von der aufgenommenen Menge, zum anderen aber von der Kumulation im Organismus abhängig. Beide Faktoren kommen in quantitativen Analysewerten der Fettgewebsproben zum Ausdruck, da Fett die Deponie für diese lipophilen Substanzen

Tabelle 5.1. Prozentuale Häufigkeit halogenierter Kohlenwasserstoffe im Fettgewebe von 50 Kindern (Säuglinge n=34; 2. Lebensjahr n=14; älter als 3 Jahre n=2). Nachweisgrenze für PCB=0,1 ppm, für alle übrigen Substanzen 0,01 ppm. (ppm=mg/kg Fett)

Substanz	Häufigkeit (%)
α-HCH	94
β-HCH	94
γ-HCH	98
Dieldrin	92
Heptachlor	80
Heptachlorepoxid	92
op-DDD	40
pp-DDD	70
op-DDE	78
pp-DDE	100
op-DDT	46
pp-DDT	96
HCB	100
PCB	100

schlechthin ist. Allerdings bereitet es überall in der Welt Schwierigkeiten, solche auch quantitativen Daten hinsichtlich ihrer toxikologischen oder gar kanzerogenen Wirkung zu beurteilen. Für Kinder kommt noch hinzu, daß Vergleichswerte gänzlich fehlen, so daß eine Aussage über eine Ab- oder Zunahme gegenüber vergangenen Jahren ebenfalls nicht gemacht werden kann.

Um nicht total im Ungewissen über die Dimensionen zu sein, in denen sich unsere Werte bewegen, haben wir nolens volens auf die Verordnungen der Bundesregierung über die zulässigen Höchstmengen dieser Stoffe im tierischen Fleisch und in der Milch zurückgegriffen. Des weiteren stellten wir unsere Untersuchungsergebnisse Werten von Erwachsenen der Bundesrepublik gegenüber, bei denen in den Jahren 1970/71 entsprechende Erhebungen in Fettgewebsproben gemacht wurden [3]. Sie sind allerdings schon deshalb mit Vorbehalt anzusehen, weil bei ihnen die heute bekannte Altersabhängigkeit nicht berücksichtigt wurde und sich außerdem die Rückstandssituation in den verflossenen 12 Jahren wahrscheinlich erheblich, und zwar zugunsten niedrigerer Werte geändert hat. Außerdem haben Untersuchungen bei jungen Säugern gezeigt, daß

Vergleich mit Werten in Milch und bei Erwachsenen

Tabelle 5.2. Halogenierte Kohlenwasserstoffe im Fettgewebe von Kindern im 1. und 2. Lebensjahr. Werte in ppm (mg/kg Fett). Zum Vergleich die in der BRD zugelassenen Höchstmengen in Fleisch und Milch sowie Befunde bei Erwachsenen. (Nach Acker u. Schulte 1970/71). Untere Nachweisgrenze für alle aufgeführten Substanzen 0,01 ppm

Substanz	1. Lebensjahr (n=34) Mittelwert Maximum	2. Lebensjahr (n=14) Mittelwert Maximum	2p 1./2. Lebensjahr	Zugelassene Höchstmengen		Erwachsene Mittelwert Maximum
				Fleisch	Milch	
Lindan (γHCH)	0,03 0,21	0,02 0,16	>0,10	2,0	0,2	0,03 0,24
Dieldrin	0,03 0,14	0,02 0,08	>0,40	0,2	0,1	0,19 0,30
Heptachlor + Heptachlor-Epoxid	0,04 0,15	0,03 0,05	>0,05	0,2	0,1	0,14 0,23
pp-DDE	0,56 2,49	0,21 1,21	<0,001			3,10 9,80
pp-DDT	0,09 0,53	0,06 0,44	>0,20			1,20 3,20
DDT gesamt	0,73 2,92	0,33 1,33	<0,01	3,0	1,0	

Säuglinge gegenüber chlorierten Kohlenwasserstoffen empfindlicher reagieren als Erwachsene.

Die in Tabelle 5.2 aufgeführten Pestizide wurden zu einer Gruppe zusammengefaßt, weil sich bei diesen in keinem Fall eine Überschreitung der Grenzen für Fleisch fand. Bei allen Substanzen war ein Rückgang vom 1. zum 2. Lebensjahr hin zu vermerken, der sich beim pp-DDE und Gesamt-DDT sogar als signifikant erwies. Daraus ist zu schließen, daß die Pestizidingestion der Zunahme der Körpermasse nicht proportional war oder aber, daß die Aufnahme dieser Substanzen in den ersten Lebensmonaten relativ größer als späterhin gewesen sein muß. Offensichtlich verteilten sich die aufgenommenen Pestizide im Laufe der Zeit auf die größerwerdende Gesamtkörpermasse, deren relativer Fettanteil bekanntlich nach dem 4. Lebensmonat bis zum Ende des 2. Lebensjahrs konstant bleibt. Stellt man die Einzelwerte den nach Höchstmengenverordnung erlaubten Grenzen für Milch und Milchprodukte gegenüber, so ergaben sich in einzelnen Fällen Überschreitungen, und zwar mit einer Ausnahme nur bei Kindern im 1. Lebensjahr. 11 Säuglinge zeigten bei diesem Vergleich höhere Werte an Gesamt-DDT, wobei 8 von ihnen den Grenzwert für Gesamt-DDT bereits durch einen erhöhten pp-DDE-Gehalt überschritten, 4 wiesen höhere Heptachlorkonzentrationen, 2 höhere Konzentrationen an Dieldrin und einer an Lindan auf. Mit Ausnahme von γ-HCH reichten die ermittelten Durchschnittswerte an die Mittelwerte von Erwachsenen nicht heran, wohl aber die beobachteten Maximalwerte von Dieldrin, Heptachlor und pp-DDE, die in der Größenordnung der Mittelwerte von Erwachsenen gefunden wurden.

Wiederum zur Orientierung sind in Abb. 5.2 die empfohlenen Höchstmengen in Fleisch und Milch neben den in der BRD ermittelten Durchschnittswerten bei Erwachsenen für $\alpha + \beta$-HCH sowie HCB eingetragen. Für polychlorierte Biphenyle existieren demgegenüber in Deutschland keine Höchstmengengebote. Zum Vergleich konnte hier nur der Erwachsenenmittelwert herangezogen werden, dem die obere 1s- und 2s-Schranke unserer eigenen Werte gegenübergestellt wurde.

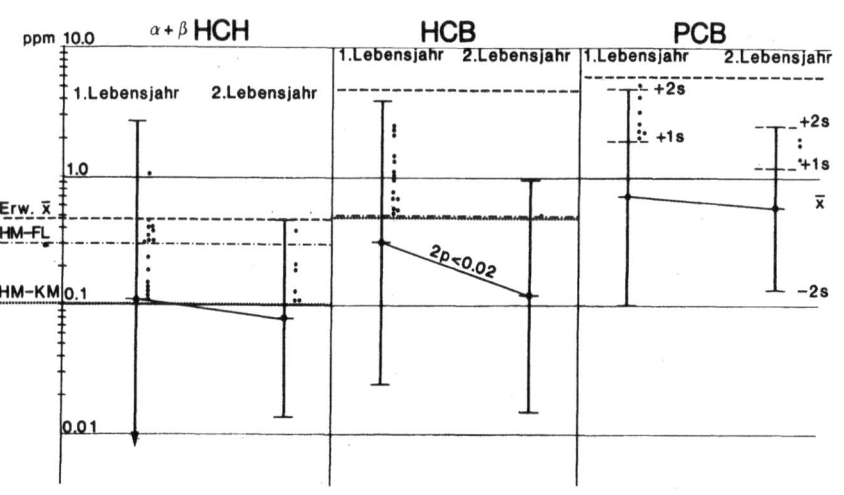

Abb. 5.2. Geometrische Mittel sowie obere und untere 2s-Schranken von $\alpha + \beta$-HCH, HCB und PCBs aus den Meßwerten von 34 Kindern im 1. bzw. 14 Kindern im 2. Lebensjahr. Herausragende Einzelwerte sind als Punkte eingetragen. Zur Orientierung die in der BRD gebotenen Höchstmengen in tierischem Fleisch (HM-Fl) und in Milch und Milchprodukten (HM-KM). Erw. $\bar{x}$ = Durchschnittswerte entsprechender Untersuchungen bei Erwachsenen der Bundesrepublik Deutschland [3]

Bei Säuglingen höher als bei Erwachsenen

9 von 34 Säuglingen zeigten höhere $\alpha+\beta$-HCH-Konzentrationen im Fett als die empfohlenen Grenzen für Fleisch, die übrigens gleichfalls auf dessen Fettgehalt bezogen sind. Beim HCB waren es 14 Säuglinge, die diese Grenze überschritten, im 2. Lebensjahr von beiden Substanzen nur je 1 Kind. Der Gehalt an PCBs lag bei 6 Säuglingen und 3 älteren Kindern höher als die $\bar{x}+1s$-Grenze; 1 Säugling wies sogar höhere PCB-Konzentrationen als die obere 2s-Schranke aller Werte auf. Die HCB- und PCB-Werte zeigten untereinander eine hohe Korrelation mit einem Koeffizienten von $r = 0{,}856$. Entsprechend häufig fanden sich auch Mehrfachüberschreitungen der angenommenen Grenzen. Interessanterweise wiesen **Kinder von deutschen Müttern** hochsignifikant **höhere HCB- und PCB-Werte** auf **als Kinder türkischer Mütter.** Die Durchschnittswerte für HCB lagen bei deutschen Kindern um 70%, die für PCBs, die ja als spezieller Belastungsfaktor hochindustrialisierter Länder gelten, sogar um 84% höher.

Über diese erste Bestandsaufnahme hinaus drängt sich natürlich die Frage auf, ob die nachgewiesenen Belastungsstoffe tatsächlich, wie vermutet wird, aus der Muttermilch oder doch anderen Quellen wie Luft, Wasser, Pflegemitteln und dergleichen Dingen des täglichen Lebens stammen. Um unsere Untersuchungen hinsichtlich dieser Fragestellung auswerten zu können, mußten die unterschiedlichen Zeitabstände zwischen dem jeweiligen Abstillen der untersuchten Kinder und der Materialentnahme, die die Untersuchungsergebnisse durch Einbeziehen anderer Umweltfaktoren verfälschen konnten, nivelliert werden. Dazu wurden die Werte von 41 Kindern, deren Stillmenge durch Aufzeichnungen der Mütter genau bekannt war, „geschichtet". Es wurde ein Schnitt gemacht zwischen denjenigen Werten, bei denen die Probeentnahme länger und jenen, bei denen die Materialgewinnung kürzer als 10 Wochen nach dem Abstillen zurücklag. In jeder dieser beiden Gruppen wurde unterschieden zwischen mehr oder weniger Gestillten.

Im oberen Drittel der Abb. 5.3 sind die Mittelwerte derjenigen Kinder zusammengestellt, bei denen das genannte Zeitintervall kleiner als 10 Wochen, im mittleren Drittel bei denen das Zeitintervall größer als 10 Wochen war. Jeweils auf der linken Seite sind die Werte der signifikant weniger Gestillten, auf der rechten Seite die der um etwa das 10fache mehr gestillten Kinder eingetragen; im unteren Drittel als graphisches Beispiel Histogramme einer solchen Schichtung, und zwar vom DDT.

1. ZEITINTERVALL <10 Wo.(4,95 ± 2,3)	2p >0,05	1,2 ± 2,4	
STILLMENGE <10 kg (2,9 ± 3,3) Mittelwerte aus n = 10:	<0,01	>10 kg (30,5 ± 21,9) n = 11:	
$\alpha+\beta$ HCH	0,12	>0,70	0,15
HCB	0,34	<0,001	1,08
PCB	0,70	<0,001	1,88
DDT gesamt	0,58	<0,001	1,28
2. ZEITINTERVALL >10 Wo.(44,9±30,4)	2p >0,80	47,5 ± 26,7	
STILLMENGE <10 kg (3,6 ± 3,1) Mittelwerte aus n = 12:	<0,001	>10 kg (38,7 ± 17,9) n = 8:	
$\alpha+\beta$ HCH	0,06	<0,05	0,11
HCB	0,10	<0,05	0,26
PCB	0,35	<0,05	0,87
DDT gesamt	0,23	<0,01	0,67

DDT gesamt   1. <10 Wochen   2. >10 Wochen

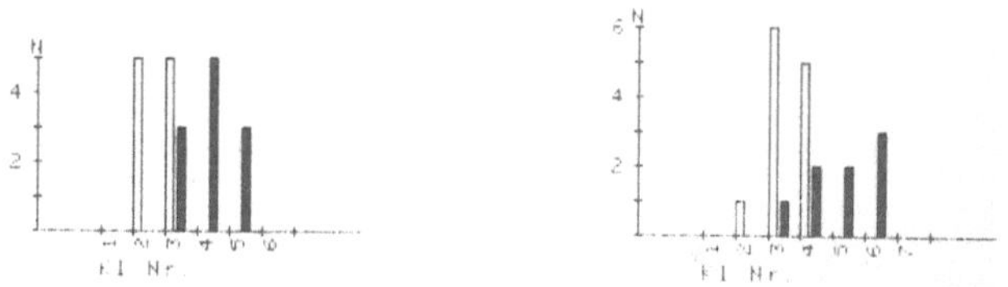

Abb. 5.3. Organohalogene (ppm) im Fettgewebe von 41 Kindern, „geschichtet" nach der Stillmenge (kg) und dem Zeitintervall zwischen Stillende und dem Zeitpunkt der Probenentnahme (in Wochen)

Am Tag der Operation hatten die Kinder folgendes Körpergewicht: a) $5,17 \pm 1,9$ kg ($\bar{x} \pm s$; <10 kg Stillmenge) bzw. $5,43 \pm 1,73$ kg (>10 kg Stillmenge). b) $9,98 \pm 2,61$ kg bzw. $9,16 \pm 2,77$ kg.

Abhängig von erhaltener Frauenmilchmenge

Die statistische Analyse ergab, daß die Konzentrationen derjenigen Organohalogene und PCBs, die sich bei der Bestandsaufnahme als die am stärksten belastenden herausgestellt hatten, bei denjenigen Kindern, die mehr Muttermilch erhalten hatten, stets höher als bei den weniger Gestillten waren. Auf der Basis der Durchschnittswerte läßt sich die mittlere Zuwachsrate an Organohalogenen im Fettgewebe auf 5–10% gegenüber dem Ausgangswert pro kg aufgenommener Muttermilch kalkulieren. Die Irrtumswahrscheinlichkeit der Unterschiede belief sich in der ersten Gruppe auf nur 0,1%, bei denjenigen Kindern aber, deren Proben im Abstand von mehr als 10 Wochen nach dem Stillende entnommen wurden, waren die Unterschiede deutlich weniger signifikant, nämlich nur 1–5%. Auch das Histogrammbeispiel zeigt, daß die zunächst scharfe Grenze des DDT-Gehalts in Abhängigkeit von der aufgenommenen Muttermilchmenge nach dem Abstillen zunehmend verwischt. Wahrscheinlich kommen darin die übrigen Belastungsquellen der Umwelt zum Ausdruck, die nach Beendigung des Stillens natürlich relativ stärker zum Tragen kommen als die Muttermilch. Diese aber hat sich nun tatsächlich als die dominierende Kontaminationsquelle unserer Säuglinge für PCBs und einige chlorierte Kohlenwasserstoffe herausgestellt.

Zum einen muß in naher Zukunft der Frage nachgegangen werden, ob einem höheren Gehalt an Belastungsstoffen eine pathogene Bedeutung zukommt, zum anderen müssen wir parallel dazu dafür Sorge tragen, daß die Rückstandssituation unserer Umwelt und damit auch der Muttermilch weiter verbessert wird. Immerhin lagen nämlich einige der ermittelten Durchschnittswerte höher als die von Erwachsenen aus anderen Teilen der Welt, wie die aus Kanada, den USA, Japan, Großbritannien oder Neuseeland [1].

Diskussion

Ergänzend wurde von Niessen hinzugefügt, daß die Altersverteilung bei 1 Woche nach der Geburt bis zu 2 Jahren lag. In der 1. Gruppe waren es 6 Kinder, die in der 1. Lebenswoche operiert wurden. Diese Kinder wiesen ebenfalls PCBs in ihrem Fettgewebe auf, so daß man folgern muß, daß PCBs auch transplazentar auf den Säugling übergehen.

Überraschend waren auch die Maximalwerte bei Säuglingen im 1. Halbjahr, die z. T. an die Werte von Erwachsenen heranreichen. Diese Maximalwerte liegen z. B. höher als die aus USA, Kanada und Japan bekannten Durchschnittswerte von Erwachsenen.

In diesem Zusammenhang wurde erstens die Frage gestellt (Vahle) ob ein muttermilchinduzierter Ikterus durch erhöhte Werte von β-HCH und DDT verursacht werden kann, und zweitens auf eine Untersuchung von italienischen Arbeitern aus der Elektroindustrie hingewiesen (Niessen), bei denen gewisse Erkrankungen gehäuft gegenüber der anderen Population aufgetreten sind. Man fand bei diesen Arbeitern sehr hohe Konzentrationen an PCB im Serum. Es wurde dann von Grüttner auf die Untersuchungsergebnisse von 2000 Muttermilchproben auf chlororganische Substanzen aus Hamburg hingewiesen. Danach wurden 1980/81 in allen

Proben chlororganische Substanzen nachgewiesen, aber im Vergleich zu Untersuchungen von 1970 und 1975 ist eher eine abnehmende Tendenz der Konzentration nachweisbar, bzw. für die polychlorierten Biphenyl kann zumindest gesagt werden, daß eine Zunahme nicht mehr zu verzeichnen ist. Danach gibt es keinen Grund wegen der Schadstoffbeimengungen in der Muttermilch vom Stillen abzuraten. Eine kritische Untersuchung oder Projektierung dieser Frage wurde angeregt.

Literatur

1. Abbott DC, Collins GB, Goulding R, Hoodless RA (1981) Organochlorine pesticide residues in human fat in the United Kingdom 1976–1977. Br Med J 283: 1425–1428
2. Acker L, Forth W, Richter E, Heeschen W, Pröstler L (1983) Schadstoffkonzentration in Muttermilch. Paediat Prax 27: 377–382
3. Schulte E, Acker L (1975) Zur Kontamination des Menschen mit Chlorkohlenwasserstoffen, insbesondere durch PCB. EUR 5196: 435–440

6 Die Vitamin-D-Versorgung des Säuglings bei natürlicher und künstlicher Ernährung*

O. Hövels, F. Püllen, R. Thorbeck, G. Markosch und M. Goll

Die Vitamin-D-Konzentration der Frauenmilch liegt in der Größenordnung von 25 IE/l. Ernährung und medikamentöse Gaben an die Stillende scheinen darauf einen gewissen Einfluß zu haben (Lit. bei Goll u. Hövels [5]). Andererseits ist die geringere Rachitisfrequenz bei gestillten Säuglingen bekannt, obgleich auch in der neueren Literatur Mitteilungen von Rachitis bei gestillten Kindern zu finden sind. Darüber hinaus wird die Frage der angemessenen Dosis einer kontinuierlichen medikamentösen Rachitisprophylaxe zwar nicht kontrovers diskutiert, aber in der Praxis unterschiedlich gelöst. Durch die Ergebnisse eigener Untersuchungen und Literaturstudien hoffen wir zu einer Klärung beitragen zu können.

6.1 Eigene Untersuchungen

Zwischen Oktober 1982 und März 1983 haben wir 303 in Frankfurt/M. lebende Säuglinge im Alter von 20–32 Wochen untersucht (Abb. 6.1). Die Gruppe ist hinsichtlich ihrer soziologischen Struktur, ihrer Nationalität und der Geschlechtsverteilung für die in der Stadt Frankfurt/M. lebenden Säuglinge gleichen Alters repräsentativ. Im Rahmen dieser Feldstudie wurde eine ausführliche Ernährungsanamnese, insbesondere im Hinblick auf die Aufnahme von Vitamin-D, erhoben. Im Serum der Kinder wurden u. a. folgende Parameter bestimmt: Konzentration von 25-, und 1,25-(OH)$_2$ D$_3$, Kalzium-, anorganischer Phosphatwert, alkalische Phosphataseaktivität. Eine ausführliche Schilderung der Methodik und Ergebnisse wird andernorts erscheinen [9].

---

* Für technische (Bestimmung von 25-(OH) D$_3$, 1,25-(OH)$_2$ D$_3$) und organisatorische Assistenz danken wir Herrn Prof. Dr. *Schmidt-Gayek,* Heidelberg und Herrn Ltd. Med. Direktor Dr. G. *Jung,* Frankfurt/M, für finanzielle Unterstützung dem Verein „Hessische Vereinigung zur Förderung der Jugendgesundheitspflege". Diese Arbeit enthält wesentliche Teile der Inaugural-Dissertation von Herrn F. *Püllen:* „Repräsentative Untersuchungen zur Vitamin-D-Versorgung 5–8 Monate alter Säuglinge in Frankfurt/M."

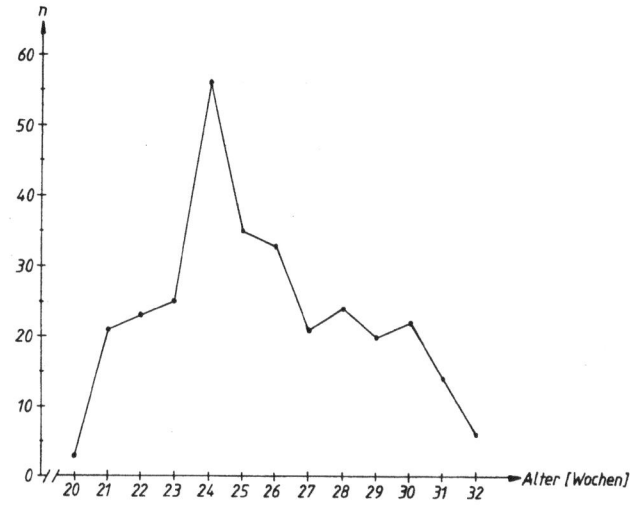

Abb. 6.1. Altersaufbau des Kollektivs

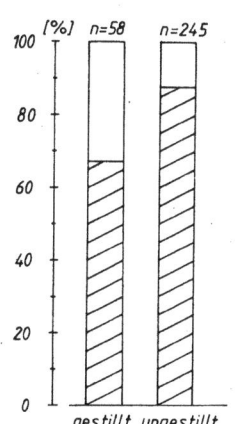

Abb. 6.2. Soziale Schichtung der Eltern gestillter und ungestillter Kinder. $X^2 = 14{,}580$; $X^2_{0,001;200} = 13{,}816$. □ = obere soziale Schicht

Von den 303 Kindern wurden 46 (15,2%) zum Zeitpunkt der Untersuchung noch voll-, weitere 12 (3,9%) teilgestillt. Mit einem Signifikanzniveau von 0,01, welches, falls nicht ausdrücklich anders erwähnt, für alle weiteren Aussagen gilt, unterscheiden sich diese 58 Kinder von den 245 nichtgestillten durch den fast ⅓ betragenden höheren Anteil von Eltern, die der sozialen Oberschicht angehören (Abb. 6.2). Signifikante Unterschiede zwischen gestillten

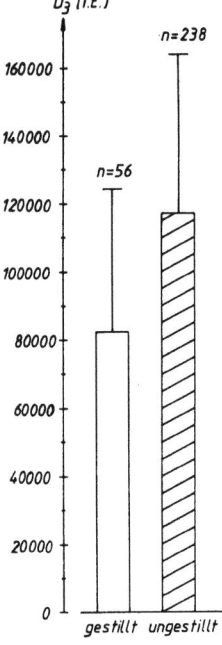

Abb. 6.3. Kumulative Vitamin-D-Aufnahme gestillter und ungestillter Kinder.
$t = 5{,}036$;
$t_{0{,}001;200} = 3{,}340$

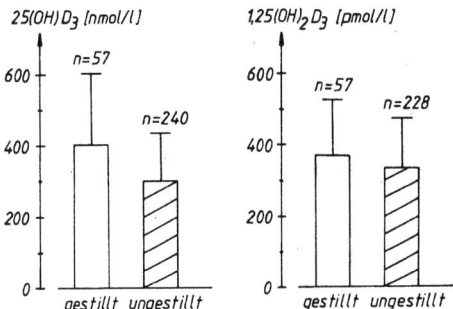

Abb. 6.4. 25-(OH)-D_3- und 1,25-(OH)$_2$-D_3-Serum-Spiegel bei gestillten und ungestillten Kindern. $t = 4{,}5505$; $t_{0{,}001;200} = 3{,}340$

und ungestillten Kindern fanden sich ferner bei folgenden Vergleichen:

Der *Mittelwert der kumulativen Gesamtdosis,* d.h. der geschätzten Menge Vitamin-D_3, welche die Säuglinge bis zum Zeitpunkt der Untersuchung erhalten hatten, war um etwa *⅓ niedriger als der ungestillter Kinder* (Abb. 6.3).

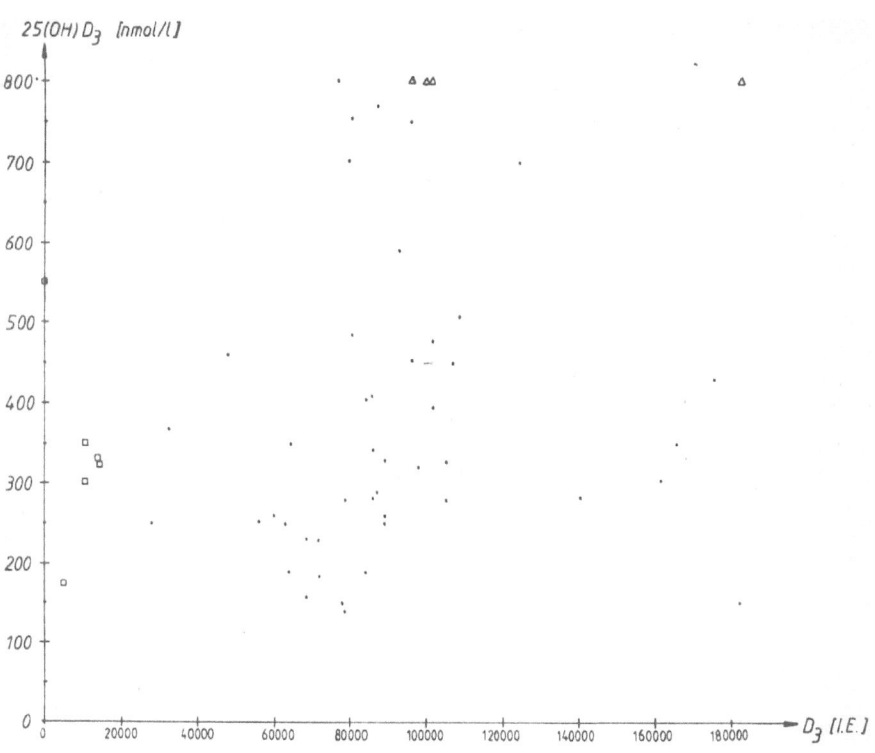

Abb. 6.5. Kumulative Vitamin-D-Aufnahme gestillter Kinder in Relation zum 25-(OH)-D_3-Serumspiegel. Δ = > 800 nmol/l; $\square$ = < 100 E Vit. D/ die

Dagegen lag ihr *25-(OH)-D_3-Serumspiegel* um etwa *25% über dem der nichtgestillten Säuglinge,* während kein Unterschied in der 1,25-$(OH)_2$-D_3-Serumkonzentration festgestellt werden konnte (Abb. 6.4).

Für die spätere Diskussion dieser Befunde erscheinen weitere Ergebnisse von Bedeutung: Bei den 58 gestillten Kindern ist die Höhe des 25-(OH)-D_3-Spiegels unabhängig von der Höhe der kumulativen Gesamtdosis. Es besteht allerdings ein Trend zu niedrigeren Spiegeln bei niedrigeren Dosen (Abb. 6.5). Dabei ist eine kleine Gruppe von 5 Säuglingen, die weniger als 100 IE Vitamin-D_3/Tag erhalten haben, von besonderem Interesse. Auch bei ihnen finden sich keine Abweichungen der 25-(OH)-D_3-Konzentration im Serum. Dieser Befund entspricht den Ergebnissen bei den nichtgestillten Kindern, deren Werte in der Abb. 6.6 ge-

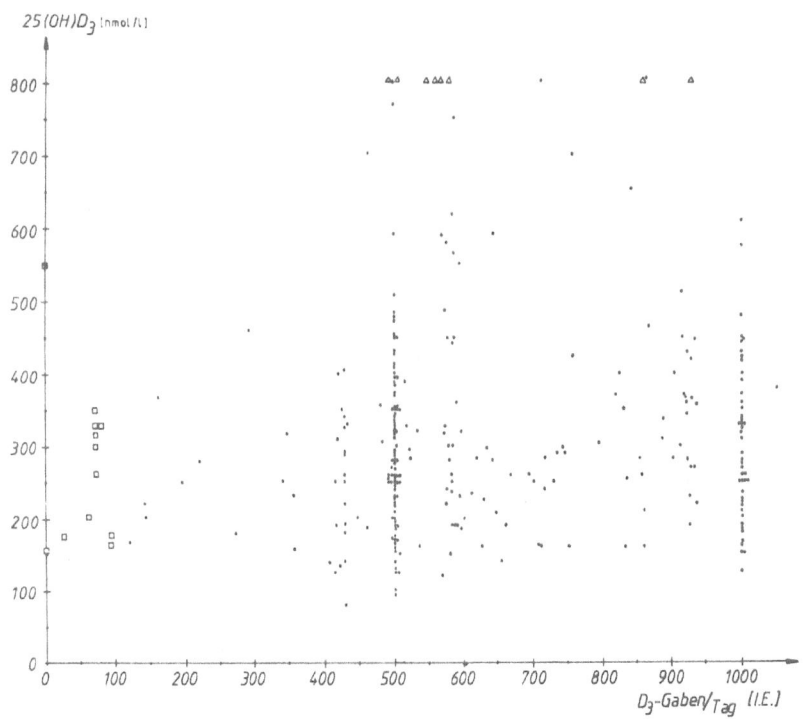

Abb. 6.6. Durchschnittliche tägliche Vitamin-D-Aufnahme gestillter und ungestillter Kinder in Relation zum 25-(OH)-D_3-Serumspiegel. Δ = > 800 nmol/l; □ = < 100 E Vit. D/die

meinsam mit denen der gestillten Säuglinge dargestellt sind. Dabei wurde diesmal die geschätzte tägliche Aufnahme von Vitamin-D_3 zur 25-(OH)-D_3-Konzentration in Beziehung gesetzt. Unabhängig von der Ernährung mit Frauen- oder Kuhmilch kann festgestellt werden: 11 Kinder, die weniger als 100 IE Vitamin-D_3/Tag erhalten haben, und weitere 12 Säuglinge, die weniger als die empfohlenen 400 IE/Tag aufnahmen, unterscheiden sich hinsichtlich der 25-(OH)-D_3-Serumkonzentration nicht von den Kindern, die 400 IE/Tag und mehr aufgenommen haben. Auf den relativ hohen Anteil von Kindern, welche entgegen einem Erlaß des Hessischen Sozialministers statt 500 IE 1000 IE/Tag erhalten haben, sei verwiesen.

6.2 Rachitis bei gestillten Kindern

Wir haben die seit 1976 beschriebenen Mitteilungen über gestillte Säuglinge mit Rachitis überprüft [5]. Dabei gingen wir davon aus, daß ein Zusammenhang zwischen Stillen und einer Vitamin-D-Mangelrachitis nur vermutet werden kann, wenn zwischen der Beendigung der Brusternährung und der Diagnosestellung nicht mehr als 8 Wochen liegen. Unter diesem Gesichtspunkt scheidet einer von 12 beschriebenen Patienten aus. 10 von 11 Patienten wurden 6 Monate und länger, 7 von 11 sogar länger als 9 Monate ausschließlich gestillt. Von den 9 Müttern, über deren Ernährung Angaben gemacht werden, ernährten sich 7 streng vegetarisch.

6.3 Diskussion und Schlußfolgerungen

1. Über Rachitis bei gestillten Kindern wurde seit 1976 in der Weltliteratur nur unter Umständen berichtet, welche in der Bundesrepublik Deutschland, von extrem seltenen Ausnahmen abgesehen [8], nicht gegeben sind. Unter den von uns untersuchten Säuglingen wurde, wie bereits in einer früheren Studie bei den 2jährigen Frankfurter Kindern [6] *keine Rachitis gefunden.* Dies erlaubt, da es sich in beiden Fällen um repräsentative Stichproben handelte, den Schluß, daß *in Frankfurt/M. eine erfolgreiche Methode der Rachitisprophylaxe* betrieben wird. Dies zeigt sich auch an der Regelmäßigkeit der Verabfolgung von Vitamin-D: 79,9% der Eltern geben es täglich (Abb. 6.7). Es besteht demnach keine Veranlassung vom Prinzip der allgemeinen kontinuierlichen medikamentösen Rachitisprophylaxe abzuweichen.

400 IE Vitamin D_3/Tag ausreichend

2. Es ließ sich jedoch zeigen, daß die medikamentöse Gabe von *400 IE Vitamin-D_3/Tag ausreicht, um in jeder Hinsicht zufriedenstellende Ergebnisse zu erhalten. Daraus folgt, daß es unnötig* ist, *für die allgemeine medikamentöse Rachitisprophylaxe mehr als diese Dosis zu empfehlen.* Dies ist wiederholt gefordert [3] und häufig empfohlen worden ([2, 7] Deutsche Gesellschaft für Sozialpädiatrie), ohne sich im Bereich der Bundesrepublik Deutschland in der Praxis voll durchzusetzen [4, 6]. Hier sollte ein Wandel möglich sein.

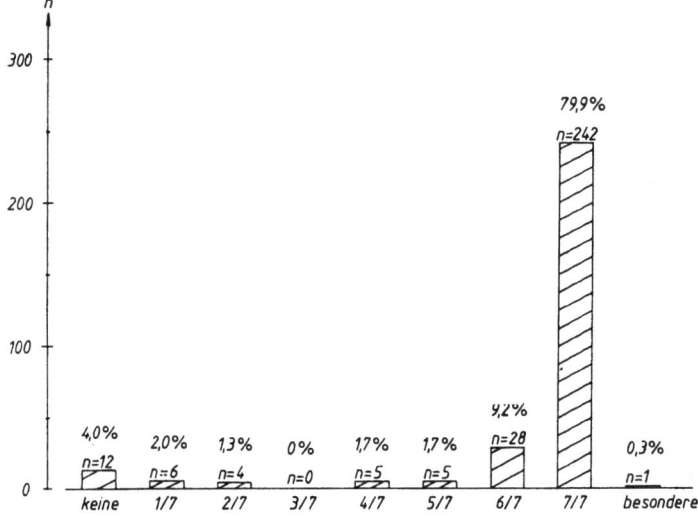

Abb. 6.7. Regelmäßigkeit der durch die Eltern verabfolgten Vitamin-D-Gaben bei gestillten und ungestillten Kindern

3. Man kann daraus jedoch nicht folgern, daß die Applikation von 1000 IE Vitamin-D_3/Tag im toxischen Bereich liegen würde. Dagegen sprechen 2 Befunde: Einmal die Unabhängigkeit der 25-(OH)-D_3-Konzentration von der täglichen Einzel- oder der kumulativen Gesamtdosis. Zum anderen besteht kein Zusammenhang zwischen der Serumkonzentration von 1,25$(OH)_2D_3$ und 25-(H)D_3 (Abb. 6.8). Man kann daraus schließen, daß *in dieser Größenordnung eine den Bedarf überschreitende Vitamin-D_3-Gabe ohne erkennbare schädliche Folgen gespeichert wird.*
4. Aus der Tatsache, daß auch Säuglinge mit einer geringeren täglichen Vitamin-D_3-Aufnahme als 400 IE, keine auf eine Rachitis hinweisende Abweichung der untersuchten Parameter hatten, sollte nicht gefolgert werden, daß man die Dosis der allgemeinen medikamentösen Rachitisprophylaxe unter 400 IE/Tag senken sollte. Dieser Sachverhalt kann nämlich nur dann verwirren, wenn man die empfohlene tägliche Zufuhr von 400 IE Vitamin-D_3/Tag mit dem auf 100–200 IE geschätzten Vitamin-D-Bedarf verwechselt. Ist doch in der empfohlenen Zufuhr ein notwendiger Sicherheitszuschlag ent-

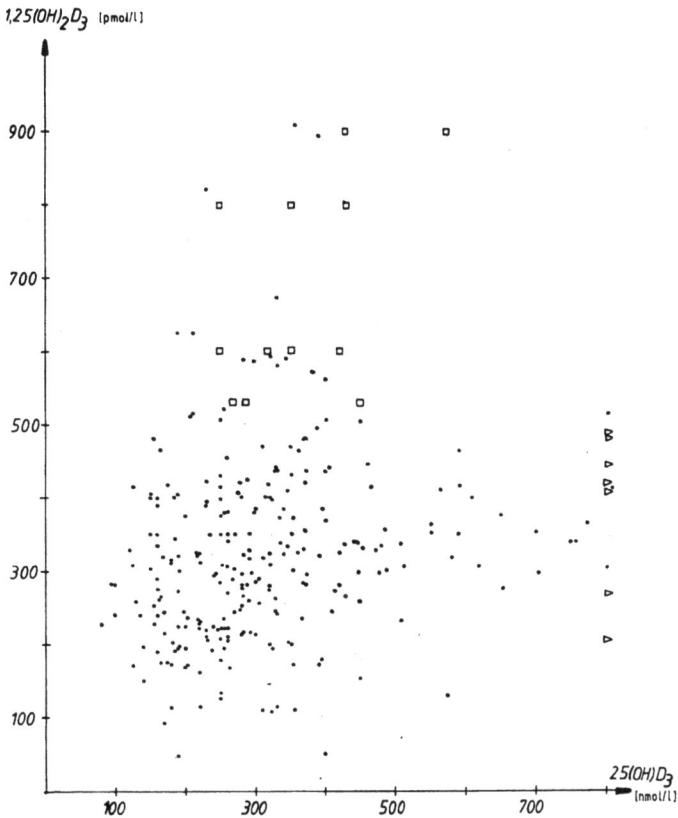

Abb. 6.8. Verhältnis zwischen 25-(OH)-D$_3$- und 1,25-(OH)$_2$-D$_3$-Serumspiegel bei gestillten und ungestillten Kindern

halten. Unsere Befunde sprechen für die Richtigkeit dieses Sachverhalts.

Für die Beibehaltung dieser Praxis sprechen außerdem: Einmal der bereits im Rahmen des Normalbereichs angesprochene Trend zu niedrigeren 25-(OH)-D$_3$-Serumspiegeln bei geringer Zufuhr von Vitamin-D$_3$. Zum anderen die mit einem Signifikanzniveau von 1% bestehende Korrelation zwischen einer hohen Aktivität der alkalischen Serumphosphatase und niedrigen 25-(OH)-D$_3$-Spiegeln (Abb. 6.9) bei gestillten Säuglingen.

Dazu kommt, daß offenbar die 25-(OH)-D$_3$-Konzentration im Serum nicht allein von der oralen Vitamin-D-Aufnah-

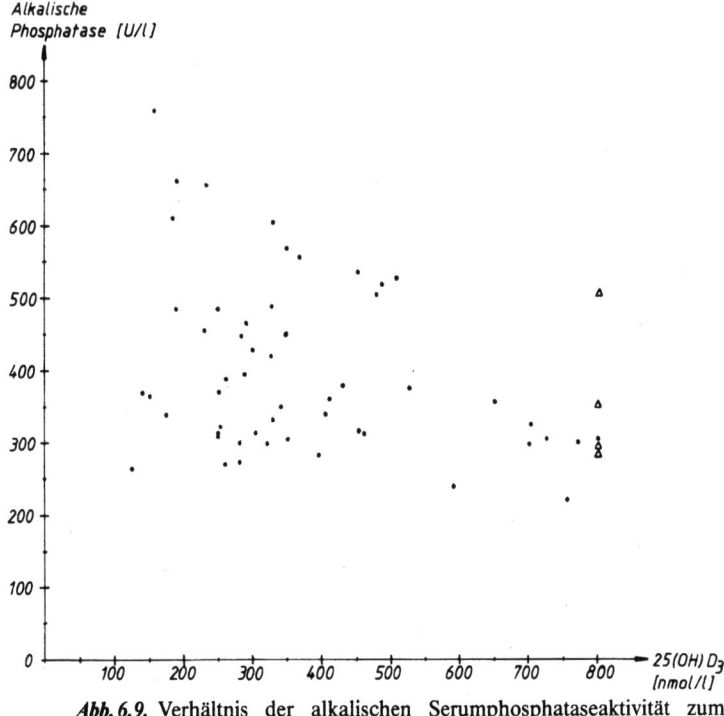

Abb. 6.9. Verhältnis der alkalischen Serumphosphataseaktivität zum 25-(OH)-D_3-Serumspiegel bei gestillten Kindern. $r = 0{,}3342$; $r_{0,01;55} = 0{,}3385$

me abhängt: Die gestillten Kinder erhielten signifikant weniger Vitamin-D_3 und hatten doch einen signifikant höheren 25-(OH)-D_3-Spiegel wie die nichtgestillten Säuglinge. Es ist dies ein objektiver Hinweis auf die lange bekannte Beobachtung, daß Rachitisprophylaxe nicht ausschließlich eine Frage der medikamentösen Vitamin-D-Zufuhr ist. Auf die jüngsten Ausführungen von Wolf [10] zur Vitamin-D-Bildung in der Haut sei verwiesen, ohne daß es unsere Beobachtungen erlauben würden, darauf näher einzugehen. Man muß aber auch daraus folgern, daß Angaben über die Konzentration der Vitamin-D-Metaboliten im Serum gestillter Kinder ohne Berücksichtigung von Umständen, welche diese ebenfalls beeinflussen, nur von begrenztem Wert sind.

Es konnte auch gezeigt werden, daß die Eltern gestillter Kinder zu einem signifikant höheren Anteil der Ober-

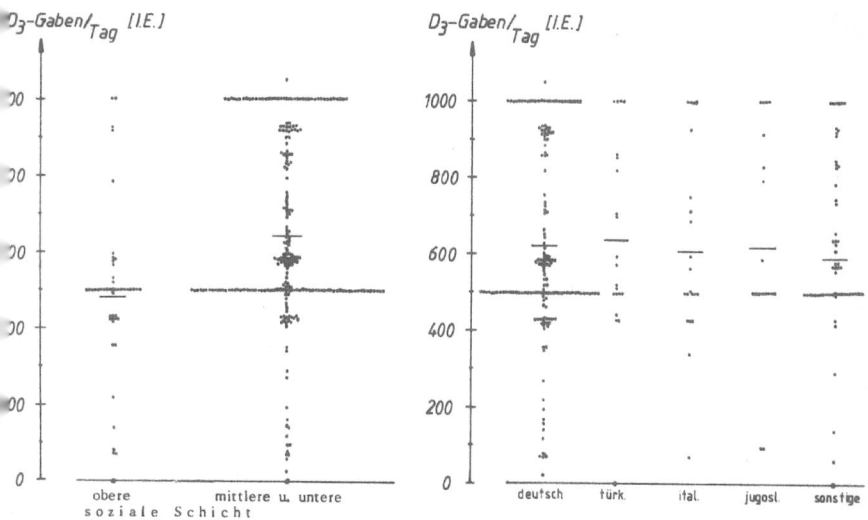

Abb. 6.10. Abhängigkeit der durchschnittlichen täglichen Vitamin-D-Zufuhr von der sozialen Schicht und der Nationalität. $t = 4{,}1867$; $t_{0,001;200} = 3{,}340$

schicht angehörten, so daß diese Gruppe nicht repräsentativ für alle gleichaltrigen Frankfurter Kinder ist. Auch für das Gesamtkollektiv besteht ein Zusammenhang zwischen sozialer Schicht und Höhe der Vitamin-D-Zufuhr. Kinder von Eltern der Oberschicht erhielten signifikant weniger Vitamin D_3/Tag (Abb. 6.10). Andererseits sind unter den Säuglingen, die weniger als 400 IE Vitamin D_3/Tag erhalten haben, mehr deutsche als ausländische Kinder; d.h. daß auch unter dem Aspekt einer relativ niedrigen Vitamin-D-Zufuhr keine Rückschlüsse auf die Gesamtpopulation gezogen werden dürfen.

Kein großes Risiko, wenn weniger als 400 IE/Tag

Bei einer individuellen Betrachtung der Resultate sind differenziertere Aussagen möglich: Für deutsche Säuglinge, welche weniger als 400 IE Vitamin D/Tag aufnehmen, ist das Risiko, bis zum 6. Lebensmonat eine Rachitis zu bekommen, nicht groß. Dies gilt in gleicher Weise für gestillte und nichtgestillte Kinder, insofern letztere, wie unter den Bedingungen unserer Feldstudie beobachtet, ganz überwiegend eine mit Vitamin D angereicherte Milch erhalten.

Wir ziehen aus den dargelegten Gründen daraus nicht den Schluß, auf die erfolgreiche allgemeine medikamentöse

Prophylaxe zu verzichten. Wir können jedoch feststellen, daß die Empfehlung einer täglichen medikamentösen Vitamin-D_3-Zufuhr von 400 IE bei gestillten Kindern oder Kindern, die eine mit Vitamin-D angereicherte Fertigmilchnahrung erhalten, einen breiten Sicherheitsbereich berücksichtigt. Deswegen können wir Eltern, die, aus welchen Gründen auch immer, diesen Säuglingen zusätzlich kein Vitamin-D oder weniger als 400 IE pro Tag geben wollen, diese Information nicht vorenthalten.

Diskussion

Wichtig war der nachträgliche Hinweis von Hövels, daß die Untersuchungen von Oktober 1982 bis März 1983 durchgeführt wurden und schon 400 IE Vitamin D pro Tag ausreichen, um die im normalen Bereich liegenden jahreszeitlichen Schwankungen der 25-Hydroxycholecalciferol-Konzentration im Serum aufzuheben.
Als Kriterium, um den Bedarf an Vitamin D bei reifgeborenen Kindern zu bestimmen, wurde das Niveau der alkalischen Phosphatasen (Lindquist) genannt. Mit der Zunahme der alternativen Ernährung wird auch die Verwendung von Lebertran zur Rachitisprophylaxe wieder aktuell. Wenn die Menge Lebertran gegeben wird, die einer Gabe von 400 IE Vitamin D entspricht, dann werden Vitamin-A-Intoxikationen diagnostiziert. Das Mulgatol hat sich zur Vitamin-D-Prophylaxe aber als unwirksam erwiesen (Niessen). Wenn keine Vitamin-D-Tabletten akzeptiert werden, wurden Höhensonnenbestrahlungen (Mayser) empfohlen.
Aufgrund der immer noch bestehenden Unsicherheit in der Rachitisprophylaxe wurde abschließend folgende Empfehlung (Hövels) ausgesprochen:

1. Es wird generell empfohlen, allen, auch den gestillten Kindern Vitamin-D zur medikamentösen Rachitisprophylaxe zu geben, zumal damit die in den ersten Lebenswochen noch notwendigere Fluoridgabe als Kariesprophylaxe verbunden ist.
2. Nach Aufhören der gemeinsamen Prophylaxe von Vitamin D und Fluorid wird empfohlen, bei Fluorid zu bleiben.

Heinrich teilte ergänzend mit, daß bereits 2,5 µg Cholecalciferol/Tag (= 100 IE/Tag) als minimaler Vitamin-D-Bedarf eine ausreichende Kalziumabsorption im Darm und Knochenmineralisation sicherstellen; diese Menge soll Rachitis verhindern und ein normales Wachstum ermöglichen.

Literatur

1. Deutsche Gesellschaft für Sozialpädiatrie (1982) Rachitisprophylaxe. Sozialpädiatrie 4: 517
2. Food and Nutrition Board (1974) Recommended dietary allowances: 8th ed. Washington, DC National Academy of Sciences – National Research Council, Publication 2216
3. Gladel W (1975) 10 Jahre kontinuierliche Rachitisprophylaxe – Rückblick und Ausblick. Monatsschr Kinderheilkd 123: 759–762
4. Gladel W (1983) Rachitisprophylaxe – Theorie und Praxis. Empfehlungen zur Rachitisprophylaxe in den Veröffentlichungen seit 1976. Der Kinderarzt 14: 1427–1431
5. Goll M, Hövels O (1984) Der Vitamin-D-Gehalt der Muttermilch: Konsequenzen für die medikamentöse Rachitisprophylaxe? Pädiatr Prax 30: 307–312
6. Hövels O, Makosch G, Bergmann KE, Magnet W, Abt K, Sies S, Tews KH, Jung G, Limbach HJ, Gregor H (1983) Repräsentative Untersuchungen zur Vitamin-D-Versorgung zweijähriger Kleinkinder in Frankfurt/M. Monatsschr Kinderheilkd 131: 23–27
7. Kübler W (1977) Vitamin D. Ernährungsumschau 24: 195–197
8. Niessen KH, Teufel M (1983) Gedeihstörung und Osteomalazie bei vegetarisch ernährten Kindern. Pädiatr Prax 28: 639–647
9. Püllen F (in Vorbereitung) Repräsentative Untersuchungen zur Vitamin-D-Versorgung 5–8 Monate alter Säuglinge in Frankfurt/M. Inaugural-Dissertation, Frankfurt/M.
10. Wolf H (1983) Alternative Rachitisprophylaxe mit optischer Strahlung. Pädiatr Prax 28: 629–638

7 Möglichkeit der intestinalen Sensibilisierung durch frühzeitige Fremdeiweißgaben im Säuglingsalter

S. Strobel

Die Vermeidung von Nahrungsmittelunverträglichkeiten – auf immunologischer Grundlage – gewinnt eine zunehmende Bedeutung und Beachtung, die sich in einer ständig wachsenden Anzahl von Publikationen ausdrückt. Während die Existenz von Nahrungsmittelproteinallergien allgemein anerkannt wird, variieren Angaben über ihre Häufigkeit sehr, und Prozentsätze von 0,3% bis über 10% werden in der wissenschaftlichen Literatur genannt [1, 6].

Bedingt durch die zentrale Stellung und frühe Verabreichung der Kuhmilch in der Säuglingsernährung stehen Berichte über eine Milchunverträglichkeit an erster Stelle. Theoretisch können jedoch alle Preoteine allergische Reaktionen auslösen und eine Substitution der Kuhmilch durch andere Nahrungsmittel, z. B. Soja, Reis, Huhn, Fisch und Erdnüsse, ist keine echte Alternative, da auch sie identische Unverträglichkeitsreaktionen einschließlich einer Malabsorptionssymptomatik mit Schleimhautatrophie verursachen können [8, 15].

Basierend auf pädiatrischen Erfahrungen mit der Kuhmilchproteinallergie und klinischen Berichten [5] haben wir die Hypothese aufgestellt und getestet, daß die Zufuhr eines artfremden Nahrungsmittelproteins in der Neonatalperiode nicht zur Toleranz, sondern zu potentiell gefährlichen Immunantworten im späteren Leben führen kann.

Im folgenden möchte ich zusammenfassend über experimentelle Studien zur Untersuchung des Sensibilisierungsmechanismus berichten und aufzeigen, daß frühe postnatale (orale) Fremdeiweißgaben das körpereigenene Immunsystem sensibilisieren können. Infolge dieser Reaktion kann es dann im späteren Leben bei Wiedereinführung des gleichen Antigens zu Immunantworten vom Soforttyp (Typ I) und vom verzögerten, zellvermittelten Typ (Typ IV) kommen.

7.1 Versuchsanordnung

Versuchstieren wird am ersten und/oder 42. Lebenstag eine gewichtsbezogene Menge Eialbumin (Ovalbumin) oder physiologische Kochsalzlösung (0,15 mol NaCl) über eine Magensonde verabreicht. Eine Versuchsgruppe wird dann mit Eialbumin und Freunds komplettem Adjuvant immunisiert, und systemische, humorale und zellvermittelte Immunität werden 3 Wochen später untersucht.

Zur Prüfung der zellulären, *lokalen intestinalen* Immunantwort wird eine andere Versuchsgruppe 4 Wochen nach der initialen Gabe von Eialbumin oder 0,15 mol NaCl mit 0,1 mg Eialbumin pro Tag im Trinkwasser über 10 Tage belastet. Zum Abschluß der Versuchsreihe wird die Dünndarmschleimhaut der Versuchstiere histologisch und morphometrisch untersucht. Als Anhaltspunkte für eine lokale, zellvermittelte Immunantwort werden die Infiltration der Mukosa und das Verhalten der intraepithelialen Lymphozyten (IEL) quantifiziert. Mit Hilfe der Mikrodissektionstechnik [2] können zusätzlich die Auswirkungen auf die Kryptentiefen und Zottenlängen erfaßt und die Kryptzellerneuerungsraten errechnet werden.

7.2 Ergebnisse

In Tabelle 7.1 sind die Immunantworten (Steigerung oder Suppression) der beiden oben erwähnten Versuchsgruppen aufgelistet.

Während die ***erwachsenen Tiere*** nach Eialbumingabe mit einer typischen Verminderung der zellulären und humoralen Immunantwort reagieren ***(orale Toleranz)***, zeigen Tiere, die postnatal ***am 1. Lebenstag*** mit Eialbumin belastet wurden, ein gänzlich anderes Verhalten. Sie sind nicht nur nicht tolerant, sondern zeigen deutliche Zeichen einer vorange-

Postnatale Sensibilisierung

Tabelle 7.1. Systemische Immunantworten nach enteraler Gabe von Eialbumin (Ovalbumin). Alle Gruppen (6–8 Tiere) wurden 3 Wochen nach der initialen Fütterung parenteral immunisiert. Die Untersuchung der systemischen Immunität erfolgte 3 Wochen nach der Immunisierung. Die zelluläre Immunität wurde mit Hilfe eines Hauttests gemessen

Lebensalter in Tagen	Fütterung	Antikörperspiegel Serum (%) (Kontrolle 100%)	Zelluläre Immunantwort (%) (Kontrolle 100%)
1. Lebenstag	0,15 mol NaCl	100	100
1. Lebenstag	Ovalbumin	*141*	*126*
42. Lebenstag	0,15 mol NaCl	100	100
42. Lebenstag	Ovalbumin	12	8

gangenen *Sensibilisierung*. Ihre Reaktionsfähigkeit ist über die der Kontrolltiere gesteigert.

Systemische und lokale, intestinale Immunität sind jedoch häufig dissoziiert, und so ergibt sich die wichtige Frage: Was geschieht in der Darmschleimhaut, wenn das Antigen erneut enteral zugeführt wird? Zur Untersuchung dieser Fragestellung wurde das Verhalten der intraepithelialen Lymphozyten besonders sorgfältig studiert, denn diese immunokompetenten Zellen gelten als Marker für zellvermittelte Reaktionen in der Mukosa [9, 12]. So ist z. B. eine Erhöhung der intraepithelialen Lymphozyten bei Patienten mit Kuhmilchallergie, Zöliakie und parasitären Erkrankungen beschrieben [4, 10, 13]. In Tabelle 7.2 ist das Verhalten der intraepithelialen Lymphozyten zusammengefaßt. Die hier beschriebenen Versuchsreihen zeigen eine deutliche Erhöhung der intraepithelialen Lymphozyten ausschließlich bei Tieren, die postnatal mit Eialbumin gefüttert wurden. Eine spätere Einführung in die Diät hat keinen Einfluß hierauf.

Vermehrung der intraepithelialen Lymphozyten in der Dünndarmschleimhaut

7.3 Implikationen für die Praxis

Vor dem Hintergrund dieser tierexperimentellen Ergebnisse [14] und auch klinischen Beobachtungen [5] erhält die Tatsache, daß Vitamin D und/oder Fluortabletten aus galenischen Gründen Kuhmilchproteine enthalten, eine besondere Bedeutung.

Tabelle 7.2. Lokale intestinale zellvermittelte Immunität (intraepitheliale Lymphozytenzahlen nach Antigenbelastung)

Lebensalter in Tagen	Fütterung	Belastung (0,1 mg OVA täglich für 10 Tage)	Intraepitheliale Lymphozyten/ 100 Epithelzellen im Jejunum Mittel ± SD
1. Lebenstag	0,15 mol NaCl	Ovalbumin	$9,3 \pm 0,7$
1. Lebenstag	Ovalbumin	Keine	$10,1 \pm 0,9$
1. Lebenstag	Ovalbumin	Ovalbumin	*$15,7 \pm 2,1$[a]*
42. Lebenstag	0,15 mol NaCl	Ovalbumin	$10,3 \pm 1,4$
42. Lebenstag	Ovalbumin	Keine	$10,7 \pm 0,9$
42. Lebenstag	Ovalbumin	Ovalbumin	$10,8 \pm 1,2$

[a] Statistisch signifikanter Unterschied ($p < 0.01$)

Sensibilisierung durch milchproteinhaltige Medikamente

In Tabelle 7.3 sind Präparate nach Angaben der Roten Arzneimittelliste und nach Angaben der Hersteller ihrem Milchproteingehalt gemäß aufgeschlüsselt. Mit dem milchproteinhaltigen Präparat können bis zu einem Milligramm Protein pro Tag zugeführt werden, eine Menge die hinreichend ist, den Organismus für allergische Reaktionen zu sensibilisieren und sie bei vorangegangener Sensibilisierung evtl. auch auszulösen. Die Wahrscheinlichkeit einer solchen Sensibilisierung ausschließlich durch diese Quelle scheint gering zu sein, und bisher ist erst ein Verdachtsfall gemeldet worden. Inwieweit diese Antigenmengen – verabreicht während der Stillperiode – Wegbereiter für spätere Milchunverträglichkeiten vom verzögerten Typ (Typ IV) sein können, vermag man im Augenblick nur zu spekulieren. Neuere klinische Beobachtungen scheinen tierexperimentelle Befunde zu bestätigen, nämlich, daß geringe und intermittierende Gaben von Fremdproteinen eher zur Sensibilisierung führen als eine kontinuierliche Verabreichung [5, 14].

Diese Beobachtungen haben ganz besonderes Gewicht für etwa **10–15% der Säuglinge,** die als **allergische „Risikokinder"** anzusehen sind. In Tabelle 7.4 habe ich – gestützt auf Literaturangaben – versucht, das Allergierisiko eines Neugeborenen in bezug auf die Familienanamnese aufzuschlüsseln [3, 7, 11].

Risiko einer Sensibilisierung

Die **Wahrscheinlichkeit an einer Allergie zu erkranken** ist **am höchsten, wenn beide Eltern Allergiker** mit gleicher Manifestation sind **und der IgE-Spiegel im Nabelschnurblut** des Säuglings **erhöht ist.** Bei dieser Aufstellung handelt es sich um ein relativ grobes Raster – in Ermangelung anderer verläßlicher Marker zur Definition einer Risikopopulation kommt der ausführlichen Anamnese eine besondere Bedeutung für die Praxis zu. Die Mütter dieser Kinder sollten zum Stillen ermuntert und die früh- und gleichzeitige Gabe

Tabelle 7.3. Milcheiweißgehalt von Vitamin D und/oder Fluortabletten

Milcheiweiß:	*negativ*
Vigantoletten	500/1 000
Fluor-Vigantoletten	500/1 000 (E. Merck)
Milcheiweiß:	*positiv*
Vigorsan	500/1 000 (Albert-Roussel)

Tabelle 7.4. Allergierisiko eines Neugeborenen (%)

Allergie beider Eltern (gleiche Organmanifestation)	60–80
Allergie beider Eltern	40–60
Ein Elternteil allergisch	20–40
Ein Geschwisterteil allergisch	25–35
Keine Allergieanamnese	5–15

von Fremdproteinen in dieser Zeit vermieden werden. Solche Maßnahmen erscheinen geeignet das Allergierisiko dieser Kinder zu senken. Diese Arbeitshypothese sollte im Rahmen von prospektiven kooperativen klinischen Studien untersucht werden.

Diskussion

Dieses hochaktuelle Thema zog eine rege Diskussion nach sich und die Frage, ist es wichtig am Anfang voll zu stillen oder kommt es darauf an, jenseits von 3 Monaten weiter zu stillen – beantwortete Strobel folgendermaßen:
„Selbstverständlich sind wir in Europa auf die Gabe von Kuhmilcheiweiß angewiesen, und weit über 80% der Bevölkerung hat die Milchnahrung im Kindesalter auch gut vertragen! Wir sprechen hier über 10–15% von Kindern mit allergischen Erscheinungen, die, wie Forschungsergebnisse der letzten Jahre zeigen, häufig auf Nahrungsmittelbestandteile zurückzuführen sind.
Es sind wahrscheinlich nicht die kontinuierlichen Milchgaben, sondern eher die intermittierenden kleinen Gaben, die sensibilisieren. Hierzu gibt es klinische Mitteilungen einer australischen Arbeitsgruppe [5].
Es kommt letztendlich darauf an, möglichst viele Säuglinge am Anfang zu stillen, und es wird vermutet, daß die Vermeidung von Fremdprotein in dieser Zeit entscheidender ist als die Dauer der Stillperiode. Vor allem bei Säuglingen aus Allergikerfamilien sollte jede Milchgabe in den ersten Wochen verhindert werden, wenn die Mutter stillen kann. Wenn der Säugling nicht gestillt werden kann, kann vorübergehend z. B. eine hydrolysierte Nahrung verabreicht werden".
Es erfolgte dann der Hinweis (Schöch) für Kinder aus Allergikerfamilien Soja anstelle von Kuhmilch als Basis für die Säuglingsnahrung zu verwenden, da Soja im späteren Leben leichter zu vermeiden sei. Diese Meinung wurde nicht allgemein vertreten (Mayser, Strobel, Tönz).
Strobel wies darauf hin, daß gerade Sojamehl in vielen Speisen enthalten ist und wer weiß, ob das Kind nicht Vegetarier wird. Jedes Fremdeiweiß sollte in dieser Phase vermieden werden.
Es wurde dann von Lindquist zur Vorsicht geraten, auf Grund von Tierstudien kategorische Empfehlungen aufzustellen. In Schweden gibt es zwei Gruppen mit verschiedenen Auffassungen. Dozent Juto (Umea), der sich mit zellulären immunologischen Problemen befaßt, meint, daß es von Vorteil ist, fremde Proteine nicht zu spät einzuführen. Prof. Hansson

(Göteborg), der sich mit humoralen immunologischen Problemen beschäftigt, meint, daß man nicht zu früh damit anfangen soll.
Auch der Hinweis von Stehr gab weitere Denkanstöße, der davor warnte, Kuhmilchintoleranz der immunvermittelten Kuhmilchunverträglichkeit gleichzusetzen. Eine Kuhmilchunverträglichkeit auf immunologischer Basis ist häufig ein hochakutes Geschehen und manchmal genügen Tropfen, um das Kind in einen moribunden Zustand zu versetzen. Und eigenartigerweise verlieren diese Kinder nach 1 Jahr wieder diese Reaktionsfähigkeit.
Nach Stehr muß jeder Mensch an die Ernährung mit Fremdeiweiß herangeführt werden. In diesem Zusammenhang wies Strobel darauf hin, daß auch in neueren pädiatrischen Büchern die Ansicht vertreten wird, daß die Kuhmilchallergie immer ein hochakutes Geschehen ist – das trifft jedoch nur für die IgE-vermittelte Reaktion (Typ I) zu.
Bei langsamer ablaufenden immunologischen Reaktionen ist der ursächliche Zusammenhang sehr viel schwieriger herauszufinden. Seit Anfang der 70er Jahre ist bekannt, daß Gastroenteropathien mit Zottenatrophie durch Kuhmilch ausgelöst werden können. Hierbei handelt es sich um eine allergische Reaktion vom verzögerten Typ (Typ IV). Nach neueren Berichten haben verzögerte Reaktionen auf Nahrungsmittelproteine im Rahmen des atopischen Ekzems eine nicht zu unterschätzende Bedeutung.
Es gibt auf diesem Gebiet Untersuchungen am Menschen, die zeigen, daß die zelluläre Immunität, z. B. bei Atopikern, vermindert ist, und daß die fehlende Supression des Immunsystems zu diesen klinischen Erscheinungen führen kann.

Literatur

1. Bock SA (1982) Incidence of adverse reactions to foods in the first year of life. J Allergy Clin Immunol 69: 109 (Abstracts supplement)
2. Clarke RM (1970) Mucosal architecture and epithelial cell production rate in the small intestine of the albino rat. J Anat 107: 519–529
3. Croner S, Kjellman NI, Eriksson B, Roth A (1982) IgE-screening in 1701 newborn infants and the development of atopic disease during infancy. Arch Dis Child 57: 364–368
4. Ferguson A (1977) Intraepithelial lymphocytes of the small intestine. Gut 18: 921–937
5. Firer MA, Hosking CS, Hill PJ (1981) Effect of antigen load on the development of milk antibodies in infants allergic to milk. Br Med J 283: 693–696
6. Goldstein GB, Heiner DC (1970) Clinical and immunological perspectives in food sensitivity. J Allergy 46: 270–291
7. Juto P, Strannegard O (1979) T lymphocytes and blood eosinophils in early infancy in relation to heredity for allergy and type of feeding. J Allergy Clin Immunol 64: 38–42
8. Kuitunen P, Visakorpi JK, Savilahti E, Pelkonen P (1975) Malabsorption syndrome with cow's milk intolerance: clinical findings and course in 54 cases. Arch Dis Child 50: 351–356
9. MacDonald TT, Ferguson A (1976) Hypersensitivity reactions in the small intestine. II. Effects of allograft rejection and of graft-versus-

host disease on mucosal architecture and lymphoid cell infiltrate. Gut 17: 81–91
10. Mavromichalis J, Brueton MJ, McNeish AS, Anderson CM (1976) Evaluation of the intraepithelial lymphocyte count in the jejunum in childhood enteropathies. Gut 17: 600–603
11. Michel FB, Bousquet I, Greillier P, Robinet-Lévy M, Coulomb Y (1980) Comparison of cord blood immunoglobulin concentrations and clinical parameters for the prediction of infant allergy. J Allergy Clin Immunol 65: 422–430
12. Mowat AMcI, Ferguson A (1982) Intraepithelial lymphocyte count and crypt hyperplasia measure the mucosal component of the graft-versus-host reaction in mouse small intestine. Gastroenterology 83: 417–423
13. Phillips AD, Rice SJ, France NE, Walker-Smith JA (1979) Small intestinal lymphocyte levels in cow's milk protein intolerance. Gut 20: 509–512
14. Strobel S, Ferguson A (1984) Immunological responses to fed protein antigens in mice. III. Systemic tolerance or priming is related to the age at which antigen is first encountered. Pediatr Res 18: 588–594
15. Vitoria JC, Camarero C, Sojo A, Ruiz A, Rodriguez-Soriano J (1982) Enteropathy related to fish, rice and chicken. Arch Dis Child 57: 44–48

8 Zur Geschichte der Beikost in der Säuglingsernährung

W. Droese

Der Begriff *Beikost* wurde um die Jahrhundertwende von Adalbert Czerny geprägt. Durch Beikost sollte die Milchmenge beschränkt und ein Milchnährschaden verhindert werden. Czernys Anregung wurde zunächst nicht aufgegriffen. Camerer jun. [3] empfiehlt 1906 im Handbuch Pfaundler/Schlossmann zwar eine *Beinahrung* für abgestillte Säuglinge, meint aber, die Menge der täglich getrunkenen Milch sollte dann *nicht wesentlich über ein Liter hinausgehen*.

Beikost früher

Das Thema Beikost wird erst in den 20er Jahren aktuell [4, 7, 9]. Die Frage wird diskutiert, ob im 2. Lebenshalbjahr eine ausschließliche Ernährung des Säuglings mit Muttermilch zweckmäßig sei. Bei Säuglingen, die bis zum Ende des 1. Lebensjahrs ausschließlich Muttermilch erhielten, steigt die Gewichtskurve zwar *ungestört* weiter an, und das Unterhautfettpolster ist eher reichlich entwickelt, die Kinder ließen aber eine gewisse *Schlaffheit und Blässe* erkennen [7]. Czerny u. Keller [4] beobachteten darüber hinaus ein Zurückbleiben der motorischen Funktionen und nicht selten eine rasch fortschreitende Rachitis. Aus diesen Beobachtungen wurde der Schluß gezogen:

Mit einem großen Volumen Muttermilch erhalten die Säuglinge nicht genügend Nährstoffe, namentlich Protein, und vor allem zu wenig *Ergänzungsstoffe:* Eisen, Kalzium, Phosphor und Vitamine [4, 7].

Als spätester Zeitpunkt für Zufütterung von Beikost wurde allgemein der 5.–6. Lebensmonat angesehen. Zu diesem Zeitpunkt sollte die Muttermilch, auch wenn genügend vorhanden sei, reduziert werden, um eine genügend große Aufnahme konzentrierter Speisen zu gewährleisten. Czerny [4] verstand unter Beikost für das Brustkind zunächst jede Ergänzung zur Frauenmilch, also auch Kuhvollmilch. Die Menge der Kuhvollmilch wurde für Säuglinge im 2. Lebenshalbjahr auf 400–500 ml/Tag festgelegt. Diese

Reduktion der Milchmenge und die Art der Beikost wurden dann auch für *künstlich* ernährte Säuglinge übernommen.

Entsprechend den Empfehlungen von Czerny u. Keller [4, 7] bestand Beikost anfänglich aus einer *dicken Grießbouillon* oder einer *mit Butter in Wasser gekochten Grießsuppe* zur Mittagsmahlzeit. Als Abendmahlzeit wurde ein Brei aus Mehl oder Grieß gegeben. Arthur Keller bemerkt freimütig, daß im übrigen eine große Unsicherheit über die Frage bestehe, welche Nahrungsmittel neben Milch gegeben und warum sie gegeben werden sollen.

Klinische Beobachtungen hatten bereits in den 20er Jahren Zweifel aufkommen lassen, ob das Krankheitsbild der Milchüberernährung des Säuglings im 2. Lebenshalbjahr wirklich nur, wie Czerny u. Keller meinten, auf Mangel an höhermolekularen Kohlenhydraten beruhe. Man hatte festgestellt, daß nicht nur gröbere Mehle mit ihrem Gehalt an Vitaminen des B-Komplexes und an Rohfasern, sondern auch Gemüse und Obst eine Milchüberernährung zu heilen vermögen. Das Krankheitsbild Milchüberernährung wurde nicht als einfache Avitaminose aufgefaßt. Neben Vitaminen seien offenbar auch andere akzessorische Nährstoffe mit vitaminartiger Wirkung und der hohe Rohfasergehalt der Mehle und Gemüse an der heilenden Wirkung des Milchnährschadens beteiligt. Dementsprechend wurde Anfang der 30er Jahre die Beikost für Säuglinge im 2. Lebenshalbjahr erweitert [7, 9]. Es wurden jetzt nicht nur Breie aus Grieß und Mehl, den *wachstumsfördernden Kohlenhydraten,* wie Finkelstein sie nennt, sondern auch Gemüse, Obst und Fruchtsäfte dem Speiseplan des älteren Säuglings zugefügt.

Wann mit Beikost anfangen?

War von Czerny u. Keller und anderen Kinderärzten ursprünglich nur der späteste Zeitpunkt der Beikostzufütterung festgelegt, wurde bald die Frage diskutiert, wann zweckmäßigerweise mit Beikost zu beginnen sei. Schon im 2. Lebensmonat Beikost zu geben, wie es vor allem in der Praxis geschehe, hält Finkelstein für übertrieben. Er empfiehlt Beikost für Brust- und Flaschenkinder vom 3. Lebensmonat an. Er beginnt mit einem Teelöffel Suppe oder einem *Krümelchen Gemüse oder Mehlbrei,* von Freund treffend als *Naschkost* bezeichnet.

Regelmäßige Beigabe von 10–15 g Apfelsinen- oder verdünntem Zitronensaft, auch an Brustkinder, halten alle

Autoren [4, 7, 9] für ratsam. Eine so frühzeitige Beikostfütterung in langsam steigender Menge sei auch zu empfehlen, um den Säugling an den neuen Geschmack zu gewöhnen und damit einen reibungslosen Übergang von der Muttermilch bzw. von der Flasche zur festen Kost im 2. Lebenshalbjahr zu sichern.

Ende der 30er Jahre und in der Ära der milchreichen Ernährung mit Säurevollmilch wird Beikost nach folgendem Schema [7, 9] gegeben:

Im 2. Lebensmonat erhalten Brust- und Flaschenkinder täglich 1–3 Teelöffel rohen Obstsaft.

Im 3. Lebensmonat wird der Fruchtsaft auf 2–5 Teelöffel pro Tag gesteigert.

Säuglinge, die mit 600 g Milch nicht satt werden, bekommen eine milchfreie Karottenbrühe mit Kartoffelbreizusatz. Im 4.–5. Lebensmonat erfolgt eine Reduktion der Mahlzeiten von 5 auf 4. Eine Milchmahlzeit wird durch 200 g Gemüsebrühe mit Kartoffelbreizusatz ohne Fett ersetzt. Im 6. Lebensmonat werden der Gemüse-Kartoffelbrei-Mahlzeit 5–10 g, später 10–20 g Butter und zunächst jeden 2. Tag ein Teelöffel frisches Eigelb, ab 7. Lebensmonat täglich abwechselnd 1 Teelöffel frisches Gelbei oder Quark zugefügt. Als Nachspeise: geriebener Apfel oder Bananenbrei.

Als zweite milchfreie Mahlzeit wird im 6. Lebensmonat ein sog. Rohfrüchtebrei aus eingeweichtem Vollkornbrot oder Knäckebrot mit rohen Früchten der Jahreszeit, evtl. mit Zitronensaft und etwas Zucker abgeschmeckt, gegeben. Nach dem 6. Lebensmonat werden auch dem Rohfrüchtebrei 5–10 g Butter oder 1 Teelöffel frisches Eigelb beigemischt. Zur Abendmahlzeit: ein Vollmilchbrei mit Grieß, dazu rohe Früchte der Jahreszeit.

Zu diesem Schema einige Bemerkungen:

1. Alle Sachkenner halten es für ratsam, dem Brustkind im 1. Lebenshalbjahr neben Fruchtsaft auch eine Gemüse-Kartoffel-Mahlzeit und Obstbrei zu geben.
2. Anstelle von Mehl und Grieß treten Gemüse und Kartoffeln.
3. Durch Zugabe von Butter und Eigelb wird die Beikost aufgewertet.
4. Gegen Verwendung von Fleisch bestand lange Zeit Bedenken.

Mit Finkelstein war man der Meinung, daß für Fleisch und Leber erst im 2. Lebensjahr die *erforderlichen Verhältnisse für eine genügende Verdauung* bestünden [7]. Die Untersuchungen von Freudenberg [1, 7, 8] über Kathepsin und die Arbeiten von Schäfer [10] über den Eisenbedarf und die Eisenversorgung haben dann zu einem Wandel geführt.

Das Schema der Beikostfütterung wird in den Grundzügen beibehalten und jeweils neuen Erkenntnissen angepaßt.

1. Der Butterzusatz zur Gemüse-Kartoffel-Mahlzeit wird auf den 4. Lebensmonat vorverlegt.
2. Neben Butter werden später linolsäurereiche Fette in den milchfreien Mahlzeiten verwendet.
3. In der Gemüsemahlzeit tritt Fleisch an die Stelle von Quark.
4. Der Vollkorn- bzw. Brot-Obstbrei mit Butter- bzw. Margarinezusatz wird statt im 1. erst im 2. Lebenshalbjahr gegeben, um den Bedarf an Milch zu decken.

Weitere Anpassung [5, 6]: Man nimmt an, daß heute Schwangere und Stillende zweckmäßig ernährt sind. Das Brustkind erhält deshalb bis zum 5. Lebensmonat keinen Obstsaft, keine Gemüse-Kartoffel-Mahlzeit und kein Obstmus. Das gilt auch für Säuglinge, die eine adaptierte oder teiladaptierte Milchnahrung bekommen.

Beikost heute   Vor etwa 15 Jahren begann die diätetische Lebensmittelindustrie Beikost herzustellen. Seit dieser Zeit ist in der Beikostzufütterung ein Wandel eingetreten. Zunächst wurde nur Karottenmus ohne jeden Zusatz angeboten. Schon bald wurde das Angebot erweitert um Obst- und Gemüsesäfte in jeder nur denkbaren Kombination, *mit Zusatz von Zucker.* Der Vitamin-C-Gehalt in diesen Säften ist meist nicht wesentlich größer als in frisch ausgepreßtem Apfelsinensaft. So wurde den *Saftzubereitungen Askorbinsäure zugesetzt.*

Eine ähnliche Entwicklung läßt sich bei Früchtezubereitungen beobachten. Zunächst wurde nur eine Mischung von Apfel und Banane angeboten. Bald wurden Mischungen aus den verschiedensten Früchten hergestellt. Viele Früchte sind ohne Zusatz von Zucker nicht genießbar. *Zusätze von Zucker und Askorbinsäure sind die Regel.* Eine Verwendung von Bindemitteln ist notwendig, um eine Entmischung zu verhindern. Eine Überlegenheit gegenüber einem frisch zubereiteten Apfel-Bananen-Brei besteht eigentlich nicht.

Den bei gesunden und kranken Säuglingen *bewährten Karottenbrei ohne jeden Zusatz gibt es schon lange nicht mehr.* Die Gemüsebreie und Menüs sind heute fast immer eine komplizierte Mischung von ernährungsphysiologisch wertvollen und wertlosen, von gut und schlecht verträglichen Gemüsesorten mit und ohne Zusatz von Eigelb oder Fleisch. Die Zubereitungen enthalten kein oder zu wenig Fett. Erst in neuester Zeit werden die in den Zubereitungen enthaltenen Teigwaren oder Reis durch Kartoffeln ersetzt. Die Getreidezubereitungen mit und ohne Milchzusatz haben *fast alle einen Zuckerzusatz.*

Wie wirkt sich das verwirrend große Beikostsortiment in der Praxis aus? Anhand von Ernährungsbeobachtungen, die in den Jahren 1976/77 im Raum Dortmund vorgenommen wurden, möchte ich zeigen [5], wie die Zufütterung von Beikost in Familien heute durchgeführt wird (Tabelle 8.1).

Obst- bzw. Karottensaft bekommen zwischen der 5.–8. Lebenswoche 92%, ab dem 3. Lebensmonat alle von uns beobachteten Säuglinge. Mit Obst- und Gemüsezubereitungen werden vor Beendigung des 2. Lebensmonats bereits ⅓ der Säuglinge ernährt. Am Ende des 3. Lebensmonats haben 82% der Säuglinge eine Gemüsemahlzeit, 70% eine Obstzubereitung und 50% einen Milchbrei in ihrem Speiseplan. Im 5. Lebensmonat erhielten 93% der Säug-

Tabelle 8.1. Zeitpunkt der Beikostfütterung. (Forschungsinstitut für Kinderernährung Dortmund)

Alter	Saft	Gemüsezubereitung	Fleisch	Eigelb	Obstzubereitung	Milchbrei
		% der beobachteten Säuglinge				
6./9. Woche	92	32			36	12
10./11. Woche	100	42			52	10
12./13. Woche	100	85			70	50
4. Monat	100	89	2		70	81
5. Monat	100	93	20	13	87	91
6. Monat	100	100	72	21	83	90
7. Monat	100	100	79	71	94	94
8. Monat	100	100	92	62	94	96
9. Monat	100	100	92	54	94	96
10. Monat	100	100	95	73	94	96

linge eine Gemüsezubereitung, davon 20% mit Fleisch und 13% mit Eigelb; 87% der Säuglinge erhielten eine Obstzubereitung und 91% einen Milchbrei.

Wer berät die Mütter?

Bei der Wahl der Beikost und bei der Wahl des Zeitpunkts der Beikostfütterung war die Mutter *nur in den seltensten Fällen vom Kinderarzt beraten* worden. Fast immer richteten sich die Mütter nach den Empfehlungen der diätetischen Lebensmittelindustrie. Nicht mehr der Kinderarzt, sondern die Firmen der diätetischen Lebensmittelindustrie sind heute also Berater der Mutter in der Diätetik der Beikostzufütterung. Ich halte diese Entwicklung nicht für gut. Ich meine, die Industrie wäre gut beraten, wenn sie ihre Nahrungspläne auf Verpackungen und in den Broschüren mehr als bisher mit den Empfehlungen der Kinderheilkunde abstimmen würde. Zu groß sind die Unterschiede zwischen den Empfehlungen der Kinderheilkunde und der Industrie über den geeigneten Zeitpunkt der Beikostzufütterung, über den zweckmäßigen Anteil einzelner Lebensmittel und über den bestmöglichen Nährstoffgehalt in den Zubereitungen. Säuglinge bekommen mit industriell hergestellter Beikost heute nicht das mögliche Optimum an Nährstoffen. Nach einer überschlagsmäßigen Berechnung

Was ist heute falsch?

bekommen sie *zuviel wasserlösliche Vitamine, vor allem Askorbinsäure, zuviel Kohlenhydrate,* vor allem den biologisch wertlosen Energieträger *Zucker,* aber *zu wenig hochwertige Fette* mit hohem Anteil an Ölsäure und Linolsäure.

Literatur

1. Buchs S (1947) Die Biologie des Magenkathepsins. Karger, Basel New York
2. Buchs S, Freudenberg E (1951) Die Rolle des Magenkathepsins bei der Eiweißverdauung. Ergeb Inn Med Kinderheilkd (NF) 2: 544
3. Camerer W (1906) Stoffwechsel und Ernährung im ersten Lebensjahr. In: Pfaundler M, Schlossmann A (Hrsg) Handbuch der Kinderheilkunde, Bd I/1. Vogel, Leipzig
4. Czerny A, Keller A (1923) Des Kindes Ernährung, Ernährungsstörungen und Ernährungstherapie, 2. Aufl, Bd I/1. Deuticke, Leipzig Wien
5. Droese W, Stolley H, Kersting M (1979) „Beikost" für Säuglinge im 1. Lebenshalbjahr bei Ernährung mit industriell hergestellten Milchnahrungen. Monatsschr Kinderheilkd 126: 6–8
6. Droese W, Kersting H (1984) Probleme der Säuglings- und Kinderernährung heute. Ernährungs-Umschau 31: 3–9
7. Finkelstein H (1938) Säuglingskrankheiten, 4. Aufl. Elsevier, Amsterdam New York London Brüssel

8. Freudenberg E (1929) Physiologie und Pathologie der Verdauung im Säuglingsalter. Springer, Berlin
9. Müller E (1946) Ernährung und Behandlung des Kindes, 2. Aufl. Enke, Stuttgart
10. Schäfer K-H (1982) Eisenbedarf, Eisenversorgung beim Säugling. In: Ewerbeck H (Hrsg) Pädiatrie: Weiter- und Fortbildung. Säuglingsernährung heute. Springer, Berlin Heidelberg New York

9 Beikost – industriell gefertigt oder im Haushalt selbst hergestellt?

E. G. Huber

Die Einführung der industriell hergestellten Beikost, der Gemüse- und Obstkonserven für die Säuglingsernährung, stieß anfänglich bei der Bevölkerung auf große Zurückhaltung oder sogar Ablehnung, die durch Ressentiments aus der Vergangenheit erklärbar sind. Tatsächlich aber sind die jetzt erhältlichen Konserven in keiner Weise mehr mit der schlechten Qualität derjenigen früherer Jahrzehnte vergleichbar, sind in jeder Beziehung hochwertig und wie sich zeigen läßt, einem im Haushalt hergestellten Gemüse überlegen, auch wenn es im eigenen Garten gewachsen sein sollte.

Bei der Sortenauswahl wird darauf geachtet, daß diese für den Säugling bekömmlich und von erster Qualität sind. Zum Beispiel sind die verwendeten Äpfel als Tafelobst zu bezeichnen; wahrscheinlich würden viele Mütter sie gar nicht verkochen, weil dafür meist schlechtere Äpfel verwendet werden. Verständlicherweise ist ein so hochwertiges Obst im frischen Zustand nicht während der ganzen Jahreszeit erhältlich. Ein erster Pluspunkt für die Konserve, weil so während des ganzen Jahres Obst bester Qualität den Säuglingen gegeben werden kann.

Eine weitere wesentliche Forderung an eine Säuglingsbeikost ist die Freiheit von gesundheitsschädigenden Stoffen,

Pestizide   d. h. *sie dürfen keine Rückstände an Pflanzenschutz- oder Schädlingsbekämpfungsmitteln enthalten.* In der Praxis ist das nur so durchführbar, daß auf Schädlingsbekämpfungsmittel völlig verzichtet wird, weil sonst immer irgendwelche Rückstände nachweisbar wären. Das für die Säuglingsnahrung bestimmte Gemüse wird daher während des ganzen Wachstums niemals gespritzt. Der Verzicht auf die Schädlingsbekämpfung stellt aber an die Auswahl des Akkerbodens und an die Düngung ganz erhebliche Anforde-

Düngung   rungen. Durch die im Dünger oft enthaltenen Antibiotika aus dem Tierfutter oder durch Abwässer sind viele Böden als nicht mehr gesund anzusprechen; die Bodenbakterien und damit auch das pH des Bodens sind verändert. Vor dem Anbau eines für Säuglingsnahrung bestimmten Gemüses wird daher der Boden kontrolliert und nötigenfalls korrigiert. Manche Gebiete sind für diese Zwecke überhaupt nicht verwendbar. So ist z. B. nach Gedeke Spinat aus Weinbaugebieten wegen der intensiven Stickstoffdüngung des Rebgeländes, auch wenn die Weinberge in weiterem Abstand vom Gemüseacker sind, ungeeignet, weil das dort gezüchtete Gemüse einen sehr hohen Nitratgehalt aufweist. Nach Becker und nach Fafelt schwankt der Nitrat-Nitrit-Gehalt des Spinats zwischen 35 und 2640 mg pro Kg Rohgewicht. Die in der Gemüsekonserve enthaltene Nitratmenge dagegen schwankt zwischen 90 und 180 mg pro kg. Während ein Spinat mit einem niedrigen Nitrat-Nitrit-Gehalt für den Säugling atoxisch ist, kann ein Spinat mit einem so hohen Nitratgehalt wie er beim Frischgemüse vorkommen kann, beim jungen Säugling durch die bakterielle Umwandlung in Nitrit zu schweren Methämoglobinämien führen.

Die Nachprüfung von Fällen einer Säuglings-Methämoglobinämie nach Spinatgenuß ergab immer eine Selbstzubereitung im Haushalt (Gedeke). Auch die Düngung ist entscheidend für das Gedeihen der Pflanzen ohne Schädlingsbekämpfungsmittel. Mit der üblichen Nitratdüngung ist zwar ein gutes Wachstum erzielbar, bei histologischen Untersuchungen aber findet man mächtig ausgeweitete Zellen mit erhöhtem Wassergehalt. Ein solches Wachstum bezeichnet man im Volksmund als „ins Kraut gehen". Es ist in der Pädiatrie mit der abnormen Gewichtszunahme pastöser Kinder vergleichbar, das keineswegs wünschenswert ist. Auf diese Art und Weise gezogene Pflanzen sind nicht nur biologisch minderwertig, sondern haben auch meist einen abnorm hohen Nitratgehalt. Ackerböden, die für die Ansaat von Säuglingsgemüsen bestimmt sind, müssen dagegen auf organisch biologische Weise gesundet werden und erhalten als Düngung nur Stickstoff in organischer Verbindung, z. B. in Form von Horn- und Knochenmehl, das nur langsam von der Pflanze resorbiert wird und damit ein gesundes Wachstum garantiert. Nur unter diesen Umständen ist es auch möglich, auf die sonst benötigten Schädlingsbekämpfungsmittel zu verzichten.

Vitamin C   Ein weiterer Pluspunkt für die industriell hergestellte Beikost ist die Verarbeitung. Durch eine gut ausgedachte Organisation wird das gepflückte Gemüse direkt an die Fabrik geliefert und dort sofort verarbeitet. Dadurch kommt immer frisches Gemüse zur Konservierung, das in den meisten Fällen wesentlich frischer ist als das am Markt einer Großstadt erhältliche. Besitzer eines eigenen Gartens mögen für sich in Anspruch nehmen, daß die Zubereitung ihrer Produkte noch rascher erfolgt, was sicher richtig ist. Diese Möglichkeit haben sie aber nur während einer relativ kurzen Zeitspanne im Jahresablauf. Die Industrie bezieht ihre Gemüse aus verschiedenen Regionen des Landes und erhält daher während mehrerer Monate ständig frisches Gemüse. Die Verarbeitung sofort nach dem Pflücken erhält das im Gemüse vorhandene Vitamin C, das beim Lagern und Welken der Gemüse rasch zerstört wird. Die Halbwertzeit des Vitamins C im Gemüse beträgt ca. 1 Tag, d. h. nach 2 Tagen ist nur noch 25% des ursprünglich vorhandenen Vitamins C nachweisbar. Ganz wesentlich aber ist, daß das Vitamin C auch bei der Konservierung erhalten bleibt. Vitamin C zersetzt sich unter Hitzeeinwirkung ohne Luftzutritt erst bei 180 °C. Es ist dagegen sehr empfindlich gegen Oxidation und gegen UV-Licht. Das normale Kochen im Haushalt führt daher unweigerlich zu einer weitgehenden Zerstörung von Vitamin C. Für die Konservierung wird deshalb das Gemüse nicht gekocht, sondern nur gewaschen und einer sog. Dampfblanchierung unterzogen. Anschließend wird das Gemüse homogenisiert, abgefüllt und vakuumverpackt. Darauf folgt eine Sterilisation bei 135 °C während 40 min. Da die Oxidasen durch die Dampfblanchierung zerstört wurden und kein Luftzutritt möglich ist, bleibt das Vitamin trotz Sterilisation erhalten. Die Erhaltung des Vitamins C ist aber nicht der einzige Vorteil, den diese Methode der Konservierung bietet. Durch die Sterilisation bei 135 °C werden nicht nur wie beim Kochen die Bakterien, sondern auch die Sporen abgetötet. Damit wird eine völlige Keimfreiheit erzielt – eine Voraussetzung für die gefahrlose Verabreichung von Beikost an junge Säuglinge.

*Homo-
genisierung*

Die bereits erwähnte Homogenisierung bringt eine weitgehende Zerkleinerung des Blattgemüses, die durch keine Manipulation im Haushalt, auch nicht durch einen Mixer, erreicht werden kann. Es werden dabei die Zellulosewände der Gemüse zerrissen, wodurch nicht nur eine leichtere

Verdaulichkeit des Konservengemüses gegeben ist, sondern auch eine bessere Ausnutzung der darin enthaltenen Stoffe. So können z. B. aus rohen Karotten knapp 2% Karotin, aus gekochten 20%, aus homogenisierten Karotten aber 60% Karotin verwertet werden.

So sehr die industriell hergestellte Beikost durch die Art der Konservierung vom kinderärztlichen und ernährungsphysiologischen Standpunkt aus zu begrüßen ist, so besteht andererseits kein Grund für die verwirrende Größe des Angebots, das nur aus markttechnischen Gründen erklärlich ist. Es bliebe allerdings für den Pädiater die echte Chance, aus der Liste der einzelnen Produkte das dasjenige auszuwählen und für die Ernährung anzuordnen, das den von ihm gewünschten Effekt bringt. So wird er z. B. für Säuglinge, die zu harten Stühlen neigen, Früchtezubereitungen, wie Pfirsiche mit Honig oder Aprikosen auswählen, während er Säuglingen, die zu häufigen Stühlen neigen, Bananen oder Äpfel empfehlen wird. Auch die Möglichkeit, relativ kalorienarm und doch sättigend zu ernähren, ist gegeben. Voraussetzung für all das aber ist, daß der Pädiater nicht nur die einzelnen Gemüse- und Obstsorten kennt, sondern sich auch die Mühe macht, die Mutter tatsächlich zu beraten.

Zusammenfassend läßt sich sagen, daß der Kinderarzt die industriell hergestellte Beikost, die sog. Naßkonserve, für die Beikost, besonders des jungen Säuglings, nicht nur empfehlen kann, sondern empfehlen muß, weil sie gegenüber dem im Haushalt hergestellten Gemüse folgende Vorteile bietet:

– Es werden die für den Säugling bekömmlichen Gemüsesorten ausgewählt.
– Das Gemüse wird auf Ackerböden gepflanzt, die nicht mit Nitratdünger, sondern mit biologischem Dünger gedüngt sind. Dadurch ist der Nitrat-Nitrit-Gehalt im Gemüse kontrolliert niedrig gehalten.
– Während der Züchtung von Säuglingsgemüse dürfen weder Pflanzenschutz- noch Schädlingsbekämpfungsmittel eingesetzt werden. Auch der Abstand zu Autobahnen muß entsprechend groß sein. Dadurch ist gewährleistet, daß keine den Säugling schädigende Rückstände enthalten sind.
– Durch die rasche Verarbeitung des Gemüses, und vor allem durch die Vermeidung des Kochens – das Gemüse wird nur blanchiert – werden die im Gemüse enthaltenen hitzelabilen Vitamine erhalten.
– Das Gemüse wird homogenisiert und damit so fein zerkleinert, wie es im Haushalt niemals möglich wäre. Es ist dadurch auch vom jungen Säugling besser verdaulich, und die Ausnutzung von Vitaminen ist wesentlich verbessert.

- Nach der Abfüllung und Vakuumverpackung wird das Gemüse sterilisiert. Infolge Fehlens des Luftzutritts bleiben die Vitamine zwar weiterhin erhalten, gleichzeitig aber werden nicht nur die Bakterien, sondern auch die Sporen abgetötet.

Selbstverständlich verursacht eine Konserve von so hoher Qualität auch entsprechende Kosten. Dennoch aber sind die Unterschiede nicht gravierend, wenn man bei dem im Haushalt hergestellten Gemüse nicht nur die Kosten der Gemüse, sondern auch diejenigen der Herstellung und die Arbeitszeit berücksichtigt.

Es ist eine echte Aufgabe für die Pädiater, die Mütter über die Vorzüge der industriell hergestellten Beikost umfassend und richtig zu informieren.

Diskussion

In der anschließenden Diskussion wurde die Frage gestellt: „Selbst zubereitete Nahrungen – zeigt sich hier eine zunehmende Tendenz?"

Die Teilnehmer des Symposions waren der Meinung, daß durch die industriell hergestellten Säuglingsnahrungen die Ernährung des Säuglings sicherer geworden ist (Droese). In diesem Zusammenhang wies Mayser darauf hin, daß die Zeit, in der jede Klinik eine Dyspepsiestation hatte, durch die Verdienste der Industrie, die uns eine Sicherheit bezüglich der Säuglingsernährung gibt, längst vorbei ist und Strömungen in Richtung auf Selbstzubereitung müssen mit harten Argumenten angegangen werden. Gutes tun besteht nicht allein darin, eine besonders komplizierte Kost (Getreide schroten) zuzubereiten, sondern heißt mit dem Kind spielen und die Liebe direkt zuführen – nicht über selbstzubereitete Nahrung, die viel Zeit kostet.

Droese regte ferner an, für Obstsäfte nur eine Frucht mit besonders hohem Vitamin-C-Gehalt zu verwenden, auf weitere Zusätze sollte die Industrie verzichten. Auch für die Menüs sollte nur ein ernährungsphysiologisch wertvolles, gut verträgliches Gemüse eingesetzt und auf Teigwaren zugunsten der wertvollen Kartoffel verzichtet werden. Alle Zubereitungen müssen hochwertiges Fett enthalten.

Schreier fügte als wesentliches Argument für Fertignahrungen die Metallionen hinzu, welche beim Kochen in das Gemüse übertreten und Vitamin C zerstören. Bekanntlich werden bei den industriellen Zubereitungen evtl. verlorengegangene Vitamin-C-Mengen wieder zugesetzt. Auch die mangelhafte Qualität der gekauften Gemüsearten auf Wochenmärkten wurde angeführt, die oft einen weiten Weg von Sammelstellen über Großmarkt und Gemüsegeschäft zurücklegen, und nach 48 h ist kaum mehr Vitamin C in den Blättern vorhanden. Ferner wurde neuerdings mehrfach festgestellt, daß Gemüse, das auf mit „natürlichem Dünger" gut versorgten Boden gedieh, wesentlich mehr Nitrat enthält.

Im Gegensatz zu Droese war Braun der Meinung, daß die Verwendung von industriell hergestellten Fertiggemüsen wegen der Vielfalt des Angebots dazu geführt hat, daß es kaum noch Kinder gibt, bei denen die Einführung des Gemüses in die Kost Schwierigkeiten bereitet. Bei Einheitsgemüse waren diese Schwierigkeiten wesentlich größer.

Literatur

Huber EG (1970) Ernährung des Säuglings und Kleinkindes im Blickpunkt der modernen Nahrungsmittelkonservierung. Mitteilungen der Österreichischen Sanitätsverwaltung, Heft 2

10 Beikostempfehlung aus der Sicht des niedergelassenen Kinderarztes

A. Vahle

Als man mich vor etwa einem ¾ Jahr gebeten hat, über die Erfahrungen zu berichten, die sich in der täglichen Praxis für die Handhabung der Beikostempfehlung im Säuglingsalter ergeben, habe ich mir erstmals die Frage gestellt, was denn die Mütter mit den vom Kinderarzt empfangenen Hinweisen bezüglich der Säuglingsernährung wirklich anfangen.

Aus diesem Anlaß wurden 100 Mütter über das Fütterungsverhalten im Jahre 1982 bei ihren Säuglingen befragt. Da das Ergebnis dieser Befragung recht erstaunlich war, wurden 1983 in den Monaten Februar bis September weiteren 100 Müttern die gleichen Fragen hinsichtlich der Beikostfütterung vorgelegt.

Bevor ich auf die Ergebnisse näher eingehe, einige Daten und Hinweise zum Standort und Umfeld, aus welchem die Befragungen durchgeführt wurden.

Meine Praxis befindet sich in einer Stadt mit 55 000 Einwohnern, im Einzugsgebiet wohnen weitere 150 000 Personen. Am Ort praktizieren noch 4 Kinderärzte, am örtlichen Kinderkrankenhaus mit 180 internen und 40 chirurgischen Betten sind 17 Ärzte – davon 6 Kinderärzte und 1 Kinderchirurg – tätig.

In den 3 Geburtskliniken der Stadt besteht eine jährliche Geburtsfrequenz von ca. 2000 Kindern.

An 2 der 6 Mütterberatungsstellen der Stadt halte ich je 1mal monatlich eine Beratung ab, die primär aus einer Ernährungsberatung besteht. Entsprechend der Zahl der Kinderärzte am Ort sind die Ernährungsempfehlungen natürlich unterschiedlich und nicht miteinander abgesprochen oder aufeinander abgestimmt.

Der Anteil der Patienten aus der Stadt und solchen vom ländlichen Einzugsgebiet lag in meiner Praxis im Jahr 1982 bei 52% zu 48%.

In den meisten Fällen sehe ich die gesunden Säuglinge mit ihren Müttern zum ersten Mal im Alter von 4–6 Wochen im Rahmen der 3. Vorsorgeuntersuchung (U 3). Von den befragten Müttern hatte ich etwa 20% ihrer Säuglinge wegen Verdauungsstörungen oder Krankheit bereits vor der 4. Lebenswoche gesehen. Bei der U 3 wird in jedem Fall ausführlich auf die derzeitige Ernährung eingegangen und die der folgenden Wochen besprochen. Zur Gedächtnisstütze gebe ich den Müttern einen Handzettel

Tabelle 10.1. Vorschlag zur gesunden und altersentsprechenden Säuglingsernährung

---

In den ersten 3 Monaten – wenn möglich – stillen!

Bei Fehlen von Muttermilch: Adaptierte Fertigmilch füttern, das ist eine der Muttermilch weitgehend angeglichene Milch. Dazu gehören Fertigmilchprodukte wie Aponti sm, Pre-Aptamil, Pre-Aletemil, Pre-Beba, Humana 1.

Trinkmenge:	In den ersten 3–4 Wochen täglich etwa $\frac{1}{5}$–$\frac{1}{6}$ später $\frac{1}{6}$–$\frac{1}{7}$ des Körpergewichts, das sind 5 × 120–150 g oder 150–180 ml pro kg Körpergewicht – höchstens jedoch 1 l pro Tag.
Ab 6. Woche:	5 × Brust oder 5 Fläschchen, dazu Obst- oder Fruchtsäfte als Beikost, z. B. teelöffelweise reinen Karottensaft (5 g) in ein, dann in zwei Fläschchen, später steigern auf 10 g in 2 Fläschchen. – Tee zusätzlich ist nur geboten bei erhöhtem Flüssigkeitsbedarf, z. B. bei Fieber, Durchfall, Erbrechen. –
Ab Ende des 3. Monats:	4–5 × Brust oder 4–5 Fläschchen (+ Saftzugabe). Abends 2–4–6 Teelöffel geschlagene Banane vorfüttern, d. h. also beginnen mit der ersten Kost vom Löffel oder mit dem ersten Brei (unter Beikost versteht man also nicht nur Milchbrei, sondern auch reine Obst- oder Gemüsebreie). Mittags kann man auch schon löffelweise Karottenmus vorfüttern.
Ab 4. Monat:	3–4 × Brust oder Fläschchen, flaschenweise umstellen auf teiladaptierte Milchen, wie Aletemil 1 Aponti 1, Aptamil, Beba 1, Humana 2, Lactana B, Milumil. Bei Flaschenkindern 1 × Gemüsemahlzeit (Karotten, Blumenkohl, Mischgemüse, evtl. mit Zusatz von Kartoffeln und Mazola-Öl oder Obstbrei). Bei gestillten Kindern $\frac{2}{3}$-Milchbrei, möglichst glutenfrei. Auch selbstzubereitete Milchnahrung mit $\frac{2}{3}$-Vollmilch, $\frac{1}{3}$ Wasser, 4% Zucker und 2% glutenfreiem Schleim (Reis) ist jetzt möglich.
Ab 5. Monat:	4–5 Mahlzeiten: 2–3 × Brust oder Fläschchen, 1 × Obst- oder Gemüsebrei, evtl. als Gemüsebrei mit Fleisch, Leber, Kartoffeln, Mazola-Öl, „Säuglingsmenü", 1 × Zwieback-Obstbrei oder $\frac{2}{3}$-Milchbrei oder Joghurt ist möglich.
Ab 6. Monat:	4 Mahlzeiten: 2 × Brust oder Fläschchen. Langsame Umstellung auf $\frac{3}{4}$-Milchzubereitung wird möglich, oder Fertigmilch weitergeben, wie z. B. Aptamil oder Milumil oder Folgemilchen, wie z. B. Aletemil 2, Aponti 2, Beba 2, Humana Baby fit. 1 × Obst- oder Gemüsebrei oder Säuglingsmenü, 1 × Vollmilchbrei.
Ab 7. Monat:	4 Mahlzeiten: 2 × Brust oder 2 Fläschchen, 1 × Gemüsebrei mit Fleisch, 1 × Zwieback-Obstbrei oder Vollmilchbrei oder Quark bzw. Joghurt mit Früchten.

Tabelle 10.1. *(Fortsetzung)*

Ab 8. Monat:	4 Mahlzeiten: 1 × Brust oder 1 Fläschchen, 1 × Obst- oder Gemüsebrei, 1 × Vollmilchbrei, 1 × Junior-Kost, evtl. zwischen den Mahlzeiten ½ geschlagene Banane oder ½ geriebener Apfel oder Joghurt-Brei mit Obst.
Ab 9. Monat:	4 Mahlzeiten: Abstillen, noch 1 Flaschenmahlzeit, 1 × Obst- oder Gemüsebrei, 1 × Junior-Kost oder leichte Kost fettarm und schwach gewürzt vom Tisch, 1 Vollmilchbrei.
Ab 10. Monat:	Langsam übergehen auf Kleinkinderkost, Mittagessen am Familientisch, aber bis zu 1 Jahr sollten etwa ½ l Milch oder Milchprodukte gefüttert werden.
Bitte beachten:	Während des ganzen 1. Lebensjahrs soll das Kind täglich 500–1000 IE Vitamin D erhalten und zusätzlich 0,25 mg Fluor.

mit, auf dem meine Empfehlungen für das 1. Lebensjahr fixiert sind. Ein solcher Ernährungsbogen ist nebenstehend wiedergegeben und sei zur Diskussion gestellt (Tabelle 10.1).

Von den erfaßten Säuglingen aus den Jahren 1982 und 1983 wurden zum Zeitpunkt der 3. Vorsorgeuntersuchung noch etwa 20% teilweise und 30% voll gestillt.
Genauere Aufschlüsselung der Stilldauer:
1982 wurden von 100 Neugeborenen 36 nicht gestillt; bei 64 Müttern betrug die Stilldauer zwischen 1–44 Wochen.

- Nach 4 Wochen stillten noch 46 Mütter,
- nach 8 Wochen stillten noch 27 Mütter,
- nach 12 Wochen stillten noch 18 Mütter,
- nach 24 Wochen stillten noch 8 Mütter,
- 5 Mütter stillten weiter bis zur 26.–44. Woche.

Wenden wir uns der Tabelle 10.1 zu, so sieht man, daß ich empfehle, in den ersten 3 Monaten zu stillen und bei Fehlen von Muttermilch adaptierte Fertigmilchen zu füttern. Stillen Mütter über das 1. Trimenon hinaus, so werden die Werte des roten Blutbilds, das Serumkalzium, der Serumphosphor und die alkalische Phosphatase bei Mutter und Kind bestimmt, um bei Mangelversorgung eine drohende Anämie oder Rachitis rechtzeitig behandeln zu können.
Vom 3.–4. Monat an erfolgt bei künstlicher Ernährung die Umstellung auf eine teiladaptierte Milch, vom 6.–7. Monat ab können auch selbstzubereitete Kuhmilchverdünnungen oder sog. Folgemilchen gegeben werden.

Als erste Beikost sollte man von der 6. Lebenswoche an – langsam steigernd – teelöffelweise Obst- und/oder Gemüsesäfte anbieten, wobei die noch voll stillende Mutter durch Trinken solcher Säfte zunächst eine Vorprobe darauf anstellen kann, ob bei späterem Verzehr durch den Säugling diese Saftzubereitungen von der Haut und der Verdauung her voraussichtlich auch vertragen werden.

Ab dem 3. Monat beginnt für den Säugling das Fütterungsangebot in Form von Löffelkost, entweder bei gestillten bzw. mit adaptierten Milchen aufgezogenen Säuglingen als ⅔-Milchbrei oder bei mit teiladaptierten Milchen Aufgezogenen löffelweise steigernd mit Obst- oder Gemüsebrei.

Im 5. Monat sollte eine mit passiertem Fleisch versetzte Breikost den täglichen Speiseplan ergänzen. Geeignete Nahrungsproben vom Tisch dürfen ab dem 10. Monat zugefüttert werden.

Und nun einige Bemerkungen zur Auswertung der Mütterbefragung:

Alle erfaßten Mütter hatten den abgebildeten Bogen zur Säuglingsernährung bekommen und wurden nach 1 Jahr (100 Mütter aus der Erhebung von 1982) oder nach 6–8 Monaten (100 Mütter aus der Erhebung von 1983) über ihr tatsächliches Fütterungsverhalten befragt. Abb. 10.1 stellt in grober Übersicht graphisch dar, was mit dem Ernährungsbogen den Müttern empfohlen wurde.

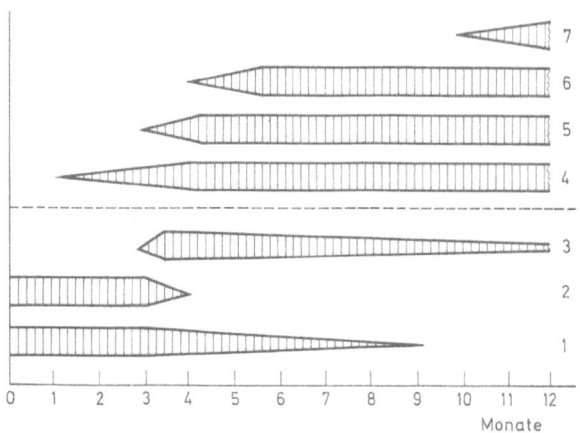

Abb. 10.1. Vorschlag zur altersentsprechenden Säuglingsernährung (s. auch Tabelle 10.1 und Begleittext)

Es bedeutet jeweils:

1 = Muttermilch
2 = adaptierte Fertigmilchprodukte
3 = teiladaptierte Milchen
4 = Säfte, Obst-, Gemüsebreie
5 = Milchbreie
6 = Säuglingsmenüs
7 = Beikost vom Familientisch

Abb. 10.2 gibt wieder, was auf der Grundlage und Information des Ernährungsbogens an die Säuglinge im Jahr 1982 tatsächlich gefüttert wurde.

Man sieht, daß die Mütter, die über 4 Wochen hinaus voll stillten, erst relativ spät mit der Beikostfütterung beginnen, nämlich erst langsam ab Anfang des 4. Lebensmonats.

Fast immer wird die Beikostfütterung schon in der 5. Lebenswoche angefangen, wenn in den ersten 4 Lebenswochen die Umstellung von Muttermilch auf adaptierte oder teiladaptierte Fertigmilchpräparate erfolgte (Abb. 10.4).

Bei Fütterung von Fertigmilchprodukten vom 1. Lebenstag an werden sogar schon in den ersten 5–8 Wochen Milchbreie angeboten (Abb. 10.5).

Diese Gegebenheiten sind deshalb gut aus den vergleichenden Abb. 10.3–10.5 abzulesen, weil sie genauer nach Fütterungsdauer der verschiedenen Milchen aufgeschlüs-

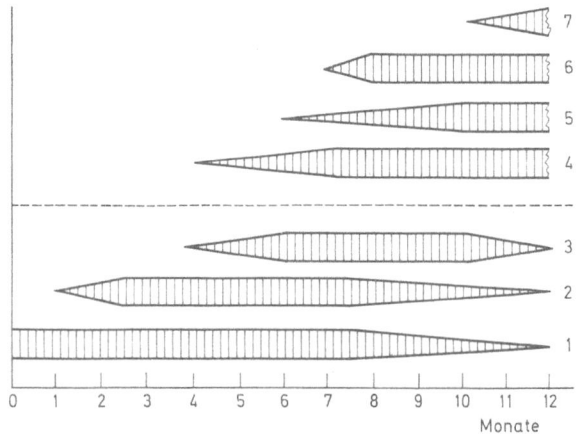

Abb. 10.2. Tatsächliches Fütterungsverhalten von je 100 Müttern in den Jahren 1982/83

selt sind. Obwohl diese Graphiken zunächst für 1982 und 1983 getrennt aufgestellt wurden, sind sie nach Hochrechnung im Vergleich praktisch identisch, in der Jahresübersicht der Abb. 10.2 gehen die Abb. 10.3–10.5 – sich optisch überdeckend – ein.

Wahrscheinlich wird bei den Säuglingen, die statistisch in die Graphik der Abb. 10.5 eingehen, von den Müttern oder Pflegepersonen (wegen Beschäftigung der Mutter oft die Großmutter oder eine Ziehmutter) das Weinen des Säuglings viel häufiger als Ausdruck von Hunger und Verlan-

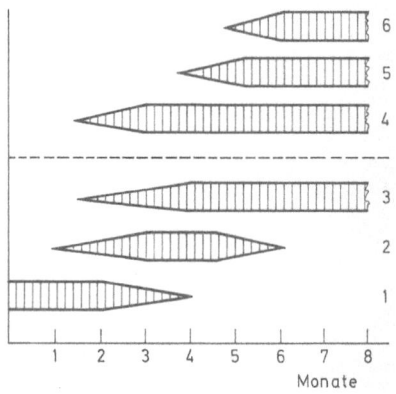

Abb. 10.3. Fütterungsverhalten von Müttern 1983, die zunächst 2–3 Monate voll gestillt hatten

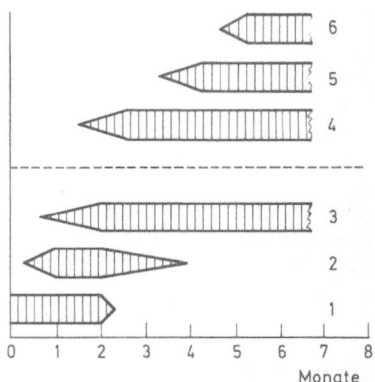

Abb. 10.4. Fütterungsverhalten von Müttern 1983, die 1–2 Monate auch gestillt hatten

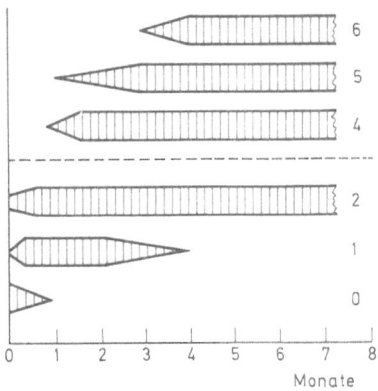

Abb. 10.5. Fütterungsverhalten von Müttern im Jahr 1983, die nicht oder höchstens bis zu 4 Wochen teilweise gestillt hatten

gen nach Trinken oder Essen gedeutet, als das bei den ganz oder teilweise stillenden Müttern geschieht.

Lange stillende Mütter beherzigen die Ernährungsvorschläge am wenigsten. Sind sie von ihrem natürlichen Gespür für das Physiologische sicherer – zumal, wenn die Kleinen gesund sind und normal gedeihen?

Eine zusätzliche Verabfolgung von Tee empfehle ich normalerweise nicht; Ausnahmen bilden folgende Situationen:

1. Fieber, 2. Erbrechen, 3. Durchfall (evtl. 4. bei obstruktiven Bronchitiden zur Unterstützung der Sekretolyse – dann aber alkalisiert).

Diskussion

Die Frage von Grüttner, warum die Empfehlung für Obst und Gemüse nicht erst im 5. Lebensmonat, sondern schon im 2. Lebensmonat erfolgt, wurde praxisbezogen beantwortet.

Vahle wies erstens darauf hin, daß, wenn der Beginn in der 6. Woche erfolgt und über 1 Woche täglich 1 × 1 Löffel in die Flasche gegeben wird, in der nächsten Woche 2 × 1 Löffel und sich dies so fortsetzt, der Säugling erst Ende 3. Monats die volle Menge erhält.

Zweitens wies Vahle darauf hin, daß man junge Säuglinge geschmacksmäßig etwas trainieren kann, so daß sie fremde Geschmacksqualitäten eher im 3.–4. Monat annehmen als im 6.–8. Monat.

11 Durchführung der Beikost in der Praxis

H. B. von Stockhausen und H. Schulz

Mit der Wiederentdeckung der Muttermilch hat sich die offizielle Meinung der Pädiatrie dahingehend gewandelt, daß in der Regel erst zwischen dem 5. und 6. Monat mit der Fütterung von Beikost begonnen werden sollte [1, 2, 3]. In der vorliegenden Studie soll versucht werden, einen Überblick zu gewinnen, welche Vorstellungen derzeit bei niedergelassenen Pädiatern und Allgemeinärzten über Zeitpunkt und Art einer Beikostfütterung im Vergleich zu den Fütterungsgewohnheiten der Mutter bestehen.

11.1 Material und Methodik

Es wurden 2 einfache kurze Fragebögen jeweils für Ärzte und Mütter entwickelt, die vorwiegend mit ja oder nein zu beantworten waren. Insgesamt wurden 281 Fragebögen an 179 Allgemeinärzte und 102 Pädiater verteilt, in ganz Schleswig-Holstein verschickt. 71 (69,6%) verwertbare Antworten gingen von den Kinderärzten ein, jedoch leider nur 33 (18,4%) von den Allgemeinärzten. Von einigen Allgemeinärzten wurde betont, daß sie keine Säuglinge betreuen würden. Gleichzeitig wurden 72 Mütter aus Lübeck und der unmittelbaren Umgebung ½ Jahr nach ihrer Entbindung interviewt. Es handelte sich ausschließlich um Frauen, die innerhalb eines Zeitraums von knapp 2 Monaten in einer kleinen geburtshilflichen Belegabteilung in Lübeck entbunden und dort praktisch keine Ernährungsberatung erhalten hatten. Ärzte und Mütter wurden zusätzlich nach dem Grad ihrer Stillfreude eingeteilt. So empfahlen 56% der Pädiater bzw. 48,5% der Allgemeinärzte länger als 6 Monate Muttermilch, während von den befragten Müttern, 38,9% länger als 2 Monate und 22,2% mindestens 6 Monate stillten.

11.2 Ergebnisse

Tabelle 11.1 gibt Auskunft darüber, wieweit im einzelnen Beikost in Form von Obst- und Gemüsesäften, Gemüsebrei, Milchbrei, Obst oder Brot zur Zeit in Schleswig-Holstein ärztlicherseits empfohlen, bzw. von den Müttern den

Kindern angeboten wird. Danach besteht lediglich für den Gemüsebrei eine 100%ige Übereinstimmung darüber, daß der Säugling im 1. Lebenshalbjahr grundsätzlich einen Gemüsebrei erhalten sollte. Obst- und Gemüsesäfte, aber auch frisches Obst werden von den Müttern wesentlich seltener den Kindern gegeben, als von den Ärzten empfohlen wird. Bemerkenswert ist, daß stillfreudige Mütter besonders selten ihren Kindern Obst- und Gemüsesäfte anbieten

Tabelle 11.1. Die von Ärzten empfohlene Beikost im Vergleich zur Durchführung in der Praxis. In Klammern stillfreudige Mütter

	Pädiater (%)	Allgemein-Ärzte (%)	Mütter (%)	
Obst- und Gemüsesäfte	85,7	90,9	60,3	(33,3)
Gemüsebrei	100,0	100,0	100,0	–
Gemüsebrei und Zusätze	67,6	60,6	89,0	(81,8)
Milchbrei	95,8	84,8	82,9	(69,2)
Milchfreier Brei	55,1	51,5	47,9	(50,0)
Frisches Obst	100,0	97,0	66,2	(66,0)
Brot im 1. Lebensjahr	95,4	88,0	–	–
Brot bis zum 6. Monat	7,7	24,0	27,9	–

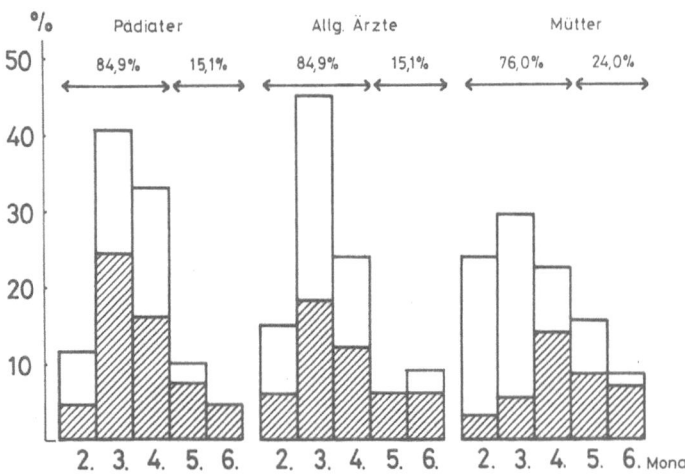

Abb. 11.1. Wann sollte nach Meinung der Ärzte bzw. wird durch die Mutter mit der Fütterung von Gemüsebrei im 1. Lebensjahr begonnen? (Stillfreudige Ärzte und Mütter sind in diesem wie in allen folgenden Säulendiagrammen dunkel markiert)

Wann Gemüsebrei?

und im 1. Lebenshalbjahr auch sehr viel zurückhaltender mit einem Milchbrei sind.

Trotz der einhelligen Meinung über die Notwendigkeit eines Gemüsebreies besteht *bei Ärzten und Müttern eine große Unsicherheit über den Zeitpunkt seiner Einführung* (vgl. Abb. 11.1). Stillfreudige Ärzte und etwas ausgeprägter stillfreudige Mütter neigen eher zu einem späteren Beginn. Insgesamt empfehlen jedoch rund 85% der Pädiater und Allgemeinärzte den 1. Gemüsebrei vor Ende des 4. Lebensmonats, während dies etwa 75% der befragten Mütter auch wirklich tun. Ausgesprochen vielfältig ist das Gemüsesortiment, wobei auffällt, daß die Karotte bei den Ärzten nach wie vor am beliebtesten ist, die Mutter jedoch bevorzugt Mischgemüse unterschiedlichster Zusammensetzung verwendet (Tabelle 11.2).

Die Notwendigkeit von Zusätzen zum Gemüsebrei, wie Fleisch, Ei, Fett oder Kartoffeln scheint nicht allgemein geläufig zu sein (Tabelle 11.1). Soweit Zusätze zum Gemüsebrei empfohlen werden, ist allerdings ihre Vielfalt wiederum sehr groß (Tabelle 11.3). Auch der Zeitpunkt des Beginns wird sehr variabel gehandhabt und liegt zwischen dem 3. und 7. Monat.

Wann Milchbrei?

Besonders weit gehen die Meinungen bei Ärzten und Müttern über den Termin der Einführung des 1. Milchbreies bzw. der ersten Fütterung von püriertem frischen Obst auseinander (Abb. 11.2 und 11.3). Zum Teil wird mit der Fütte-

Tabelle 11.2. Empfohlene bzw. verwendete Gemüsesorten

	Pädiater (%)	Allgemein-Ärzte (%)	Mütter (%)
Karotten	97,1	81,8	28,2
Mischgemüse	31,9	9,1	72,2
Spinat	31,7	36,4	5,6
Blumenkohl	34,8	30,3	1,4
Kohlrabi	20,3	15,2	1,4
Lauch	4,3	–	–
Schwarzwurzeln	4,3	3,0	–
Rosenkohl	4,3	–	–
Bohnen	1,4	12,1	1,4
Erbsen	–	3,0	1,4
Salat	8,7	3,0	–
Fenchel	5,8	–	1,4
Sellerie	–	3,0	–

Tabelle 11.3. Empfohlene bzw. verwendete Gemüsezusätze

	Pädiater (%)	Allgemein-Ärzte (%)	Mütter (%)
Fleisch	77,3	92,4	86,2
Leber	9,1	15,4	5,2
Hirn	2,0	–	–
Fisch	14,1	15,4	1,7
Ei	54,5	30,8	19,0
Quark	–	7,7	–
Sahne	–	–	1,7
Butter	20,2	15,4	32,8
Kartoffeln	48,5	84,6	22,4
Flocken	2,0	–	–
Reis	4,0	15,4	–
Nudeln	–	–	1,7
Petersilie	–	15,4	–
Salz	–	–	5,2
Zucker	–	–	1,7

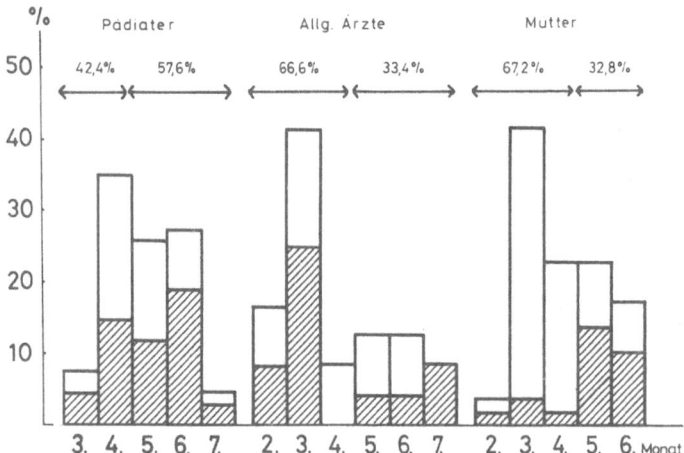

Abb. 11.2. Wann sollte bzw. wird mit der Fütterung eines Milchbreies im 1. Lebensjahr begonnen?

rung eines ⅔-Milchbreies vor dem ersten Gemüsebrei begonnen. Insgesamt besteht jedoch eine ähnliche Tendenz wie beim Gemüsebrei, indem stillende Mütter überwiegend erst im 5. oder 6. Monat mit der Fütterung von Milchbrei und Obst beginnen.

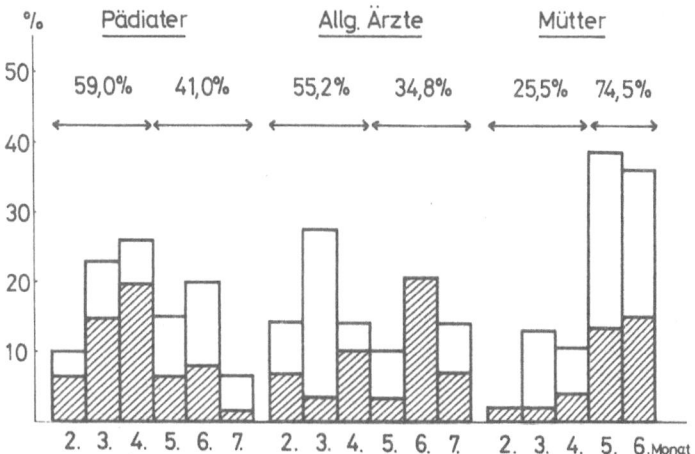

Abb. 11.3. Wann sollte bzw. wird frisches Obst im 1. Lebensjahr dem Säugling gegeben?

Tabelle 11.4. Häufigkeit der Empfehlung bzw. Verwendung von industriellen Fertigpräparaten. In Klammern stillfreudige Mütter

	Pädiater (%)	Allgemein-Ärzte (%)	Mütter (%)	
Säfte	87,9	90,9	100,0	–
Gemüsebrei	94,4	48,3	82,5	(63,2)
mit Zusätzen	70,0	50,0	79,7	(63,2)
Milchbrei	68,8	46,2	62,5	(52,6)
milchfreier Brei	48,3	50,0	83,9	(81,8)

Von Interesse ist, daß **die Mütter häufiger industrielle Fertigpräparate wählen,** als dies von den Ärzten empfohlen wird (Tabelle 11.4). Eine gewisse Ausnahme machen hier stillende Mütter, die eher bereit sind, die Beikost selbst zuzubereiten. Ökonomische Gesichtspunkte scheinen bei der Wahl von käuflichen Fertigpräparaten keine Rolle zu spielen.

Wer berät die Mutter? Für die Ernährung des Säuglings im 1. Lebensjahr ist schließlich von großer Bedeutung, wer die Mutter berät. In der vorliegenden Studie wird leider sehr deutlich, daß der Arzt erst an 2. Stelle steht und insgesamt einen relativ geringen Einfluß auf die Mutter hat (Abb. 11.4). Diese Feststellung wird bedauerlicherweise noch durch die Tatsache

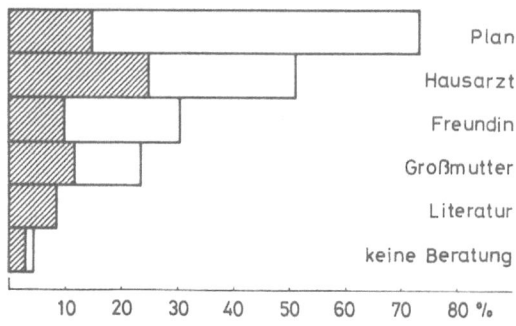

Abb. 11.4. Wer hat die Mutter bei der Wahl der Beikost beraten?

unterstrichen, daß alle befragten Mütter regelmäßig mit ihren Kindern Vorsorgeuntersuchungen wahrgenommen haben. Zum Zeitpunkt der U_3 im Alter von 4–6 Wochen sind die Weichen für die Ernährung des Säuglings bereits gestellt, wie zahlreiche Kinderärzte etwas resignierend angaben. Hier hat die Industrie mit ihren Prospekten und Plänen, die die Mutter in den ersten Tagen und Wochen nach der Entbindung erhält, einen entscheidenden Vorsprung gegenüber dem Hausarzt. Nicht zu vernachlässigen ist allerdings auch der Einfluß des unmittelbaren Umfelds der Mutter.

11.3 Zusammenfassung

Die Ergebnisse der Studie zeigen, daß die Meinungen über Art und Zeitpunkt einer Beikostfütterung bei Pädiatern, Allgemeinärzten und Müttern erheblich auseinandergehen. Einzelne Kinderärzte beklagten sich darüber, daß die Mütter sich nur relativ selten an ihre Vorschläge halten. Solange eine so große Variabilität der ärztlichen Vorstellungen über die optimale Ernährung im 1. Lebensjahr besteht, ist es nicht verwunderlich, daß sich die Mutter an Pläne und Prospekte der Industrie hält, mit denen sie zuerst konfrontiert worden ist. Leider sind diese Pläne von Hersteller zu Hersteller durchaus unterschiedlich und z. T. vom jeweiligen Fertigungsprogramm abhängig. Insgesamt ist bemerkenswert, daß stillfreudige Mütter eher auf die Meinung des Arztes hören, besonders eifrig einschlägige Literatur lesen und schließlich zu einem späteren Beginn der Beikostfütterung neigen. Diese Beobachtung entspricht ganz einer Mitteilung von Schmidt u. Henke [4], die im Rahmen einer Untersuchung an Düsseldorfer Säuglingen zu dem Ergebnis kamen, daß eine *frühe Beikostfütterung mit einer kurzen Stilldauer* einhergeht. Wie aus Leserbriefen als Antwort auf die Empfehlungen der Ernährungskommission der Amerikanischen Akademie für Pädiatrie hervorgeht, bestehen z.Zt. in den Vereinigten Staaten noch ähnliche Diskrepanzen zwischen der offiziellen Meinung der wissenschaftlichen Pädiatrie und dem praktischen Alltag des Kinderarztes [1, 5].

Diskussion

In einer Großstadtpraxis – vorwiegend sozial einfaches Milieu – wurden 118 Mütter von Säuglingen über die Beikosternährung befragt.
Mit Milchbreifütterung hatten 49% bis zur Vollendung des 3. Monats begonnen.
Weitere 30% begannen damit im Alter von 4 Monaten.
Die Begründung der Mütter für den frühen Beginn war unzureichende Sättigung bei reiner Flaschennahrung und nächtlicher Hunger.
76% der Mütter nahmen sog. Fertigbreie.
⅕ der Mütter fingen bereits zwischen 6. und 8. Woche mit Gemüsebrei an.
Bis zum Ende des 5. Monats hatten 73% der Mütter Gemüse gefüttert.
Ab 6 Monaten gaben 95% aller Mütter Gemüse mit Fleisch.
Interessant mag in dieser Erhebung noch sein, daß – zumindest in dieser Bevölkerungsschicht – 25% der Mütter überhaupt nie und weitere 39% nur längstens 1 Monat voll gestillt hatten.

Literatur

1. American Academy of Pediatrics: Committee on Nutrition (1980). On the feeding of supplemental foods to infants. Pediatrics 65: 1178–1181
2. ESPGAN Committee on Nutrition (1982) Guidelines on infant nutrition. III: Recommendations for infant feeding. Acta Paediatr Scand [Suppl 302]
3. Grüttner R (1983) Neues bei Frauenmilchernährung. Monatsschr Kinderheilkd 131: 420–423
4. Schmidt E, Henke M (1983) Säuglingsernährung und Morbidität. Sozialpädiatrie 5: 56–60
5. Sullivan CE (1981) Early Beikost. Pediatrics 67: 116

12 Beginn der Beikost in der Praxis aus der Sicht des klinischen Kinderarztes

P. Mayser

Es wurde über die derzeitigen Empfehlungen im Rahmen der kleinen Privatpraxis eines Münchner Kinderklinikers berichtet. Die Mehrzahl der Mütter hat in unserem Klinikum entbunden, so daß die individuelle Ernährungsberatung bereits in der Neugeborenenzeit (U_2) beginnt. In den letzten Jahren stillen die meisten Mütter voll. Sie folgen der Empfehlung, 4–5 Monate ausschließlich zu stillen, da dann der Gastrointestinaltrakt auf Muttermilchverdauung programmiert ist, womit die Muttermilch optimal ausgenutzt wird. Diesen Müttern wird empfohlen, im 5.–6. Monat zunächst bei der 14-Uhr-Mahlzeit Banane in steigender Menge (später mit Zwieback) vorzufüttern. Die Säuglinge lernen in diesem Alter sehr schnell, vom Löffel zu essen – bald eine ganze Mahlzeit. Etwa 1 Woche später soll bei der 10-Uhr-Mahlzeit Gemüse (beginnend mit Frühkarotten) vorgefüttert werden, soviel das Kind mit Löffel nimmt, schließlich eine volle Mahlzeit. Als dritter Schritt wird die Abendmahlzeit durch Löffelbrei ersetzt und gleichzeitig auf 4 Mahlzeiten à 180 ml umgestellt. Bei der Frühmahlzeit kann weitergestillt werden, bis das Kind aus der Tasse Vollmilch trinkt und Brot dazu ißt. Häufig wird so die Flasche völlig entbehrlich.

Tabelle 12.1. Beginn der Beikost

Bisher ernährt mit:	Obst	Gemüse	Brei
– ausschließlich Muttermilch	ab 5.–6. Monat	ab 5.–6. Monat	ab 6. Monat
– Milchpräparat	ab 3. Monat	ab 3.–4. Monat	ab 5. Monat
– selbst zubereitete Milchmischung	ab Ende des 2. Monats	ab Ende des 2. Monats	ab 5. Monat

Bis 4 Monate 5 Mahlzeiten bis je 150 ml,
ab 5. Monat 4 Mahlzeiten bis je 180–200 ml

Beim teilgestillten oder mit einem industriell hergestellten Milchpräparat gefütterten Säugling wird früher mit der Beikost begonnen (im 3. Monat), aber auch erst ab 5. Monat mit Einführen des Löffelbreis auf 4 Mahlzeiten umgestellt (Tabelle 12.1). Den wenigen Müttern, die mit einer selbst zubereiteten Milchflasche ihr Kind ernähren, wird wegen der fehlenden Zusätze von Vitaminen und Spurenelementen empfohlen, bereits wie früher ab Ende des 2. Lebensmonats mit der Beikost zu beginnen, in diesem Fall gewöhnlich mit Gemüse-Obst-Säften.

Der Kinderarzt sollte extremen Ernährungsgewohnheiten entgegenwirken, wie dem Beginn von Reformhauskost ab der 6. Woche oder dem ausschließlichen Stillen noch im 2. Lebensjahr.

13 Anwendung der Beikost in Schweden

B. Lindquist

Auch in Schweden ist in den letzten Jahren die Bedeutung der Beikost für den Ernährungsplan der Säuglinge Gegenstand der Diskussion gewesen. Dieses bezieht sich sowohl auf den Zeitpunkt der Beikosteinführung, als auch auf ihre Zusammensetzung.

Wie schon bereits auf diesem Symposium erwähnt, muß man bei der Einführung der Beikost die Ernährung des Säuglings im ganzen betrachten. Die Propaganda der letzten Jahre für eine vermehrte Brustnahrung hat eine große Wirkung in Schweden gehabt: heute stillen – ganz oder teilweise – ca. 65% der Mütter ihre Kinder in den ersten 4 Monaten und ca. 40% über 6 Monate (nach den offiziellen schwedischen Empfehlungen wird eine Ernährung mit Muttermilch über eine Zeit von 6 Monaten empfohlen).

Die Kinder, die nicht Muttermilch erhalten, bekommen praktisch alle, damit sind 99% gemeint, industriell hergestellte adaptierte Säuglingsnahrung; nur ungefähr 1% erhalten eine hausgemachte Kuhmilchmischung. Die industriell hergestellten Nahrungen decken – als einzige Nahrungsquelle – den gesamten Nahrungsbedarf des Säuglings in den ersten 4–6 Monaten (nach den Vorschriften des Codex Alimentarius Standard für „Infant formula" oder der ESPGAN-Empfehlung für die Zusammensetzung einer adaptierten „formula").

Zwischen dem 6. und 10–12. Lebensmonat gibt man in Schweden die Flaschennahrung z.T. aus einer industriell hergestellten Folgemilch, mit Mehl und im übrigen den Richtlinien der ESPGAN-Empfehlungen für Folgenahrung entsprechend [1]. Gewöhnliche Vollmilch wird in dieser Altersgruppe, auf jeden Fall vor dem 10. Lebensmonat, nur in geringen Mengen zum Brei oder Dessert verabreicht, doch in der Regel nicht in der Flasche.

13.1 Ursachen für die Einführung der Beikost

Der heutigen Praxis für die Einführung der Beikost im Ernährungsplan des Säuglings, auch was den Zeitpunkt dafür betrifft, entspricht einem Abwägen, zwischen den Vorteilen für eine solche Einführung einerseits und den Nachteilen andererseits.

Die Ursachen, die man für die Einführung der Beikost diskutiert, sind ernährungsphysiologischer, erzieherischer, und manchmal auch sozio-ökonomischer Natur [2]. Kinder, die mit Muttermilch oder industriell hergestellten Nahrungen ernährt werden, brauchen aus ernährungsphysiologischer Sicht heraus während der ersten 5–6 Lebensmonate keine Beikost. Doch spätestens im Alter von 6 Monaten muß die Muttermilch mit Beikost ergänzt werden, die Gemüse und Fleisch (oder Fisch) enthält, um den Bedarf an bestimmten Mineralien, vor allem Eisen und einigen Vitaminen, zu decken.

Ein weiterer Gesichtspunkt ist, daß es vom 6. Monat an schwer sein kann, den Energie- und Proteinbedarf des Kindes ohne Beikost zu decken; andernfalls müßten unrealistisch große Mengen Muttermilch oder Milchnahrung verabreicht werden, um diesen Bedarf zu decken. In den Entwicklungsländern tritt diese Situation auf Grund der geringen Brustmilchmengen bei schlecht ernährten Müttern oft schon vor dem 6. Lebensmonat ein. In diesem Zusammenhang spricht man von sozio-ökonomischen Ursachen im Hinblick auf die Einführung der Beikost.

13.2 Industriell oder im Haushalt selbst hergestellte Beikost

Die Anzahl der Kinder in Schweden, die Industrieprodukte oder die hausgemachte Beikost erhalten haben, ist aus Tabelle 13.1 zu ersehen (nach einer Untersuchung, die vor einigen Jahren in Südschweden durchgeführt worden ist [4]). Wie wir sehen, erhalten in Schweden insgesamt 70–80% der Kinder unter 12 Monaten industriell hergestellte Beikost. Später wird der Gebrauch industriell hergestellter Beikost geringer, so daß zwischen 12–18 Monaten nur knapp 40% der Kinder eine solche Kost erhalten.

Die Ursachen für dieses Verhalten der Eltern geht aus Tabelle 13.2 hervor (viele Eltern haben mehr als eine Ursache

Tabelle 13.1. Gebrauch von hausgemachter und industrieller Beikost in Schweden in unterschiedlichen Altersgruppen zwischen 6 und 18 Monaten (Angaben in Prozent). (Nach Köhler et al. [4])

Art der Beikost	Altersgruppen		
	6–10 Monat	10–12 Monat	12–18 Monat
Hausgemacht	16,2	29,2	61,2
Industriell	55,4 } 83,8	21,5 } 70,8	3,1 } 38,8
Industriell + hausgemacht	28,4	49,3	35,7

Tabelle 13.2. Untersuchung in Südschweden über Ursachen für den Gebrauch der industriell hergestellten Beikost (Angaben in Prozent)

Ursachen	Altersgruppen			
	6–10 Monat n=62	10–12 Monat n=46	12–18 Monat n=127	6–18 Monat n=235
Essen der Familie ist ungeeignet	30,6	37,0	56,7	46,0
Bequemlichkeit, z. B.	74	78	68	72
– Zeitpunkt der Familienmahlzeit paßt nicht	25,8	30,4	32,3	30,2
– Zeitersparnis	16,1	15,2	18,1	17,0
– Andere Personen können Nahrung verabreichen	8,1	10,9	12,6	11,1
Bessere Ernährung	40,3	37,0	22,0	29,8
Unsicherheit beim Zubereiten	12,9	6,5	4,7	7,2

angegeben). Die Hauptursache ist, daß es bequemer ist – ca. 80% der Eltern gaben Bequemlichkeit als Ursache an, doch mit etwas unterschiedlicher Nuancierung (z. B. die Zeiten der Familienmahlzeiten passen nicht, andere Personen können die Nahrung verabreichen, Zeitersparnis etc.). Eine andere Ursache ist, daß das Essen der übrigen Familie nicht geeignet ist. Ungefähr 25% der Eltern gaben an, daß es durch dieses Verfahren gesichert sei, daß das Kind eine ernährungsphysiologisch richtige Kost erhalte. Einige wenige meinten, daß sie nicht wüßten, wie man das Essen des Säuglings zubereiten kann.

Seit 1950 ist der Verbrauch der industriell hergestellten Beikost in Gläsern in Schweden kräftig angestiegen (Abb. 13.1), er beträgt seit 1975 ca. 600 Gläser pro Säugling und Jahr. (In dieser Statistik wird davon abgesehen, daß solche Gläser auch von älteren Leuten konsumiert wer-

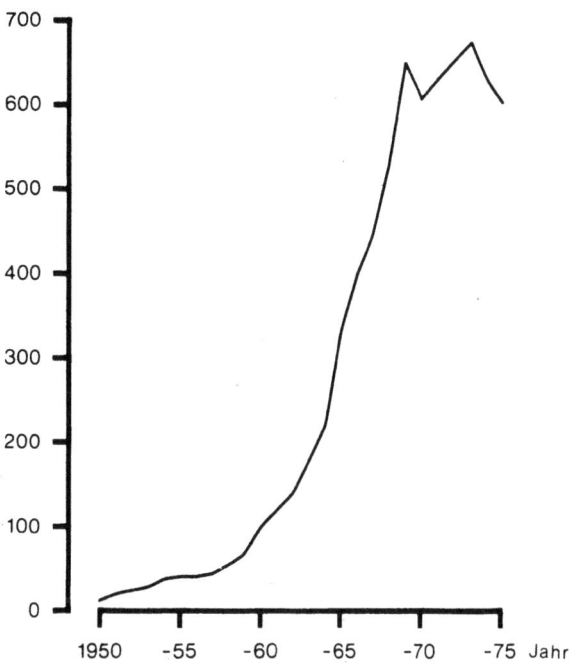

Abb. 13.1. Verbrauch an Beikostpackungen in Schweden, ausgedrückt in Zahl der Gläser pro Säugling und Jahr (es wird dabei vorausgesetzt, daß die gesamte Produktion an industriell hergestellter Beikost für Säuglinge Verwendung gefunden hat)

den.) Die Höhe des Verbrauchs von industriell hergestellter Beikost ist in Schweden in allen sozialen Klassen gleich, und scheint unabhängig von dem Bildungsstand der Eltern und der Höhe der Ausgaben für die Ernährung der einzelnen Familien zu sein [4].

13.3 Praktische Durchführung der Verabreichung von Beikost bei Säuglingen in Schweden

Die Beikost wird in Schweden in 3 Altersstufen eingeführt; dies gilt sowohl für die industriell hergestellte Beikost als im Prinzip auch für die hausgemachte Beikost. Demnach ist die industriell hergestellt Beikost in 3 altersrelevanten Gruppen eingeteilt, d. h. für den Gebrauch ab 3 Monaten, ab 5 Monaten und ab 8 Monaten (Abb. 13.2):

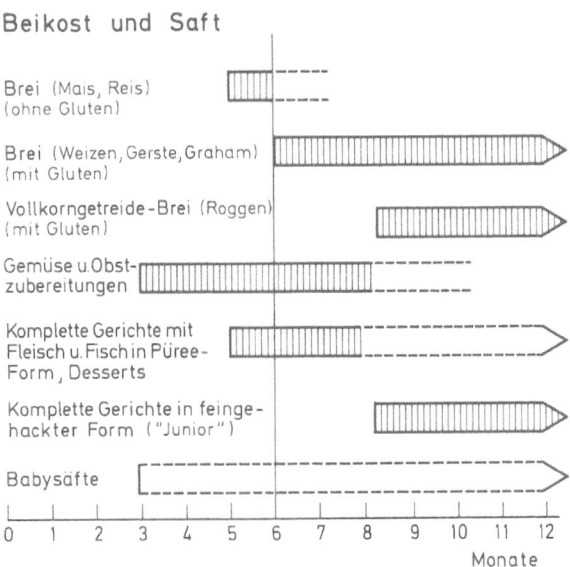

Abb. 13.2. Ernährungsplan für Säuglinge in Schweden

1. Im Alter von 3 Monaten beginnt man im Ernährungsplan des Säuglings mit Gemüse- und Obstzubereitungen, aber nur in kleinen Mengen. Erzieherische Gründe werden hierfür angegeben; das Kind soll lernen, neue Geschmacksrichtungen und Konsistenzen zu akzeptieren.
2. Im Alter von 5–6 Monaten beginnt die sog. Entwöhnung, etwas früher bei Flaschenkindern, etwas später bei Brustkindern. Zu diesem Zeitpunkt beginnt man mit einer sog. milchfreien Mittagsmahlzeit, und dies ist meistens die zweite Mahlzeit des Tages. Es wird ein komplettes Gericht (Babymenü) verabreicht, bestehend aus Mischungen von Fleisch oder Fisch mit Gemüsen, Kartoffeln, Reis usw. und dazu ein Früchtedessert. Die Konsistenz ist die des Pürees, d. h. ein Kauen ist nicht erforderlich. Als eventuelles Getränk wird Wasser oder Fruchtsaft empfohlen.
Ungefähr zum gleichen Zeitpunkt oder 1–2 Wochen früher wird einer der Milchmahlzeiten durch einen Getreidebrei zusammen mit einer geringen Menge Vollmilch (ca. 50 ml) ersetzt.

3. Etwa ab dem Alter von 8 Monaten wird im Prinzip der gleiche Typ der Beikost wie im Alter von 5 Monaten empfohlen, doch mit größeren Partikeln und einer gröberen Struktur (d.h. Gerichte in feingehackter Form, „Junior") um den Säugling zum Kauen anzuregen. Gemüse-Obst-Zubereitungen oder „komplette Gerichte" werden nun auch zu anderen Mahlzeiten des Tages gegeben, wobei das Hauptnahrungsmittel aber eine Folgenahrung oder ein Getreidebrei ist, und dies meist zum Abendessen. In diesem Alter empfiehlt man auch Vollkorngetreidebrei, um der Nahrung eine größere Menge Ballaststoffe zuzufügen. Als Alternative kann man Joghurt mit zerkrümeltem Knäckebrot, Eiergerichte, Butterbrot mit Aufschnitt (z. B. Leberpastete oder Käse) geben. Wir empfehlen zu diesem Zeitpunkt auch rohe Gemüse, wie z. B. Tomaten und Mohrrüben.

13.4 Wochenspeisezettel für Säuglinge mit berechnetem Nahrungsgehalt

Selbst wenn die Säuglingsnahrungsindustrie den Müttern ein sehr reiches Sortiment zur Auswahl stellt, bedeutet dieses nicht gleichzeitig, daß die Kost automatisch nahrungsgerecht ist. Aus diesem Grunde stellt die Säuglingsnahrungsindustrie in Schweden Vorschläge für Wochenspeisezettel mit berechneter ernährungsphysiologischer Zusammensetzung zur Verfügung, um somit den Müttern eine praktische Anleitung zum Gebrauch der industriellen Kindernahrung in optimaler Weise zu ermöglichen. Diese Wochenspeisezettel gründen sich auf die 5 Monate bzw. 8-Monate-Sortimente der Beikost in Gläsern, umfassen aber auch Mahlzeiten mit Brustmilch, Säuglingsmilchnahrung, Getreideprodukten, Milch, Joghurt, usw. Es gibt somit einen Speisezettel für das Alter von 5-8 Monaten und einen für das Alter von 8-12 Monaten. Diese Speisepläne enthalten Programme für alle Tage über einen Zeitraum von 3 Wochen. Tabelle 13.3 zeigt die ernährungsphysiologische Zusammensetzung im Vergleich mit „Recommended Dietary Allowances" [3, 5].

Für das Alter von 5-8 Monaten gibt der Speisezettel im Durchschnitt 700 kcal pro Tag an, wovon 23 g auf Eiweiß, 26 g auf Fett und 90 g auf Kohlenhydrate entfallen, verteilt

Tabelle 13.3. Wochenspeisezettel für Säuglinge mit berechneter ernährungsphysiologischer Zusammensetzung in Vergleich mit RDA (1980). (Nach Sjölin et al. 1983)

	5–8 Monat	8–12 Monat	RDA (6–12 Monat)
Energie (kcal/Tag)	700	980	kg × 105
Protein (g/Tag)	23	33	kg × 2,0
Fett (g/Tag)	26	36	
Kohlenhydrate (g/Tag)	90	125	
Eisen (mg/Tag)		~10	15
Kalzium (g/Tag)		~0,7	0,54
Tiamin (mg/Tag)		~0,5	0,5
Riboflavin (mg/Tag)		~1,2	0,6
Niacinäquivalente/Tag		~14	8
Askorbinsäure (mg/Tag)		~200	35
Vitamin A (IE/Tag)		~3500	1,300

auf alle 4 Mahlzeiten (Frühstück, Mittagessen, Nachmittagsmahlzeit und Abendmahlzeit).

Für das Alter von 8–12 Monaten gibt der Speisezettel im Durchschnitt 980 kcal pro Tag an, davon 33 g Eiweiß, 36 g Fett und 125 g Kohlenhydrate, verteilt auf 4–5 Mahlzeiten (Frühstück, Mittagessen, Abendessen und dazu 1–2 kleine Zwischenmahlzeiten).

In beiden Fällen wird der Bedarf des Kindes an sämtlichen Nährstoffen außer an Vitamin D, das prophylaktisch als Vitamin-D-Tropfen verabreicht wird, gedeckt.

Ein allgemein üblicher Kommentar von seiten der Eltern ist, daß man mit Hilfe dieser Wochenspeisezettel dem Kind eine mehr abwechslungsreiche Kost geben kann. Viele empfinden den Speisezettel als Sicherheitsfaktor, denn man ist überzeugt, daß das Kind auf diese Weise eine ernährungsphysiologisch richtige Kost erhält. Die Vorschläge auf den Speisezetteln werden im großen Umfang auch von Müttern befolgt, die selbst – ganz oder teilweise – die Beikost für das Kind herstellen [5].

13.5 Einige abschließende Kommentare

In den letzten 10 Jahren ist der Zeitpunkt für die erste Einführung von Beikost in Schweden *von 6 Wochen auf 3 Monate verschoben worden,* um in den ersten Lebensmonaten nichts zu geben, was mit dem Stillen interferieren kann. Es gibt heute eine Tendenz, den Zeitpunkt der Einführung noch etwas weiter zu verschieben. Eine sehr viel spätere Einführung würde vermutlich die Stillfrequenz nicht nennenswert in unseren Ländern beeinflussen. Früher oder später sollen doch die Mahlzeiten des Säuglings der Erwachsenenkost angeglichen werden, was letzten Endes das Ziel der Beikosteinführung ist.

Diskussion

Die Diskussionsbemerkungen von Oster aufnehmend, nach der ein Säugling sich besser an den Geschmack der Eltern gewöhnt, wenn er nur eine Form von Fleischgemüsezubereitungen angeboten bekommt, wurde dahingehend von Lindquist beantwortet, daß es seiner Meinung nach ein Vorteil sei, ein Kind rechtzeitig an neue Geschmacksrichtungen und Konsistenzen zu gewöhnen. In Schweden wird zwischen dem 3. und 4. Monat begonnen, weil in dieser Zeit das Kind noch freiwillig ißt, was die Mutter ihm anbietet. Wichtig ist, wie Vahle bereits ausgeführt hat, mit kleinen Mengen zu beginnen und auch die Abwechslung allmählich zu steigern.

Literatur

1. ESPGAN Committee on Nutrition (1981) Guidelines on infant nutrition. II. Recommendations for the composition of follow-up formula and Beikost. Acta Paediatr Scand [Suppl 287]
2. ESPGAN Committee on Nutrition (1982) Guidelines on infant nutrition. III. Recommendations for infant feeding. Acta Paediatr Scand [Suppl 302]
3. Food and Nutrition Board – National Research Council (1980) Recommended dietary allowances. National Academy of Sciences. Washington DC., 9th revised ed
4. Köhler E-M, Köhler L, Lindquist B (1977) Use of weaning foods (Beikost) in an industrialized society. Acta Paediatr Scand 66: 665–672
5. Sjölin S, Gyllensvärd A, Fredrikzon B, Lorentsson R, Melin B, Wranne L (1983) Persönliche Mitteilung

14 Vom Sinn der Beikost – Handhabung in der Schweiz

O. Tönz

Wenn wir nach dem Sinn und der spezifischen Aufgabe der Beikost fragen, so scheint mir das Problem nicht nur von der Ernährungsphysiologie her lösbar zu sein. Vielmehr entspricht die Einführung der Beikost – wenn sie in einem vernünftigen Zeitpunkt einsetzt – einem körperlichen, neuromotorischen und einem seelischen, psychosozialen Entwicklungsschritt des Kindes.

Zur *Ernährungsphysiologie* nur ein paar Stichworte:
Für das mit Muttermilch oder adaptierten Präparaten ernährte Kind ändert sich mit der Zufütterung von Beikost im allgemeinen folgendes:

1. **Reduktion der Wasserzufuhr,** was infolge der inzwischen gereiften Nierenfunktion durchaus physiologisch ist (und nicht durch die heute in Mode gelangte, unsinnige Dauergabe von Tee wieder annulliert werden sollte!).
2. Umstellung der hohen Fettzufuhr auf **vermehrte Kohlenhydratnahrung,** wobei vor allem Stärke neu und in quantitativ großem Umfang in die Ernährung eingeführt wird.
3. **Zufuhr** verschiedener, **nichtnutritiver Substanzen,** die mit der gemischten Ernährung, besonders mit Pflanzenkost, eingenommen werden. Dabei handelt es sich um Substanzen, die vom Organismus in besonderer Weise metabolisiert, evtl. entgiftet und ausgeschieden werden müssen (z.B. pflanzliche Farbstoffe, Nukleotide, Gliadin, Aromastoffe etc.).
4. **Zufuhr von unverdaulicher Rohfaser.** Während Milch im Prinzip voll resorbierbar ist, enthalten Zerealienbreie und Gemüse größere Anteile an unverdaulichen Rohfasern. Wir wissen heute um die Wichtigkeit dieser Ballaststoffe, besonders im Erwachsenenalter, wo der Slogan gelten mag: Kleine Stühle – große Spitäler, große Stühle – kleine Spitäler. Aber auch beim älteren Säug-

ling und Kleinkind beginnen diese Substanzen eine wichtige Funktion für die Motilität des Darmes und deren Regulation zu spielen. Über die quantitativen Bedürfnisse an Rohfasermaterial in den verschiedenen kindlichen Altersstufen fehlen uns allerdings Norm- und Optimalzahlen.

Was nun die eingangs erwähnte Bedeutung für die *neuromotorische Entwicklung* betrifft, so sei darauf hingewiesen, daß die sinnvolle Verabreichung von Beikost eine gewisse psychomotorische Reifung des Kindes voraussetzt. Der Säugling sollte über eine genügende Kopfkontrolle verfügen, die reflektorischen Saugbewegungen des Mundes und der Zunge sollten ablösbar sein durch *Kaubewegungen,* die bei Löffelfütterung induziert werden, das Kind sollte den Löffel erkennen, breiige Speisen *geschmacklich differenzieren,* durchspeicheln und schlucken können, seinen Appetit durch Öffnen des Mundes und Vorstrecken des Kopfes äußern und auch die Sättigung durch eine orale Verweigerung kundtun können. Erfahrungsgemäß werden diese Voraussetzungen frühestens *im Verlaufe des 4. Monats* erworben. Bevor das Kind dieses Stadium erreicht hat, würde eine Ernährung mit dem Löffel nur passive, forcierte und damit unphysiologische Fütterung bedeuten.

Und wenn ich schließlich noch zum *psychosozialen Aspekt* etwas sagen darf, so möchte ich eine etymologische Überlegung voranstellen:

Mama und *Papa* sind wohl die ältesten Worte der Menschheit. In fast jeder Sprache nennen Säuglinge und Kleinkinder ihre Eltern so. Es sind die ersten bedeutungsvollen Lallaute, das erste physiologische Silbenstammeln des Menschen. Die Mamma ist im lateinischen Sprachgebrauch auch zu jenem Organ geworden, aus dem das Kind seine erste Nahrung erhält. Die Urmutter vereinigt in sich ja Fruchtbarkeit im Sinne von Gebären und Ernähren. Diese Doppelfunktion ist im Begriff der Mama verschmolzen. Wie steht es mit Papa? Soll es wirklich nur Zufall sein, daß die erste Nahrung, die nicht von der Mama stammt, von den Lateinern Pappa (unsere Pappe, engl. pap) genannt wird? Warum belegt das Kind seinen Vater mit dem gleichen Namen wie die erste Beikost? Ich darf betonen, daß die Identität dieser beiden Worte und Begriffe nicht einem pädiatrischen Wunschdenken oder einer Laienetymologie entspringt, sondern sprachwissenschaftlich eine eindeutige Tatsache darstellt. Pappa ist die Vaterspeise! Ich glaube, wir dürfen an diesem Phänomen nicht so achtlos vorübergehen, wird doch die Pappa etwa zu gleicher Zeit in die Nahrung eingeführt, zu der auch der Säugling aus der reinen Mutter-Kind-Dyade heraustritt und seinen Bezugskreis wenigstens zur Kind-Eltern-Triade erweitert. Die Pappa ist also jene erste Säuglingskost, die nicht nur die Mutter, sondern auch der Vater dem Kinde darreichen kann und damit – mythologisch freilich etwas weniger belastet als die Mutter – seine Funktion als Nährvater aufnimmt. Ich glaube deshalb, daß die Einführung der Beikost auch einen wichtigen Schritt im Individuationsprozeß des Säuglings darstellt, der ja nach Ansicht der Tiefenpsychologen (R. Spitz, M. Mahler u. anderen) ungefähr mit 4 Monaten beginnt. In diesem Zeitpunkt wird eine gewisse Loslösung aus der engsten Mutter-Kind-Bindung wünschbar, und das Kind ist jetzt so weit, nebst der eigenen Mutter auch den eigenen Vater zu erkennen. Die Mutter müßte auch bereit sein, ihren alleinigen Besitzanspruch etwas zurückzustellen. Ich glaube, wir sollten die Beikost auch in diesem Sinne als kleine Chance für den Vater und den Aufbau der Vater-Kind-Beziehung sehen. Mir scheint, daß diese doch intensiver über die Funktion der Ernährung als über ein gelegentliches Windelnwechseln erreicht wird. Ich möchte deshalb der Beikost auch noch diese Dimension verleihen und zu bedenken geben, daß Beikost nicht nur eine minderwertige Pappe ist, sondern leibliche und seelische Konsequenzen mit sich bringt, nicht zuletzt auch die Chance für den Einbezug des Vaters in die Welt des Kindes.

Zur *Handhabung in der Schweiz* kann ich zwei Aspekte aufzeigen, den Ist- und den Soll-Zustand. Eigene Erhebungen über den Ist-Zustand gehen allerdings auf das Jahr 1978 zurück. Da sich die Ernährungsgewohnheiten – glücklicherweise! – nicht sprunghaft ändern, dürften diese Erhebungen doch noch mehr oder weniger aktuell sein. Es handelte sich damals um eine Erhebung bei 375 Säuglingen, deren Ernährung wir in Zusammenarbeit mit 55 Mütterberatungsschwestern während der ersten 6 Monate prospektiv untersuchten (qualitative Erhebungen durch 4wöchentliche Befragungen). Diese Resultate können ergänzt werden durch die Arbeiten aus dem Jahre 1981 von Stransky, der bei 6-12 Monate alten Säuglingen die Ernährung durch exakte Analyse von Nahrungsdoppeln während 1 Woche ermittelte.

Was den Soll-Zustand betrifft, so kann ich auf die von der Ernährungskommission der Schweizerischen Gesellschaft für Pädiatrie verfaßten Richtlinien hinweisen, die im Frühjahr 1983 publiziert worden sind.

Ist-Zustand. In unseren eigenen, oben erwähnten Untersuchungen der Ernährung von Säuglingen im 1.-6. Lebensmonat hatten wir zwei Beikostkategorien unterschieden, nämlich jene Beikost im engeren Sinne, die kaum wegen des energetischen Nährwerts, sondern zur Vermittlung von Vitaminen, Spurenelementen, Eisen etc. in kleinen, kalorisch unbedeutenden Mengen nebst den eigentlichen Trinkmahlzeiten verabreicht werden, und dann zweitens die Kategorie der Brei- oder Tellermahlzeiten, die eine

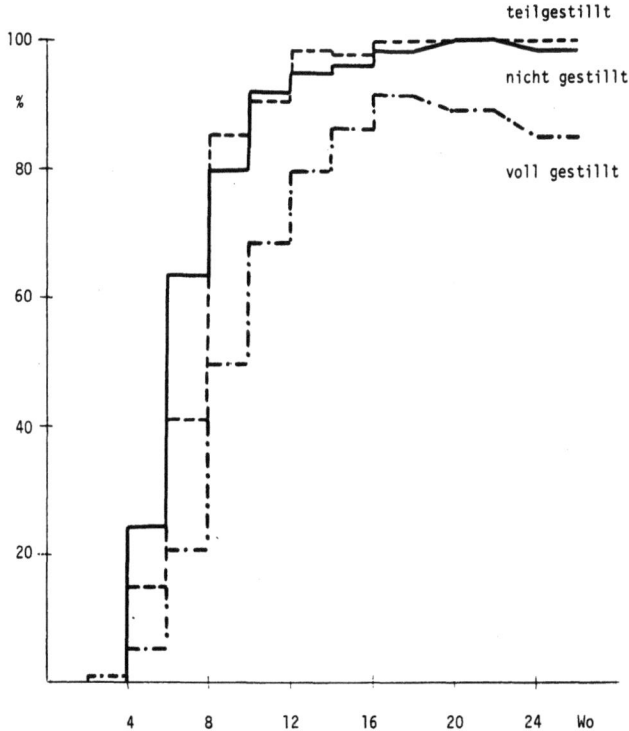

Abb. 14.1 Früchte, Obst- und Gemüsesäfte: Mit Ausnahme der voll gestillten erhalten praktisch alle Kinder solche Beikost

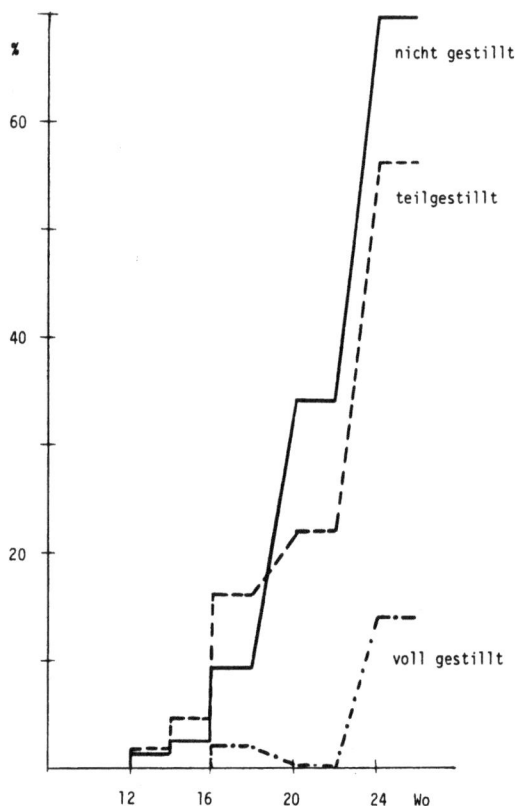

Abb. 14.2. Fleisch/Leber: Eine breitere Anwendung ist erst in den beiden letzten Monaten des ersten Halbjahres festzustellen

oder mehrere Flaschenmahlzeiten ersetzen. Zur ersten Kategorie gehören kleine Mengen von Obstsäften oder Früchten, etwas Äpfel oder Bananen sowie die gelegentliche Verabreichung von Fleisch, Leber oder Eiern; zur zweiten gehören dann ganze Gemüse- oder Zerealien-Breimahlzeiten und auch Joghurt. Obwohl wir wissen, daß dieses als gewöhnliche Vollmilch eigentlich keine Beikost darstellt, so ist Joghurt für den Laien eben doch eine Löffelmahlzeit und damit in gewissem Sinne auch Beikost; diese Zuordnung scheint um so eher gerechtfertigt, als heutzutage darin auch meistens Früchte enthalten sind. Die Ergebnisse sind in den Abb. 14.1–14.6 ersichtlich. Kurz in Worte gefaßt, ergibt sich folgendes Bild:

Früchte, Obst- und Gemüsesäfte werden schon ab der 4. Lebenswoche eingesetzt. Ab der 12. Woche erhalten über 90% aller nicht oder nur teilweise gestillten Kinder solche Zusätze; gestillte etwas weniger.

Fleisch, Leber: Die ein- bis mehrmals wöchentliche Gabe von Fleisch oder Leber setzt nur vereinzelt vor der 16. Woche ein und wird am Schluß des ersten halben Jahres an knapp 70% aller Kinder verabreicht.

Eier: Relativ geringe Anwendung. In nennenswertem Umfang erst nach der 16. Woche einsetzend, 20% mit ca. 20 Wochen, 45% am Ende des 6. Lebensmonats (1- bis 2mal wöchentlich).

Gemüsebrei: In Einzelfällen schon zwischen der 8.–12. Woche einsetzend. Häufigste Tellermahlzeit im 2. Trimenon; etwas mehr als die Hälfte davon wird selbst hergestellt. Da gegen Ende des 1. Lebenshalbjahrs fast alle Kinder (außer den voll gestillten) Gemüsebrei als eine von vier Mahlzeiten erhalten, berechnet sich der Nahrungsanteil in der 26. Woche auf 23,3%.

Getreide-/Milchbrei: Herkömmliche Zerealienbreie (Grießpappe!), aber auch modernere Formen werden überra-

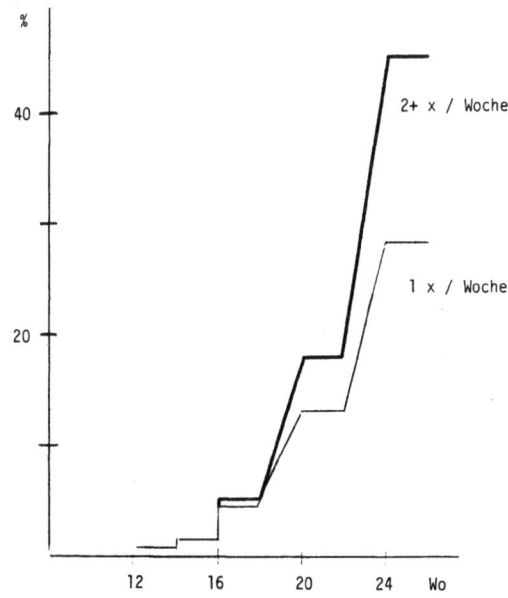

Abb. 14.3. Ei: relativ geringe Anwendung

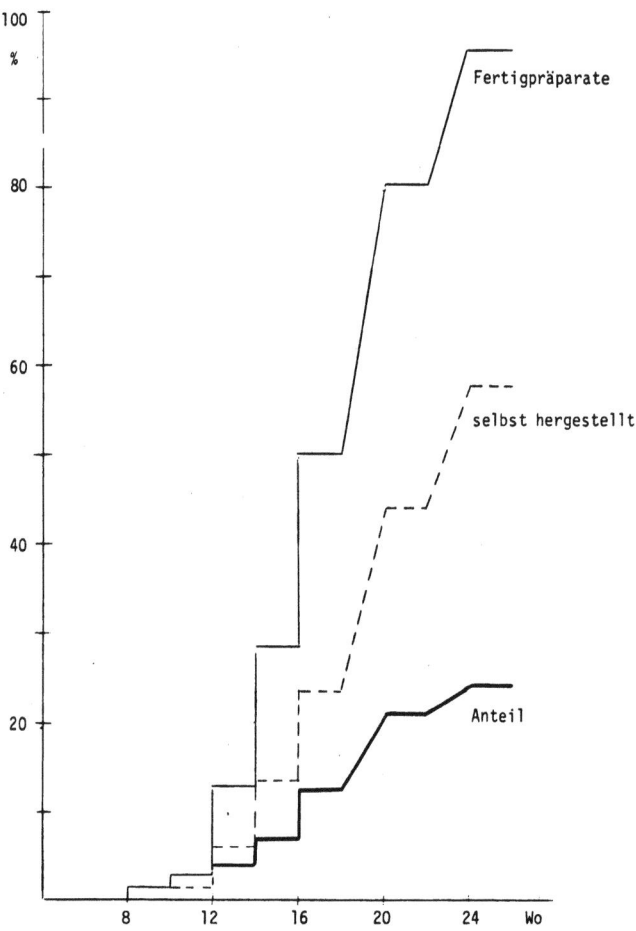

Abb. 14.4. Gemüsebrei: selbsthergestellte und Fertigpräparate kumulativ dargestellt. Am häufigsten verwendete Tellermahlzeit im 2. Trimenon

schend wenig verwendet. Nur noch ca. 45% der nichtgestillten Kinder erhalten am Ende des 6. Monats solche Produkte. Nahrungsanteil in diesem Zeitpunkt 11%.

Joghurt: Überraschend hoch ist der Gebrauch von Joghurt, der ohne offizielle ärztliche Ratschläge in die Säuglingsernährung eingedrungen ist. Seine Verwendung (eine Mahlzeit täglich) steigt ab 12. Woche sprunghaft an.

In der Gesamtübersicht der Ernährung im 1. Lebenshalbjahr ergibt sich der in Abb. 14.7 dargestellte Aspekt. Die prozentualen Anteile der verschiedenen Energiespender

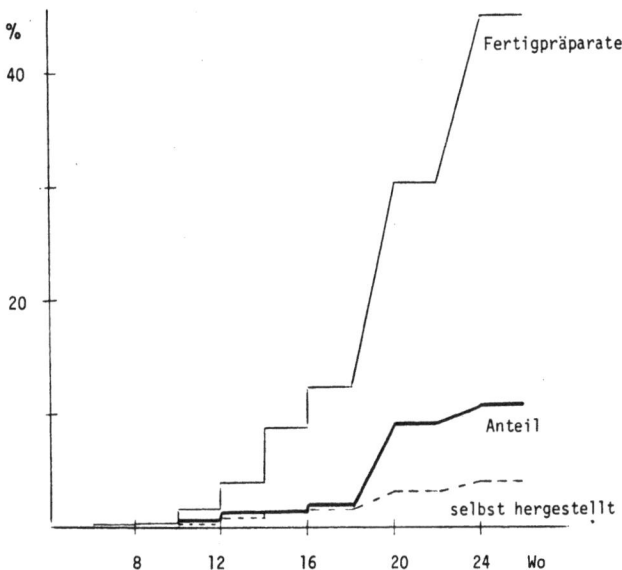

Abb. 14.5. Milch-Getreide-Brei, Zerealien: selbst hergestellte und käufliche, d.h. anrührfertige Präparate kumulativ dargestellt. Obwohl exakte Vergleichszahlen fehlen, ist seine Verwendung gegenüber der früher fast obligaten „Grießpappe" stark zurückgegangen

errechnen sich wie folgt: Eiweiß 10,3%, Fette 38,6%, Kohlenhydrate 51,1%. Im 2. Lebenshalbjahr heißen die entsprechenden Zahlen nach Stransky Eiweiß 15%, Fett 28%, Kohlenhydrate 57%. Die durchschnittliche Eiweißzufuhr in der 2. Jahreshälfte beträgt 3,3 g pro kg Körpergewicht.
Von Interesse dürfte auch sein, daß die *Tageszufuhr an Ballaststoffen* durchschnittlich bei 5,5 g (1,6–11,7) lag. In g pro 100 Kalorien ausgedrückt, ergibt dies $7,8 \pm 2,7$ g, in g pro kg Körpergewicht $0,7 \pm 0,2$ g pro Tag. Ob dies zuviel oder zuwenig ist, wissen wir leider nicht, da keine entsprechenden Untersuchungen in der Literatur vorliegen. Die einzigen diesbezüglichen Resultate stammen von Droese bei wesentlich älteren Kleinkindern.
Zum Schluß noch der *Soll-Zustand,* der aus unseren Empfehlungen für die Säuglingsernährung hervorgeht (s. Anhang). Zu diesen Richtlinien sei vermerkt, daß es uns nicht darum ging, die bisher bewährten Ernährungsgewohnheiten über den Haufen zu werfen, sondern daß wir versuchten, unsere Traditionen soweit als möglich zu respektieren,

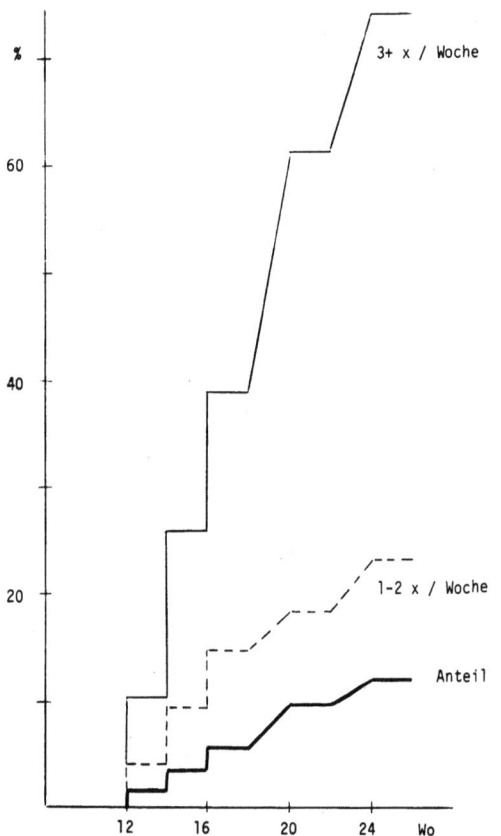

Abb. 14.6. Yoghurt (kumulativ aufgetragen): ohne offiziellen ärztlichen Ratschlag in die Säuglingsernährung eingedrungen!

aber einzelne Fehler auszuschließen. Die Empfehlungen der ESPGAN wurden nicht wörtlich übernommen, sondern sinngemäß unseren lokalen Gegebenheiten und Gewohnheiten zugrunde gelegt. Die bisherigen Erfahrungen haben gezeigt, daß mit dieser Konzeption die Richtlinien de facto auch befolgt werden, sowohl von der Industrie in ihren Anpreisungen wie von den Kinderärzten und Mütterberatungsschwestern. Zum Thema Beikost werden darin folgende Ratschläge erteilt:

Empfehlung   *Beikost* (Löffel- bzw. Tellermahlzeiten):
- ab 4. Monat kann frühestens die schrittweise Einführung einer Löffelmahlzeit erfolgen (Gemüse- oder Getreidebrei, evtl. mit Früchten; in diesem Lebensmonat

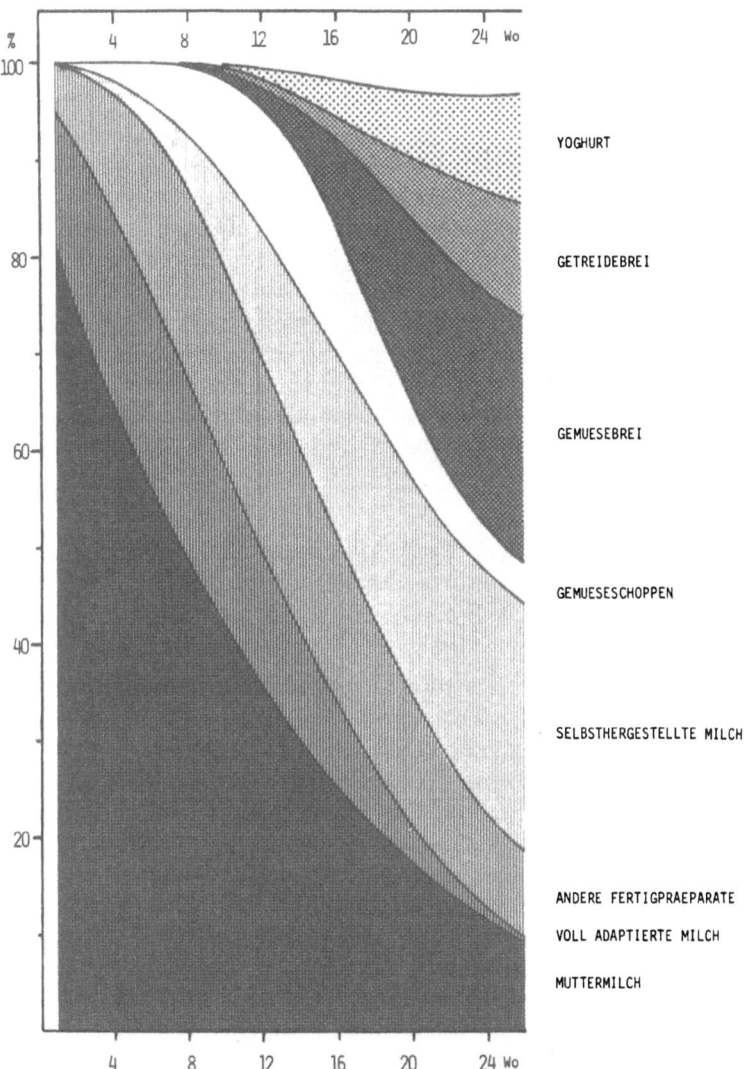

Abb. 14.7. Synopsis der Nahrungsanteile bei allen Kindern

noch glutenfrei!). 1- bis 2mal wöchentlich Fleisch, Leber oder Eigelb
- ab 5. Monat täglich eine Breimahlzeit (+3 Schoppenmahlzeiten)
- ab 6. Monat täglich zwei Breimahlzeiten (+2 Schoppenmahlzeiten)

– im 7.–9. Monat Umstellung auf 1 Trink- und 3 Breimahlzeiten (z. B. 1 Gemüsebrei mit Fleisch, 1 Zerealienbrei, 1 Joghurt mit Früchten).

Übergang auf Erwachsenenernährung. Frühestens im 4. Trimenon schrittweiser Übergang auf ausgewählte, wenig gesalzene Erwachsenenkost.

Im Kommentar zu diesen Richtlinien wird noch speziell darauf verwiesen, daß glutenhaltige Nahrungsmittel erst ab 5. Monat verwendet werden dürfen.

Ein Vergleich zwischen Ist- und Soll-Zustand zeigt, daß breite Bevölkerungsschichten ihre Kinder ideal ernähren. Wir hoffen, daß mit der weiteren Verbreitung unserer erst kürzlich erschienenen Richtlinien die Kongruenz zwischen Ist und Soll nach und nach noch perfekter wird!

Anhang. Empfehlungen der Schweizerischen Gesellschaft für Paediatrie betreffend Säuglingsnährmittel bei nicht oder nur teilweise gestillten Kindern

1. Die natürliche und ideale Ernährung für alle Säuglinge ist *Muttermilch.* Das Stillen sollte deshalb von allen zuständigen Kreisen intensiv gefördert werden.
   Wenn die Ernährung an der Mutterbrust nicht möglich ist, sind die den besonderen Ernährungsbedürfnissen des Säuglings angepaßten Milchpräparate zu verwenden (Muttermilchersatz-Präparate).
2. Die beste Nahrung für das nicht oder nur teilweise gestillte Kind stellt – insbesondere in den ersten Lebensmonaten – die *adaptierte Milch* dar. Sie ist der Muttermilch am ähnlichsten und ist deshalb in erster Linie zu empfehlen. Nach 4 Monaten soll diese Nahrung durch Beikost ergänzt werden.
3. *Teiladaptierte Milchen* kommen für die Ernährung im ersten Lebensjahr ebenfalls in Betracht, wenn sie in ihrer Zusammensetzung folgenden Kriterien entsprechen:
   a) *Ab Neugeborenenalter:*
   Gesamtenergie 2800–3000 kJ/l (670–720 Kal/l)
   Eiweiß max. 20 g/l   Kasein reduziert
   Fette min. 32 g/l   ungesättigte Fettsäuren angereichert

Kohlenhydrate max. 85 g/l, davon mindestens die Hälfte als Laktose, Stärke max. 15 g/l; Saccharose max. 25 g/l.

Keine weiteren Zusätze wie Früchte, Gemüsesäfte und dergleichen

b) *Nach dem Alter von 6 Wochen:*
Gesamtenergie 2800–3100 kJ/l (670–740 Kal/l)
Eiweiß max. 22 g/l
Fette min. 30 g/l   ungesättigte Fettsäuren angereichert
Kohlenhydrate max. 85 g/l   Stärke max. 20 g/l; Saccharose max. 25 g/l

4. *Andere Säuglingsmilchpräparate* (sog. *Folgemilchen*) können erst ab dem 4. Monat empfohlen werden.

5. *Andere Milchprodukte* sind frühestens ab nachfolgender Altersstufe zulässig:
   a) Ab 4. Monat: selbsthergestellte Milchzubereitungen (⅔ *vollfette* Milch, ⅓ Wasser) mit Zusatz von Nährzucker bzw. Dextrinmaltose (5%) und glutenfreiem Mehl (2%)
   b) Ab 5. Monat: Joghurt (höchstens einmal täglich)
   c) Ab 7. Monat: Vollmilch (vollfett!)

6. *Trinkmenge* für die ersten 4 Lebensmonate: ⅙ des Körpergewichtes (150–180 ml/kg), max. 1 Liter pro Tag.
   Die *Milchmenge* soll am Ende des ersten Lebenshalbjahres noch mindestens 0,5 l pro Tag betragen. Diese Menge sollte während des ganzen ersten Lebensjahres beibehalten werden.

7. *Beikost* (Löffel- bzw. Tellermahlzeiten):
   – ab 4. Monat kann frühestens die schrittweise Einführung einer Löffelmahlzeit erfolgen (Gemüse- oder Getreidebrei, eventuell mit Früchten; in diesem Lebensmonat noch glutenfrei!) 1- bis 2mal wöchentlich Fleisch, Leber oder Eigelb
   – ab 5. Monat täglich eine Breimahlzeit (+3 Schoppenmahlzeiten)
   – ab 6. Monat täglich zwei Breimahlzeiten (+2 Schoppenmahlzeiten)
   – im 7. bis 9. Monat Umstellung auf 1 Trink- und 3 Brei-

mahlzeiten (z. B. 1 Gemüsebrei mit Fleisch, 1 Zerealienbrei, 1 Joghurt mit Früchten)
8. *Übergang auf Erwachsenenernährung.* Frühestens im 4. Trimenon schrittweise Übergang auf ausgewählte, wenig gesalzene Erwachsenenkost.
9. *Rachitis- und Karies-Prophylaxe:* Vitamin D 400 E täglich ab 2. bis 5. Lebenswoche bis Ende des ersten Lebensjahres. Fluor 0,25 mg täglich bis Ende des 3. Lebensjahres.

Kommentar zu den Ernährungsempfehlungen

A. Allgemeine Hinweise

Die Säuglingsernährung läßt drei sich überschneidende Phasen von je zirka 4 bis 6 Monaten erkennen:

- Die *Still- oder Trinkphase,* während der wenn möglich Muttermilch oder sonst adaptierte Milchzubereitungen die einzige Ernährung darstellen.
- Eine *Übergangs- oder Abstillphase,* während der speziell zubereitete Mahlzeiten der Brust- oder Flaschennahrung zugesetzt werden.
- Eine Phase mit *modifizierter Erwachsenenkost,* während der ein immer größer werdender Teil der Nahrung vom Tisch der Erwachsenen stammt.

Diese Phasen ergeben sich nicht nur aufgrund der Verdauungsmöglichkeiten des kindlichen Magendarmtraktes, sondern ebensosehr aufgrund der neuromotorischen Entwicklung des Kindes und der Funktionskapazität seiner Nieren. Anfänglich, das heißt während der ersten Phase, vermag das Kind aufgrund seiner cerebralen Funktionen bzw. seiner Reflexe nur Flüssignahrung zu saugen und zu schlucken; gleichzeitig ist der Magendarmtrakt noch nicht mit Abwehrmechanismen gegen Fremdproteine ausgerüstet, und die Nieren sind noch nicht in der Lage, mit größeren Eiweißmengen bzw. hohen osmolaren Belastungen fertig zu werden. Erst nach etwa 4 Monaten sind die neuromotorischen Voraussetzungen erfüllt, daß ein Kind einen Löffel erkennen und feste (bzw. breiige) Speisen kauen, geschmacklich differenzieren und schlucken kann, seinen Appetit durch Öffnen des Mundes und Vorstrecken des Kopfes äußern und auch die Sättigung durch eine orale Verweigerung kundtun kann. In dieser zweiten Phase ist auch die intestinale und renale Funktion entsprechend ausgereift. Bevor das Kind dieses Stadium erreicht hat, würde eine Löffelmahlzeit nur passive, forcierte und damit unphysiologische Fütterung bedeuten. In der dritten Phase sind alle physiologischen Voraussetzungen so weit ausgereift, daß die Nahrung dem adulten Typ nach und nach angeglichen werden kann und daß die Nahrungsaufnahme zum Teil verselbständigt wird.

B. Spezielle Hinweise

Ad 1: Stillen soll solange als möglich, das heißt während der ganzen Säuglingszeit, empfohlen werden. Frühestens nach 4, spätestens nach 8 Monaten soll das Stillen durch Beikost ergänzt werden. Gestillte Kinder erhalten die gleiche Rachitis- und Karies-Prophylaxe wie nicht gestillte (siehe 9). Für weitere Details siehe Stillbroschüre der Schweizerischen Gesellschaft für Pädiatrie.

Ad 2: Adaptierte Milch bedeutet weitgehende Angleichung an die Muttermilch durch Reduktion des Gesamteiweißes, besonders des Kaseins; Erhöhung des Gehaltes an ungesättigten, langkettigen Fettsäuren; ausschließliche Zugabe von Laktose als Kohlehydratersatz; Reduktion des Mineralgehaltes; Zusatz von Vitaminen entsprechend dem täglichen Bedarf eines Säuglings. Diese Milchen eignen sich insbesondere auch für die Zwiemilch-Ernährung und können, ähnlich wie Muttermilch, quantitativ weitgehend ab libitum angeboten werden. Sie gewährleisten eine optimale Ernährungsbasis während des ganzen ersten Lebensjahres, hinterlassen jedoch bei manchen Säuglingen, trotz ihres adäquaten Kaloriengehaltes, ein nicht sehr lang anhaltendes Sättigungsgefühl, weshalb die Umstellung auf teiladaptierte oder Folgemilch oft wünschbar wird.

Ad 3: Teiladaptierte Milchen entsprechen den voll adaptierten, mit Ausnahme des Kohlenhydratzusatzes, der verschiedene Mono-, Di- und Polysaccharide umfassen kann. Sehr weitgehend adaptierte Formeln können schon ab Neugeborenenalter eingesetzt werden, solche mit geringerer Adaptierung (aber etwas höherem Sättigungseffekt) nach der 6. Lebenswoche. Die Abgrenzung der beiden Formeln ergibt sich aufgrund der in den Empfehlungen festgehaltenen kritischen Minimal- bzw. Maximalgehalte einzelner Nahrungskomponenten.

Ad 4: Andere industriell hergestellte Säuglingsmilchen (Folgemilchen) sind weniger an die Frauenmilch angeglichen und sollen deshalb nicht früher als ab 4. Lebensmonat angeboten werden.

Ad 5: Selbst hergestellte Milchzubereitungen sind – unter anderem wegen ihres geringen Gehaltes an essentiellen Fettsäuren (Linoleate) und des zu hohen Kohlenhydrat- und Na-Gehaltes – nicht mehr als optimale Säuglingsernährung zu empfehlen. Aus sozioökonomischen und psychologischen Gründen werden sie hier trotzdem noch als *zulässig* bezeichnet. *Quark* kommt wegen des extrem hohen Eiweißgehaltes für die Ernährung im ersten Lebenshalbjahr nicht in Betracht.

Die endgültige Umstellung von Säuglingsmilchpräparaten auf unverdünnte Kuhmilch ist nach frühestens 6 Monaten zulässig, jedoch erst nach 8 bis 9 Monaten empfehlenswert. Die Kuhmilch soll unbedingt vollfett sein.

Ad 6: Mit der genannten *Trinkmenge* ist auch das Flüssigkeitsbedürfnis des Säuglings voll gedeckt. Verabreichung von zusätzlichem Tee oder anderen Getränken ist deshalb nicht notwendig.

Die Forderung nach einer täglichen Verabreichung von mindestens 500 ml Milch (inkl. Milch in Breimahlzeiten, Joghurt usw.) während des ganzen ersten Lebensjahres beruht auf dem hohen Ca-Bedürfnis des wachsenden Skelettes und dem Bedarf an essentiellen Fettsäuren. Beide Erfordernisse werden bei geringerer Milchzufuhr meist nicht gedeckt.

Ad 7: Beikost: Während der ersten 4 Lebensmonate sollen ausschließlich **glutenfreie** Gerichte verwendet werden; Mehl und mehlhaltige Speisen (inkl. Biskuits!) von Weizen, Roggen, Hafer und Gerste sind erst ab 5. Monat zulässig.

Die früher übliche Beifütterung von *Fruchtsäften* und kleinen Obstmengen schon in den ersten Lebensmonaten ist heute wegen des ausreichenden Vitamingehaltes der adaptierten und teiladaptierten Milchpräparate nicht mehr notwendig, ist aber ab 3. Monat in kleineren Mengen unbedenklich.

Zum Zweck einer genügenden *Eisenversorgung* sollte Fleisch bzw. Leber ab 4. bis 5. Monat in langsam ansteigender Menge, im 2. Lebenshalbjahr mehrmals wöchentlich verabreicht werden.

Diskussion

Der unterschiedlich dargestellte Beginn der Beikost hatte eine rege Diskussion zur Folge.

So teilte Kübler mit, daß früher in Kiel bereits schon mit 6 Wochen mit der Löffelfütterung begonnen wurde, allerdings mit erfahrenem Pflegepersonal.

Schreier glaubt, daß Saugfähigkeit und Löffelfähigkeit im wesentlichen von der Mutter abhängen.

Hövels berichtete über die Meinung der Frankfurter Gruppe, daß die bessere Möglichkeit, mit dem Löffel zu füttern ab 4. Monat damit zusammenhängt, weil der Saugreflex sich allmählich zurückbildet.

Von Stockhausen führt die amerikanische Begründung an, dort wird auch von einem Ausstoßungsreflex gesprochen; wird einem jungen Säugling feste Nahrung gegeben, dann schiebt er sie mit der Zunge wieder heraus. Der Reflex verschwindet mit 4–5 Monaten.

Stehr berichtete über eine Ernährungserhebung, nach der sehr viele Mütter aus Gründen des Sättigungsverhaltens im 3. Monat Breie füttern und wies darauf hin, daß der überzeugende Grund fehlt, jetzt zu reglementieren und erst nach dem 4. Monat einen Brei für angezeigt hält. Mit dieser überzogenen Empfehlung stoßen wir auf praktische Schwierigkeiten. Die Meinung von Stehr wurde auch von Gladtke unterstrichen und ergänzend hinzugefügt, daß nach seiner Erfahrung die Milchproduktion teilweise besser aufrecht erhalten werden kann, wenn Kinder, die nicht voll gestillt werden können, nicht die Flasche erhalten, sondern einen Brei oder zwei Breie erhalten. Die Milchproduktion hört schneller auf, das Saugen aus der Brust wird schwächer, wenn die Kinder sich an die Flasche gewöhnen.

Einige Zahnärzte und Kieferorthopäden haben ausdrücklich gesagt, daß es für das Gebiß besser ist, wenn die Kinder früh etwas zu Beißen erhalten. Dieses Kauen formt den Kiefer, das ist für die Stellung der Zähne, die später durchbrechen, sehr viel besser. Ein gesundes Kind fängt doch bereits mit 4 Monaten an, alles was es erhält, in den Mund zu stecken und darauf herumzukauen, darauf herumzubeißen. Der Schluckakt ist da, das Kauen ist da, warum soll man dem Kind den Brei vorenthalten. Auch Hövels stellte sehr nachdrücklich fest: „Mit der Empfehlung, die erste Breimahlzeit nach dem 3., dem 4. oder dem 5. Monat zu geben, befinden wir uns im Bereich des Ermessens. Wir sollten nicht den Anschein vermitteln wollen, als ob wir hier über gesichertes Wissen verfügen würden."

Die Situation ist derzeit offen, die Empfehlung einer späteren Zufütterung von Brei kann ebenso vertreten werden wie die einer früheren. Beide lassen sich begründen. Man sollte jedoch die Erfahrung der Kolleginnen und Kollegen aus der Praxis nicht außer acht lassen.

Herr Vahle hat eine wesentlich frühere Zufütterung von Brei als Herr Grüttner empfohlen. Frau Jahnke empfiehlt ebenfalls die erste Breifütterung nach dem 3. Lebensmonat. Abweichungen im Längen- und Gewichtswachstum wurden dabei nicht beobachtet. Diese Praxis ist auch unter den Kinderärzten in Frankfurt/Main weit verbreitet. Gibt es tatsächlich einen begründeten Anlaß, sie als falsch zu diskriminieren? Heinrich regte deshalb erneut an, die heutigen Meinungen bzw. Spekulationen durch harte biochemische Fakten zu ersetzen.

15 Gluten, das Stillen und die Inzidenz der Zöliakie 1965–1982

D. H. Shmerling

Die Einführung von Gluten in die Nahrung von genetisch prädisponierten Kindern führt in den meisten Fällen zur Entwicklung bzw. zum Manifestwerden einer gluteninduzierten Zöliakie in den folgenden Wochen und Monaten. Da die Krankheit relativ häufig ist (1:496 bis 1:1850 in Europa [8]) und schwere Verlaufsformen besonders bei jungen Säuglingen nicht selten sind, kommt der genauen Kenntnis der möglichen Rolle des Zeitpunkts der Einführung von Gluten eine besondere Bedeutung zu. Genauere, besonders prospektive Angaben darüber fehlen ganz, retrospektiv zusammengestellte zuverlässige Zahlen sind nur spärlich vorhanden.

Lang gestillte Säuglinge erhalten Gluten in der Regel später als Flaschenernährte: Die Zumischung von Vollkornschleim und dergleichen mehr zur Flaschennahrung entfällt ganz, und die Beikost wird häufig später als bei Flaschenernährten verabreicht ([10] und verschiedene Beiträge in diesem Symposium). Die möglichen Beziehungen zwischen der Häufigkeit und der Dauer des Stillens einerseits und dem Manifestationsalter bzw. der Inzidenz der Zöliakie sind deshalb in einem umschriebenen Einzugsgebiet untersucht worden.

15.1 Material und Methoden

Die Diagnose einer gluteninduzierten Zöliakie wurde nach folgenden einheitlichen Kriterien über die ganze Untersuchungsdauer gestellt: Ein variables Malabsorptionssyndrom von verschiedener klinischer und biochemischer Ausprägung (d. h. sowohl klassische Zustandsbilder als auch monosymptomatische Verlaufsformen und überprüfte frühere Verdachtsdiagnosen) mit dem bioptischen Befund einer flachen, zottenlosen Mukosa im distalen Duodenum oder im proximalen Jejunum, mit Epitheldegeneration, Krypthyperplasie und Rundzellinfiltration des Epithels und der Lamina propria, erhoben entweder im floriden unbehandelten Zustand oder anläßlich eines Rezidivs nach Diätunterbruch. – Eine prompte und vollständige klinische, teilweise auch biochemische und bioptisch bestätigte Remission nach alleinigem Glutenentzug sollte sich innerhalb von 2–6 Wochen eingestellt haben, und nach 4–6 Monaten klinisch vollzogen sein. Eine nachträgliche Überprüfung dieser initialen Diagnose wurde durch eine nochmalige gezielte Glutenbelastung wurde bei etwa einem Drittel der Patienten durchgeführt: Eine kleine Gruppe wurde in den Jahren 1964–1968 regelmäßig auf diese Art untersucht, später jedoch wurde eine Belastung ausschließlich zur Überprüfung einer initialen nicht oder ungenügend dokumentierten Diagnose oder auf ausdrücklichen Wunsch der Patienten (meist Adoleszenten) oder der Eltern vorgenommen.

Die Angaben über 313 Zöliakiepatienten wurden überprüft und 269 mit festem Wohnsitz im Kanton Zürich ausgewählt. Angaben in den Krankengeschichten dieser Patienten über die Stilldauer und über den Zeitpunkt der Einführung von Gluten in die Nahrung erwiesen sich bei dieser retrospektiven Analyse als zu wenig vollständig, um ausgewertet werden zu können. Zahlen über Lebendgeborene im Kanton Zürich vom Eidgenössischen Statistischen Amt [7] wurden verwendet und die Inzidenz der Zöliakie berechnet, ausgedrückt als Anzahl Zöliakiepatienten des entsprechenden Jahrgangs bezogen auf 1000 Lebendgeborene desselben Jahres. Systematische Erhebungen über die Stillfrequenz und -dauer fehlen in der Schweiz größtenteils; Zahlen aus wenigen Erhebungen, jeweils für das Jahr der Erhebung [2, 9, 10], geben zu wenig Aufschluß über die Trendentwicklungen größerer Zeitspannen. Sie können kaum für epidemiologische Untersuchungen nützlich sein, da sie nach verschiedenen

Tabelle 15.1. Inzidenz der Zöliakie und Stillfrequenz im Kanton Zürich 1965–1982

Jahr	Neue Zöliakiepatienten, n/J.	Lebendgeborene Kt. Zürich, n/J.	Zöliakiepatienten 1000 Lebendgeborene (%)	Stillgelder beziehend (%)
1965	18	18507	0,97	28,4
1966	21	18073	1,16	29,7
1967	12	17795	0,67	31,1
1968	14	17131	0,82	29,5
1969	18	16638	1,08	28,2
1970	19	16281	1,17	27,0
1971	19	15609	1,22	26,3
1972	16	14537	1,10	23,2
1973	13	13762	0,94	23,2
1974	13	13479	0,96	22,8
1975	17	12513	1,36	26,0
1976	9	12135	0,74	28,3
1977	6	11805	0,51	34,9
1978	9	11973	0,61	38,1
1979	7	12004	0,58	43,0
1980	10	12359	0,81	44,5
1981	4	12325	0,41	47,1
1982	7	12494	0,56	49,2

Methoden zusammengestellt wurden, nur relativ kleine untersuchte Kollektive umfassen und, mit Ausnahme einer einzigen Angabe [2], nicht unser Einzugsgebiet betreffen. Es wurden deshalb von der Direktion des Gesundheitswesens des Kantons Zürich die Zahlen über entrichtete Stillgelder analysiert: Diese Stillgelder werden einer stillenden Mutter ausbezahlt, wenn sie ganz oder teilweise mindestens 10 Wochen lang stillt. Die Anzahl Stillgelder beziehender Mütter wurde als Prozentsatz der Anzahl Lebendgeborener im selben Jahr ausgedrückt.

15.2 Ergebnisse

In Tabelle 14.1 sind die jährlichen Angaben über neu diagnostizierte Zöliakiepatienten nach Geburtsjahrgang, über die Anzahl der Lebendgeborenen, über die Inzidenz der Zöliakie (Anzahl Zöliakiepatienten auf 1000 Lebendgeborene pro Jahr) und über den Prozentsatz der Stillgelder beziehender Mütter zwischen 1965 und 1982 aufgeführt. Bis 1975 bleiben sowohl die absoluten Zahlen von Zöliakiepatienten als auch diejenigen der Inzidenz relativ konstant, obwohl die absolute Zahl Lebendgeborener von 18507 im Jahr 1965 auf 12513 abgenommen hatte. Nach 1976 sinken die entsprechenden Zahlen auf etwa der Hälfte der Werte der Periode 1965–1975, und dies bei einer unverändert bleibenden Zahl von Lebendgeborenen pro Jahr.

Tabelle 15.2 zeigt die Inzidenzzahlen für die Jahre 1965–1975 und 1976–1982 als zwei Gruppen: Die mittlere

Tabelle 15.2 Mittlere Inzidenz der Zöliakie im Kanton Zürich 1965–1975 und 1976–1982

1965–1975 (%)		1976–1982 (%)	
1965	0,97	1976	0,74
1966	1,16	1977	0,51
1967	0,67	1978	0,75
1968	0,82	1979	0,58
1969	1,08	1980	0,81
1970	1,17	1981	0,41
1971	1,22	1982	0,56
1972	1,10		
1973	0,94		
1974	0,96		
1975	1,36		
$\bar{m}$	*1,04*		*0,62*
SD	*0,19*		*0,15*

Inzidenz für die erste Periode ist 1,04 mit einer Standardabweichung von 0,19, was eine Inzidenz von 1 Zöliakiepatient auf 961 Lebendgeborene entspricht, für die zweite Periode sind die entsprechenden Zahlen 0,62, SA 0,15 und 1:1613.

Im gleichen Zeitraum veränderte sich die Zahl von Stillgelder beziehenden Müttern ebenso stark (Tabelle 15.1): Zwischen 1965 und 1975 waren es 22,8–31,1% der Mütter, ohne wesentliche Änderungen von Jahr zu Jahr und ohne Trendänderung; letztere trat aber in der Folge um so deutlicher in Erscheinung mit einem steten und steilen Anstieg bis auf 49,2%. *Das starke Absinken der Inzidenz der Zöliakie koninzidiert somit mit einem starken Anstieg der Zahl von Müttern, welche 10 Wochen oder länger gestillt haben.*

15.3 Kommentar

Da im Einzugsgebiet die bioptische Diagnose einer Zöliakie einzig in unserer Klinik gestellt wird, darf angenommen werden, daß die vorliegenden Zahlen praktisch alle Kinder mit einer symptomatischen und bioptisch gesicherten Zöliakie erfassen. Zöliakiediagnosen bei auswärts wohnhaften Kindern wurden aus der Statistik ausgeschlossen.

Die berechnete Inzidenz unter Bezugsnahme der jährlichen Anzahl Lebendgeborener aus dem selben Einzugsgebiet dürfte deshalb repräsentativ sein. Die Verwendung des Prozentsatzes von Stillgelder beziehenden Müttern als Maßgröße für die Stillfrequenz und -dauer setzt einige Annahmen voraus: Die Motive, welche eine Mutter bewegen, diese Stillgelder zu beziehen, haben sich vermutlich von 1965–1982 nicht wesentlich geändert. Der relativ kleine Obolus spielt in einer Wohlstandsgesellschaft mehr eine symbolische als eine materielle Rolle und würde auch bei verschlechterten ökonomischen Verhältnissen (und gerade das Gegenteil ist zwischen 1965 und 1982 der Fall!) kaum per se ein Faktor sein, viel eher Folge, d.h. ein Hinweis auf die Stillfrequenz. Wohl kann durch diese Zahl nicht zwischen voll- und teilweise gestillten Kindern differenziert werden; mit Zunahme der Stillbereitschaft und -dauer von seiten der Mütter steigt auch die Zahl vollgestillter Kinder über längere Zeitspannen [10]. Der Zeitpunkt der Gluten-

Stillen wirkt protektiv gegenüber Zöliakie bei prädisponierten Kindern

einführung in die Nahrung findet sein Korrelat im Manifestationsalter der Zöliakie: *In den Jahren 1966–1969 erhielten 63% unserer damaligen Zöliakiepatienten Gluten schon vor dem Alter von 3 Monaten, gegenüber je 40% in den Zeitspannen 1962–1965 und 1970–1975;* parallel dazu waren 1966–1969 56% schon vor dem Alter von 6 Monaten manifest erkrankt, gegenüber 41% zwischen 1962–1965 und 38% zwischen 1970 und 1975 [5].

Die Analysen aus drei italienischen Zentren [1] zeigen, daß gestillte Kinder später als nichtgestillte an Zöliakie erkranken, auch bei vergleichbarem Zeitpunkt der Gluteneinführung. Die Autoren postulieren einen direkten Effekt des Stillens auf das Manifestationsalter der Zöliakie. In der Tat kann das vollständige und längere Stillen gewisse immunologische Mechanismen, welche bei genetisch prädisponierten Kindern in der Weiterentwicklung der Mukosaläsion mitwirken, durch passiven und aktiven Transfer von Modulatoren die Immuntoleranz wesentlich beeinflussen. Andererseits aber werden gestillte Säuglinge, auch wenn sie nur teilweise gestillt werden, später als flaschenernährte mit Gluten konfrontiert ([10] und weitere Beiträge in diesem Symposium). Die Zufuhr von Gluten erfolgt somit beim gestillten Kind unter anderen immunologischen Voraussetzungen, gleichzeitig aber auch zu einem späteren Zeitpunkt als beim flaschenernährten Säugling.

Die Inzidenz der Zöliakie in einem erweiterten Einzugsgebiet der Nordostschweiz [8] blieb in den Jahren 1965–1975 konstant, wie dies auch in anderen Ländern beobachtet wurde. In den letzten Jahren jedoch wurden aus England [3, 4] und aus Finnland [6] Zahlen über das „Verschwinden der Zöliakie" publiziert. Die Autoren postulieren veränderte Säuglingsernährungspraktiken, d.h. vermehrtes Stillen und verzögerte Glutenverabreichung, als mögliche Ursache dieser Inzidenzänderung.

Unsere Ergebnisse, welche eine Reduktion der Inzidenz der Zöliakie von 1,04 auf 0,62 zwischen 1965–1975 und 1976–1982 zeigen, könnten u.U. bedeuten, daß seit 1976 das Manifestationsalter der Zöliakie zu den älteren Altersgruppen verschoben worden sei. Eine Analyse des Diagnosealters von 341 Zöliakiepatienten in Zürich zwischen 1960 und 1982 zeigt, daß bis 1965 23% der Patienten im Alter von 2 Jahren und darüber diagnostiziert wurden, zwischen 1966 und 1970 18%, zwischen 1971 und 1975 13%

Tabelle 15.3. Zöliakiepatienten Zürich 1960–1982 (n = 341). Alter bei Diagnose nach Geburtsjahr

		< 24 Monat	> 24 Monat
Bis 1965	n	78	23
	%	77	23
1966–1970	n	78	17
	%	82	18
1971–1975	n	81	12
	%	87	13
1976–1982	n	45	7
	%	87	13

und zwischen 1976 und 1982 13% (Tabelle 15.3). In diesen Zahlen ist also keine Bestätigung der Annahme einer verspäteten Manifestation der Zöliakie, gleichzeitig mit der Zunahme des Stillens, zu finden. Eine solche Verschiebung des Manifestationsalters der Zöliakie, wie sie Auricchio et al. [1] finden, wäre nicht unbedingt begrüßenswert: Zwar hätte eine Verschiebung vom jungen Säuglingsalter in die zweite Hälfte des 1. Lebensjahrs den Vorteil, eine Erkrankung von jungen Säuglingen mit erfahrungsgemäß schwererem Verlauf zu vermeiden. In diesem Sinne werden auch die meisten Empfehlungen für die Säuglingsernährung gegeben, indem sie die Einführung von Gluten erst ab 4.–5. Lebensmonat vorsehen. Eine noch weitere Verschiebung des Manifestationsalters, z. B. in das 2. Lebensjahr oder noch später, hätte aber den großen Nachteil von wenig charakteristischen, ja sogar monosymptomatischen Verlaufsformen, die in diesen Altersgruppen häufig beobachtet werden und die Diagnosestellung wesentlich erschweren würden.

Erst die weitere systematische Analyse der Zahlen der kommenden Jahre wird zeigen, ob die Inzidenzänderung der Zöliakie seit 1976 eine echte und konstante Erscheinung ist oder ob es sich nur um eine Verlagerung der Manifestation der Symptomatologie handelt.

15.4 Zusammenfassung

Die glutenindizierte Zöliakie ist eine multifaktoriell verursachte Erkrankung; genetische Faktoren und ein exogenes Realisationselement (Gluten) sind u.a. für das Manifestwerden der Zöliakie entscheidend. Das Stillen kann, entweder als immunologischer Modulator oder/und als Korrelator des Zeitpunkts der Einführung von Gluten in die Nahrung ebenfalls eine Rolle spielen.

Die vorliegende Untersuchung umfaßt 269 Zöliakiepatienten mit festem Wohnsitz im Kanton Zürich, welche zwischen 1965 und 1983 nach einheitlichen strikten Kriterien diagnostiziert wurden. Die auf die jährliche Anzahl Lebendgeborener berechnete Inzidenz der Zöliakie änderte sich zwischen 1965 und 1975 kaum (Mittel 1,04, SD 0,19, entsprechend 1:961 Lebendgeborene), fiel aber seit 1976 bis 1982 auf etwa die Hälfte ab (M 0,62, SD 015, entsprechend 1:1613). Mangels anderer zuverlässiger und durchgehender epidemiologischer Angaben über die Stillfrequenz und -dauer im Einzugsgebiet, sind die Angaben über die entrichteten Stillgelder (Prämien für stillende Mütter bei Stillen ≥ 10 Wochen) analysiert worden: Von 1965–1975 bezogen 22,8 bis 31,1% der Mütter Stillgelder; seit 1976 stieg dieser Anteil jedoch stetig bis auf 49,2% an.

Die Halbierung der Inzidenz neu diagnostizierter Fälle von Zöliakie koinzidiert somit mit einer Verdoppelung der Stillfrequenz und -dauer. Es ist möglich, daß das vermehrte und längere Stillen hier eine Rolle spielt und daß dies in den kommenden Jahren zu einer zeitlich verzögerten Manifestation der Zöliakie führen wird.

Literatur

1. Auricchio S, Follo D, De Ritis G, Giunta A, Marzorati D, Prampolini L, Ansaldi N, Levi P, Dall'Olio D, Bossi A, Cortinovis I, Marubini E (1983) Does breastfeeding protect against the development of clinical symptoms of celiac disease in children? J Pediatr Gastroenterol Nutrit 2: 428–433
2. Baumann U (1978) Motivation, Technik und Resultate des Stillens. Ther Umsch 35: 603–609
3. Dossetor JFB, Gibson AAM, McNeish AS (1981) Childhood coeliac disease is disappearing. Lancet 1: 322

4. Littlewood JM, Crollick AJ, Richards IDG (1980) Childhood coeliac disease is disappearing. Lancet 2: 1359
5. Sacher M, Shmerling DH (1979) Gluteninduzierte Zöliakie – Analyse klinischer Daten von 176 Fällen. Wien Klin Wochenschr 91: 731–735
6. Similä S, Kokkonen J, Voulukka P, Kouvalainen K (1981) Childhood coeliac disease. Lancet 1: 494–495
7. Statistische Jahrbücher der Schweiz, Eidgenössisches Statistisches Amt (1965–1983) Birkhäuser, Basel
8. Stirum J van, Baerlocher K, Fanconi A, Gugler E, Toenz O, Shmerling DH (1982) The incidence of coeliac disease in children in Switzerland. Helv Paediatr Acta 37: 421–430
9. Toenz O (1975) Die Ernährungssituation des Säuglings in der Schweiz. In: Zur Ernährungssituation der Schweizerischen Bevölkerung. Huber, Bern Stuttgart Wien, S 115–125
10. Toenz O, Schwaninger U, Holzherr E, Schafroth M (1980) Die Säuglingsernährung in der Schweiz 1978. I. Teil: Natürliche Ernährung: Das Stillen. II. Teil: Die künstliche Ernährung. Schweiz Med Wochenschr 110: 937–947 und 1522–1531

16 Bedeutung der Beikost für die Empfehlungen zur Energie-, Nährstoff- und Vitaminversorgung im 1. Lebensjahr*

G. Schöch, M. Kersting und W. Droese

Welchen Beitrag leistet Beikost zur Ernährung im 1. Lebensjahr?
Zur Beantwortung dieser Frage werden verschiedene Ernährungspläne unter besonderer Berücksichtigung ihres Beikostanteils mit den *Empfehlungen* der Ernährungskommissionen der Bundesrepublik [4], der DDR [15], Großbritanniens [3] und der USA [10] verglichen.
Bei den *Ernährungsplänen* handelt es sich einerseits um Vorschläge des Dortmunder Forschungsinstituts für Kinderernährung [19], andererseits um solche der diätetischen Lebensmittelindustrie (s. Erläuterungen zu Abb. 16.6). Zusätzlich wurde der Einfluß einer unterschiedlich langen Stilldauer auf die Versorgung des Säuglings mit Energie und Nährstoffen berechnet.
Eingangs wird erörtert, ab wann überhaupt Beikost gegeben werden soll, und ob es dabei vor allem um eine Ergänzung einzelner Nährstoffe oder des Gesamtenergieangebots geht.
Einzelne limitierende Nährstoffe, wie z.B. Vitamin D, Fluorid oder auch Eisen, können oder müssen u.U. pharmakologisch substituiert werden, ohne daß deshalb das Prinzip der arteigenen Ernährung durch Muttermilch vorzeitig aufgegeben werden müßte.

Wie lange ist Muttermilch ausreichend?

Als kritisch zu betrachten ist aber die Frage, wie lange das *Energieangebot* der Muttermilch allein ausreichend ist, um ein optimales Gedeihen des Säuglings zu gewährleisten. Als bestes verfügbares Gedeihkriterium gilt die *Wachstumsgeschwindigkeit*.
Die derzeit verfügbaren großen anthropometrischen Studienreihen (zusammengefaßt von Hamill et al. [12]) wur-

---

* Die Untersuchungen wurden mit Mitteln des Ministeriums für Wissenschaft und Forschung des Landes Nordrhein-Westfalen und des Bundesministeriums für Jugend, Familie und Gesundheit durchgeführt

den mit Kindern durchgeführt, die schon im 1. Lebenshalbjahr weit überwiegend oder ausschließlich mit Muttermilch-Ersatzprodukten ernährt worden waren.

Von um so größerem Interesse ist es, daß in der Literatur wenigstens einige Studien vorliegen, die gleichzeitig sowohl die Nahrungszufuhr als auch das Wachstum im 1. Lebensjahr gut dokumentieren. Whitehead et al. [23] haben 1981 insgesamt 13 derartige Untersuchungen an größeren Gruppen von schwedischen, englischen, kanadischen und nordamerikanischen Kindern zusammengestellt. Dementsprechend konnten sie überprüfen, wie sich die mittlere Energieversorgung und das mittlere Wachstum dieser Säuglinge zueinander verhielten.

Abb. 16.1 zeigt die von Whitehead zusammengestellten Daten für die Energieversorgung während des 1. Lebensjahrs. Die Zahlen und Buchstaben innerhalb der Symbole

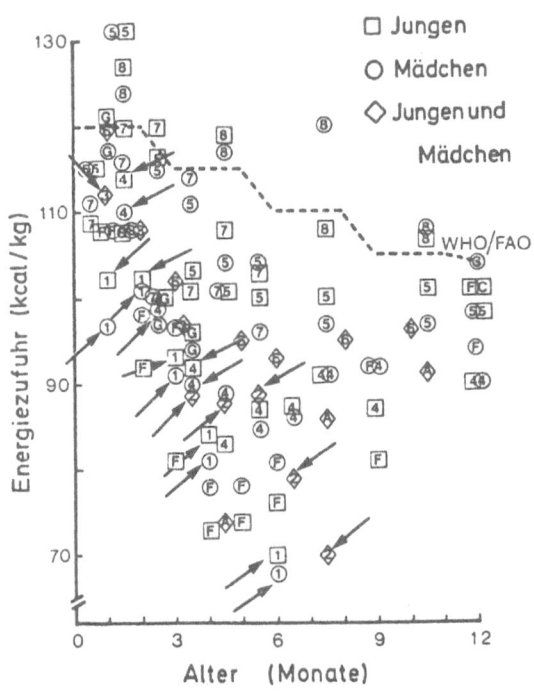

Abb. 16.1. Energiezufuhr pro kg Körpergewicht von Jungen und Mädchen im 1. Lebensjahr im Vergleich zu den Empfehlungen der WHO/FAO (1973). Die Zahlen und Buchstaben beziehen sich auf Zitate in der Originalarbeit. (Aus Whitehead et al. [23])

bezeichnen die einzelnen Untersuchungsreihen. In der Regel liegen Messungen zu verschiedenen Zeitpunkten vor. Nur in 3 Studien erhielten die Kinder während des gesamten Beobachtungszeitraums, in einer 4. Studie bis zum Alter von 3 Monaten, ausschließlich Muttermilch. Die bei Muttermilch beobachteten Energiezufuhrwerte wurden in der Abbildung nachträglich mit Pfeilen gekennzeichnet.
Es läßt sich erkennen, daß *die Energiezufuhr der vollgestillten Kinder zu jedem Zeitpunkt an der unteren Grenze des Beobachtungsbereichs lag.*
Insgesamt stellte es sich heraus, daß die relative Energiezufuhr, ausgedrückt in kcal pro kg Körpergewicht, bis zum Alter von 6 Monaten weit stärker abfällt als bei den Berechnungen bisher angenommen worden war. Dies kommt beim Vergleich von Whiteheads gesammelten Daten mit den gestrichelt dargestellten Empfehlungen der WHO/FAO für die Energiezufuhr im 1. Lebensjahr deutlich zum Ausdruck.
Abb. 16.2 zeigt die von Whitehead aus allen 13 Studien ermittelte Regressionskurve für die mittlere Energieversorgung im 1. Lebensjahr. Die Energiezufuhr pro kg Körpergewicht wäre bei Beschränkung auf die Muttermilchstudien allein noch erheblich tiefer abgefallen.
Mit Beginn des 2. Lebenshalbjahrs steigt die beobachtete

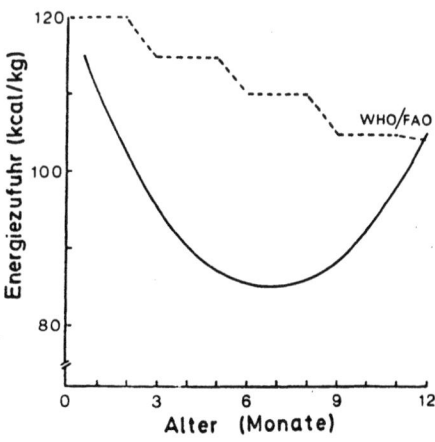

Abb. 16.2. Vergleich der Empfehlungen der WHO/FAO (1973) mit der quadratischen Regressionskurve der Energiezufuhr pro kg Körpergewicht von Jungen und Mädchen im 1. Lebensjahr, berechnet aus den Daten von Abb. 16.1. (Aus Whitehead et al. [23])

mittlere relative Energiezufuhr von etwa 85 kcal/kg KG an und erreicht mit etwa 105 kcal/kg KG im Alter von 12 Monaten wieder den von der WHO/FAO empfohlenen Wert.

Bei reiner Muttermilchernährung über den 6. Monat hinaus wäre mit einem weiteren Abfall der Energiezufuhr pro kg Körpergewicht zu rechnen. Durch zahlreiche gut dokumentierte Studien aus den letzten 100 Jahren ist nämlich bekannt, daß *bei europäischen Frauen die Milchproduktion im Laufe des 3. Monats* im Mittel ein Plateau um *etwa 800 ml pro Tag* erreicht und während der gesamten Dauer des vollen Stillens nicht mehr ansteigt [2, 8, 9, 11, 14, 16, 21].

Kalorienangebot für Brustkinder

Demnach erhält das Brustkind im Durchschnitt 550 kcal/Tag. Daraus ergeben sich pro Tag am Ende des 3. Monats etwa 95 kcal/kg KG, am *Ende des 6. Monats etwa 75 kcal/kg KG* und am *Ende des 1. Lebensjahrs nur noch 55 kcal/kg KG.*

Wie wachsen Kinder, die ausschließlich gestillt werden?

Aus Entwicklungsländern ist bekannt, daß vollgestillte Kinder im Wachstum meist bereits im 2. Vierteljahr zurückbleiben [22].

Ein typisches Beispiel für den Wachstumsverlauf vollgestillter Kinder unter optimalen Bedingungen in westlichen Ländern zeigt die Abb. 16.3 nach Ahn und MacLean [1]. Untersucht wurden reifgeborene Kinder von Angehörigen der La Leche League aus dem Nordosten der USA. Die Grafik zeigt den Wachstumsverlauf von 56 beobachteten vollgestillten Jungen. Nur die Hälfte erhielt auch nach 6 Monaten noch ausschließlich Muttermilch. Es ist erkennbar, daß die Mittelwerte für *Körperlänge und Körpergewicht ab dem 5. Monat* allmählich auf immer *niedrigere Perzentilränge* fallen.

Die eingezeichneten 25er, 50er und 75er Perzentilen sind den aktuellen amerikanischen Diagrammen des National Center for Health Statistics (NCHS) entnommen, die auf repräsentativen Messungen an etwa 20000 Kindern von 0–18 Jahren beruhen [12].

Daß das Wachstum der ausschließlich gestillten Säuglinge nach Erreichen des Plateaus der Muttermilchproduktion im 3. Monat noch etwa 3 Monate ungestört weitergeht, ist darauf zurückzuführen, daß der relative Energiebedarf, wie von Whitehead (Abb. 16.2) aus den genannten 13 Stu-

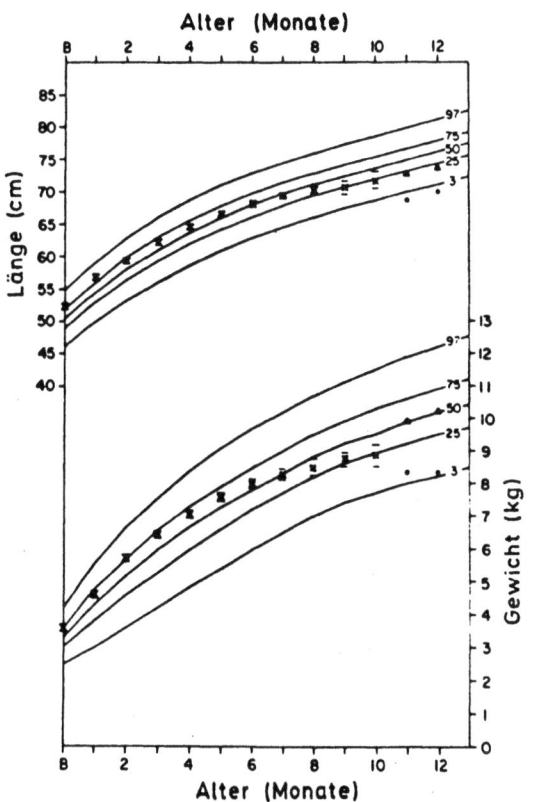

Abb. 16.3. Gewicht und Länge von vollgestillten männlichen Säuglingen (0–12 Monate). Mittelwerte mit Standardabweichung des Mittelwerts. Die Punkte im 11. und 12. Monat bezeichnen Individuen. Perzentilen gemäß NCHS-Standardkurven [12]. (Aus Ahn u. MacLean [1])

dien bei normalem Wachstum abgeleitet [23], vorübergehend stark abfällt. Andererseits wird auch deutlich, wie rasant der Bedarf jenseits des 6. Monats ansteigt, wenn das Wachstum ungestört entlang der 50er Perzentile des NCHS-Standards fortgesetzt werden soll.

Stillen 4, höchstens 6 Monate ohne Beikost Im Rahmen jeder Empfehlung müssen Sicherheitsspannen berücksichtigt werden. Je nach Gedeihen sollte ein Säugling daher in der Regel 4, in Ausnahmefällen höchstens 6 Monate voll gestillt werden, ehe mit der Beikostfütterung begonnen wird.

Im folgenden soll gezeigt werden, wie sich die Versorgung mit Energie und Nährstoffen im 1. Lebensjahr gestaltet, je

Vorschlag einer Säuglingsernährung

nachdem ob ausschließlich gestillt oder ob zu unterschiedlichen Zeitpunkten mit der Beikostfütterung begonnen wird.

Abb. 16.4 zeigt den vom Forschungsinstitut für Kinderernährung z. Zt. vertretenen Ernährungsplan für das 1. Lebensjahr.

Für die Berechnungen wurde angenommen, daß der Säugling 4 Monate voll gestillt wird (Trinkmenge maximal 800 ml/Tag).

Ab dem 5. Monat wird ungefähr alle 4 Wochen eine Brustmahlzeit durch **Beikost** ersetzt. Diese Empfehlung steht in Übereinstimmung mit einer Stellungnahme der „Senatskommission der Deutschen Forschungsgemeinschaft zur Prüfung von Rückständen in Lebensmitteln" zum Thema: „Rückstände und Verunreinigungen in der Frauenmilch" [18]. *Im 6. Monat wird die Gesamtverzehrmenge allmählich bis auf knapp 1000 g gesteigert.* Nacheinander werden eingeführt: ein **Gemüse-Kartoffel-Brei** mit hochwertigem Fett und Fleisch bzw. 1mal wöchentlich einem Eigelb; ein *Vollmilchbrei mit Obstsaftzusatz* und ein *milchfreier Brei* aus eingeweichten Getreideflocken mit Obst- und Fettzusatz. Als 4. Mahlzeit empfehlen wir Vollmilch (Version I). Statt dieser kann aber auch weitergestillt werden (Version II) oder eine Flasche mit adaptierter bzw. teiladaptierter Milch oder Folgemilch gegeben werden.

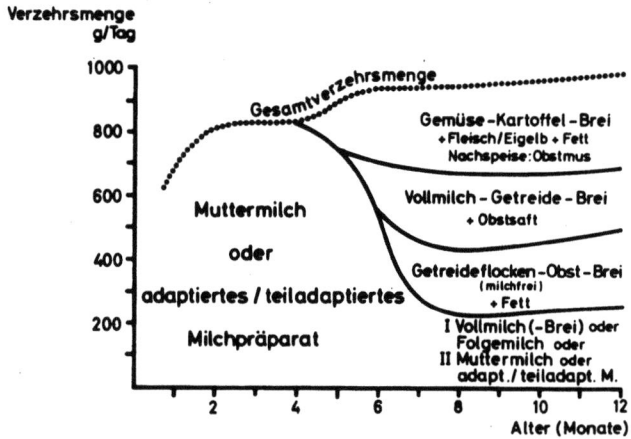

Abb. 16.4 Bedarfsbezogene Verteilung von Milch und Beikost im 1. Lebensjahr im Ernährungsplan des Forschungsinstituts für Kinderernährung

Das Schema in Abb. 16.5 unterscheidet sich von dem Schema in Abb. 16.4 dadurch, daß der Säugling 6 Monate voll gestillt wird.

Allen Nährstoffberechnungen dieser beiden Ernährungspläne werden Haushaltsrezepturen zugrunde gelegt. Das schließt natürlich nicht aus, daß, soweit auf dem Markt angeboten, nicht auch geeignete Industriepräparate entsprechend den Schemata eingesetzt werden können.

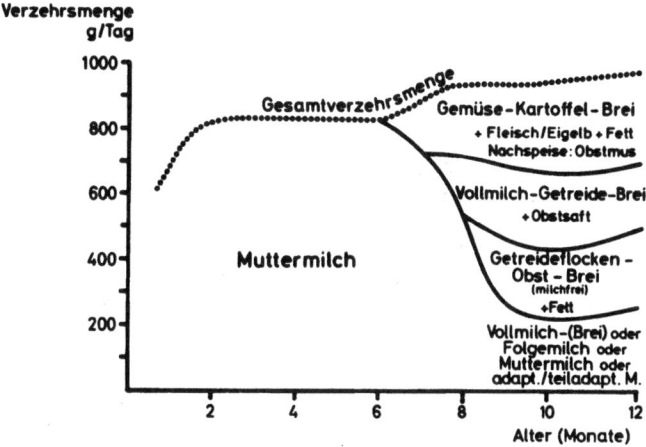

Abb. 16.5. Modifikation des Ernährungsplans von Abb. 16.4 für Mütter, die 6 Monate lang voll stillen

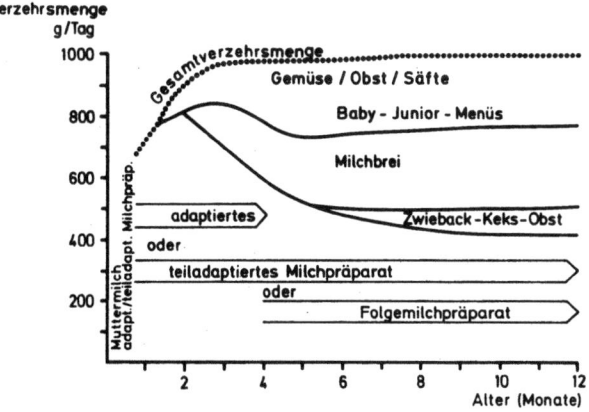

Abb. 16.6. Aus Herstellerangaben durch Mittelwertbildung für jeden Lebensmonat abgeleitete Empfehlungen für die Ernährung von kurz- oder nichtgestillten Säuglingen mit Industriepräparaten

Industrie- Abb. 16.6 zeigt, wie der Ernährungsplan für das 1. Lebens-
vorschlag jahr aussähe, wenn die Mütter ausschließlich den derzeit
gültigen Empfehlungen der diätetischen Lebensmittelindustrie folgten („Industrieplan").

Dazu wurden alle entsprechenden Angaben nach Produktgruppen geordnet, und für jeden Lebensmonat wurden die von den Firmen empfohlenen entsprechenden Verzehrmengen gemittelt. Dabei erwies es sich als schwierig, zu einigermaßen exakten Mengen zu kommen, da die Anweisungen oft sehr vage gehalten sind und z. B. „einige Teelöffel" oder „eine Breimahlzeit" lauten. Dennoch dürfte das Ergebnis weitgehend dem entsprechen, was ein Großteil der Mütter in der Bundesrepublik z. Zt. macht.

Die Berechnungen beginnen erst in der 4. Woche und beziehen sich ausschließlich auf Industrieprodukte. Die aktuellen Nährstoffgehaltsangaben für das große Sortiment der Präparate wurden uns auf Anfrage von allen Firmen des Diätverbands bereitwillig zugesagt und bis auf einen Fall (N.-A.) auch rechtzeitig für die hier vorgelegten Berechnungen übermittelt.

Beim Vergleich mit dem Ernährungsplan des Forschungsinstituts („Institutsplan") fallen einige Besonderheiten des Industrieplans auf:

1. Die Gesamtverzehrmenge steigt rascher an und erreicht den im Institutsplan für das 2. Lebenshalbjahr vorgesehenen Wert von knapp *1000 g/Tag bereits im Laufe des 3. Monats.*
2. Das *Mengenverhältnis von Milch zu Beikost* beträgt im 2. Lebenshalbjahr *im Industrieplan etwa 2:3*, während im Institutsplan eine Relation von etwa 1:3 vorgeschlagen wird.
3. Im Umfang des Sortiments an Lebensmitteln („Zutatenliste") bestehen zwischen Industrieplan und Institutsplan auffallende Unterschiede (Abb. 16.7).

Wählt man als Vergleichszeitraum den 8. Monat, so werden bei Ernährung *nach dem Industrieplan etwa 4mal so viele verschiedene Zutaten* wie bei Ernährung nach dem Institutsplan verwendet.

Im folgenden wird die mit den verschiedenen Ernährungsplänen erreichbare Energie- und Nährstoffzufuhr mit den eingangs genannten vier nationalen und internationalen

	"Zutatenliste"	Summe der Zutaten
Ernährungsplan des Forschungsinstituts 3.-4. Monat	Muttermilch	1
Ernährung mit Industriepräparaten 3.-4. Monat	Mango-, schwarzer Johannisbeer-, roter Trauben-, Kirsch-, Aprikosen-, Ananas-, Orangen-, Holunder-, Karotten-, Maracuja-, Pfirsich-, Himbeer-, Mandarinen-, Brombeer-, Birnen-, Guave-, Zitronensaft, Mango, Banane, Sellerie, Hagebutten-Sanddorn-Trank, Wasser, Vitamin C, Apfelpektin, Eisensulfat, Guave, Mandarine, Eigelb, mod. Stärke, Reis, Pfirsich, Erdbeeren, Vollmilchpulver, Sahne, Magerjoghurt, Johannisbrotkernmehl, Hagebutten, Karotten, Blumenkohl, Kartoffeln, Pastinaken, Fenchel, Spinat, Kochsalz, Butter, Gewürze, Kopfsalat, Kartoffelpüree, Mangold, Spargel, entrahmte Milch, Vollmilch, Bananenflocken, Maisstärke, pflanzl. Öl, Zucker, Reisgrieß, Lecithin, Vitaminmischung, Magermilchpulver, Maisquellstärke, Reisquellstärke, Eisendiphosphat, Birnenfruchtpulver, Maltodextrin, Saccharose, Vanillin, natürl. Aromastoffe, Aprikosen, Reismehl, Äpfel, Orangen-,Apfel-,Ananas-,Bananen-, Aprikosenfruchtpulver, Hartweisengrieß, Apfel-,Birnensaftkonzentrat, Weizenmehl, Zwiebackmehl, Malzextraktpulver, Himbeeren, Birnen, Honig, Weizenquellgrieß, Lactose, gemahlener Butterkeks, gemahlener Tortenkeks, Glukosesirup, Tomatenpüree.	89
Ernährungsplan des Forschungsinstituts 8. Monat	Karotten, Wasser, Kartoffeln, Banane, Apfel, Vollmilch, Pfirsich, Orangen-,Trauben-,Möhren-,Apfel-, Aprikosensaft, Butter, Grieß, Schmelzflocken, Zucker, Eigelb, Maiskeimöl, Kohlrabi, Kalbfleisch, Spinat, Blumenkohl, Rindfleisch, Schweinefleisch, Fenchel, Schweineleber, Getreideflocken, Zwieback, Graubrot, Magerquark.	30
Ernährung mit Industriepräparaten 8. Monat	Buchweizenmehl, Roggenmehl, Gerstenmehl, Weizenschrot, Roggenmehl, Haselnüsse, Karamelsirup, Schokoladenpulver, Hafervollkornmehl, Maisgrieß, Papaya, Maracuja, Dextrose, Zitronensäure, Reisgrieß, Eisensaccharat, Calciumphosphat, Maisflocken, Kalbfleisch, Tomaten, Lauch, Spaghetti, Dill Erbsen, Rindfleisch, Hühnerfleisch, Parmesan, Petersilie, grüne Bohnen, Frischenudeln, Rinderleber, Gemüsepaprika, Schinken, Schweinefleisch, Broccoli, Wirsing, Kohlrabi, Rosenkohl, Wachsbohnen.	(89+39) 128

Abb. 16.7. Art und Umfang des Lebensmittelsortiments in der Ernährung von Säuglingen im 4. und 8. Monat bei selbstzubereiteter Nahrung und bei Verwendung von Fertigpräparaten

Empfehlungen (Bundesrepublik [4], DDR [15], Großbritannien [3] und den USA [10]) verglichen.
Aus Gründen der grafischen Übersichtlichkeit wurden bei den Empfehlungen unter Verzicht auf vielfach angegebene Bereiche nur die Mittelwerte der empfohlenen Zufuhrmengen dargestellt.
Nur im Falle der Energiezufuhr (Abb. 16.8) wurden außer den Empfehlungen der genannten vier Kommissionen noch diejenigen der WHO/FAO von 1973 [24] sowie die Mittelwerte der von Whitehead [23] referierten 13 Energiezufuhr- und Wachstumsstudien eingezeichnet.
Der Ernährungsplan „Forschungsinstitut" (Version I und

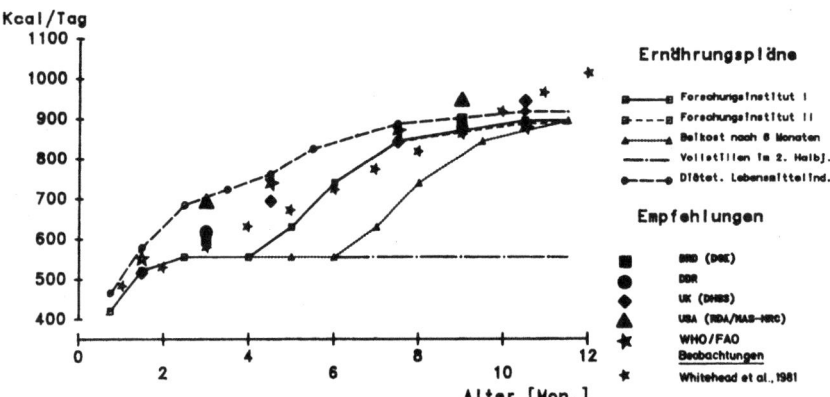

Abb. 16.8. Energiezufuhr im 1. Lebensjahr nach verschiedenen Ernährungsplänen im Vergleich mit Empfehlungen internationaler Ernährungskommissionen

II) wird in Abb. 16.4 dargestellt und im zugehörigen Text erläutert. Der Ernährungsplan „Beikost nach 6 Monaten" wird in Abb. 16.5, der Ernährungsplan „Diätetische Lebensmittelindustrie" in Abb. 16.6 dargestellt. „Vollstillen im 2. Halbjahr" bedeutet den völligen Verzicht auf Beikost.

Wie in Abb. 16.8 erkennbar, lassen sich bei den Empfehlungen zwei Gruppen unterscheiden: Die Angaben der WHO/FAO sowie die mit diesen identischen Werte der USA liegen deutlich über allen anderen Empfehlungen; letztere liegen zusammen mit den Beobachtungen von Whitehead praktisch alle auf einer gemeinsamen tiefer verlaufenden Kurve.

Das Energieangebot des Industrieplans deckt sich bis kurz vor Ende des 1. Jahres praktisch mit den Empfehlungen der WHO und der USA.

Das andere Extrem stellt das vollgestillte Kind dar, dessen Energieversorgung mit Beginn des 3. Lebensmonats, d.h. mit Erreichen des Plateaus der Muttermilchproduktion von etwa 800 ml, immer weiter hinter sämtlichen Empfehlungen zurückbleibt.

Bei Abb. 16.3 wurde erörtert, daß vollgestillte Kinder gut ernährter Mütter mindestens 4 Monate, z.T. auch 6 Monate, ebenso gut wie künstlich ernährte Kinder wachsen. Die Differenz zwischen der Energiezufuhr des vollgestillten

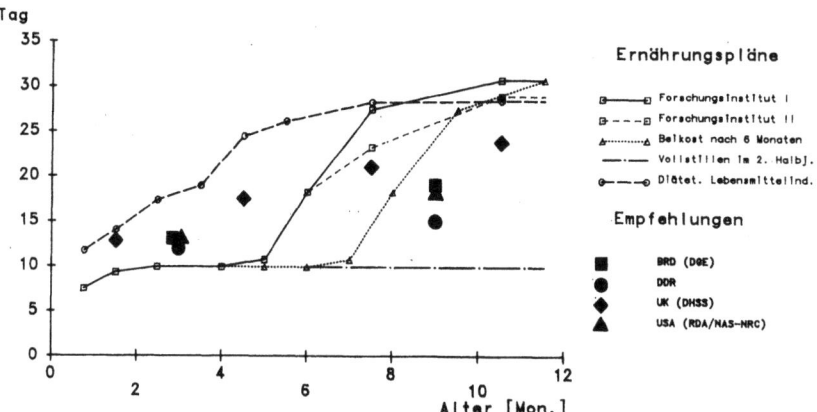

Abb. 16.9. Proteinzufuhr im 1. Lebensjahr nach verschiedenen Ernährungsplänen im Vergleich mit Empfehlungen internationaler Ernährungskommissionen

Kindes und den Empfehlungen für den 3. und 4. Monat ist somit als Sicherheitszuschlag bei künstlicher Ernährung zu interpretieren. Dieser Sicherheitszuschlag wurde nach Whiteheads Berechnungen zu hoch angesetzt. Manche vollgestillte Kinder benötigen diesen Zuschlag bis zum vollendeten 6. Monat nicht. Andererseits wird deutlich, daß die Differenz zwischen dem Muttermilch-Ist und dem Sicherheits-Soll am Ende des 6. Monats schon beträchtlich ist und rund 25% der Gesamtenergiezufuhr beträgt.

Bei der weit überwiegenden Zahl der Mütter in der Bundesrepublik liegt im 2. Halbjahr keine volle Muttermilchproduktion mehr vor. Daraus folgt, daß die Empfehlungen im 2. Halbjahr auf keinen Fall ohne Risiko unterschritten werden können.

Wann Beikost? Auch bei guter durchschnittlicher Muttermilchproduktion tritt *zu Beginn des 2. Halbjahrs immer* sehr rasch die **Gefahr einer unzureichenden Energieversorgung** ein. Dies ist auch die Ursache für das von Ahn und MacLean (vgl. Abb. 16.3) ab diesem Zeitpunkt dargestellte Durchwandern der Wachstumsperzentilen nach unten bei vollgestillten Kindern. Aus Abb. 16.8 geht ferner hervor, daß die **empfohlenen Werte für die Energiezufuhr** vor Eintritt der Risikophase **nur dann zuverlässig erreicht** werden, **wenn die Beikostfütterung schon nach dem 4. Monat beginnt.**

Abb. 16.9 zeigt die bei den verschiedenen Ernährungsplänen erzielbare Proteinzufuhr. Wie im Falle der Energieversorgung gilt für muttermilchernährte Kinder, daß sie in den ersten 4–6 Monaten optimal gedeihen, auch wenn das Proteinangebot bei durchschnittlichem Muttermilchvolumen niedriger liegt als alle Empfehlungen.

Mit Beginn der Beikostfütterung mit reinem Gemüse-Kartoffel-Brei, dem im Laufe des 5. Monats kleine Fleischmengen zugegeben werden, steigt die Proteinzufuhr beim Institutsplan nur gering an. Erst die Einführung einer Vollmilchmahlzeit läßt das Proteinangebot ab dem 6. Monat steil ansteigen.

Schließlich werden Proteinzufuhrwerte erreicht, die bis zu 30% über den Empfehlungen liegen, obgleich diese bereits Sicherheitszuschläge einschließen.

Berücksichtigt man die hohe biologische Wertigkeit der in der Beikost verwendeten Proteine, die zu rund zwei Drittel tierischen Ursprungs sind, sowie die im Hinblick auf gute Ergänzung gewählten Pflanzenproteine (z. B. Kartoffeln – Ei), so entsteht der Eindruck einer Überversorgung, die gerade bei den Proteinen nicht wünschenswert ist, da sie zu einer vermehrten Belastung der Nieren führt.

Insofern erscheint die im Institutsplan II vorgesehene Beibehaltung einer Muttermilchmahlzeit im 2. Lebenshalbjahr vorteilhaft. Die Probleme einer Reduktion der Vollmilchzufuhr werden später im Zusammenhang mit der Kalziumversorgung diskutiert.

Das *nach dem Industrieplan* ernährte Kind erhält schon mit Beginn des 3. Monats Milchbrei. Ein *Überangebot an Protein* erscheint aber um so problematischer, je jünger das Kind und je unreifer seine Nierenfunktion ist.

Der Proteinanteil an der Energiezufuhr ist in Abb. 16.10 dargestellt. Er liegt bei Muttermilch mit 7% niedriger als bei jeder anderen Form der Ernährung im gesamten späteren Leben in der Bundesrepublik und in vergleichbaren Ländern (s. Stolley et al. [20] und dort zitierte Literatur).

Hier ist zu fragen, inwieweit es vertretbar ist, den Proteinanteil in einer Phase abnehmender Wachstumsgeschwindigkeit und damit rückläufigen relativen Baustoffbedarfs etwa zu verdoppeln, wie dies bei allen Ernährungsplänen mit Beikost im 2. Halbjahr geschieht. Die Energieverteilung (Protein : Fett : Kohlenhydrate) in der gegenwärtig gebräuchlichen Kost von älteren Kindern und Erwachsenen

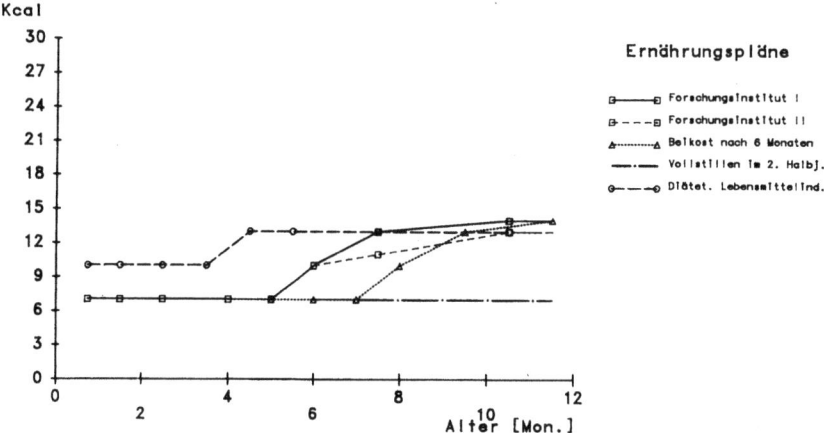

Abb. 16.10. Proteinanteil an der Energiezufuhr im 1. Lebensjahr nach verschiedenen Ernährungsplänen

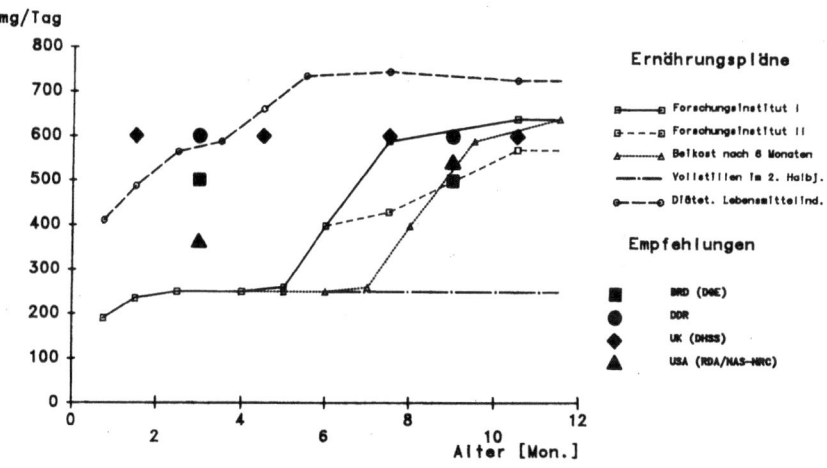

Abb. 16.11. Kalziumzufuhr im 1. Lebensjahr nach verschiedenen Ernährungsplänen im Vergleich mit Empfehlungen internationaler Ernährungskommissionen

wird mit der heutigen Säuglingsernährung sehr früh erreicht.

Kalziumangebot Die Diskussion der Kalziumversorgung (Abb. 16.11) läßt sich nicht von der Frage der Proteinzufuhr trennen.

Leider ist immer noch nicht sicher bekannt, wie sich der Kalziumbedarf im Laufe der ersten 12 Lebensmonate ändert bzw. wie dieser Bedarf gedeckt werden kann. Die Ernährungsempfehlungen für die gesamte Phase des beschleunigten Wachstums orientieren sich an Berechnungen von Kalziumgehalt und Kalziumzuwachsraten des Körpers. Je nach Zusammensetzung der Nahrung müssen wegen Rückwirkungen auf die Kalziumresorption unterschiedlich große Sicherheitszuschläge gemacht werden. Die Bedarfszahlen für künstlich ernährte Säuglinge im 1. Lebensjahr liegen in der Größenordnung von *500–600 mg Kalzium pro Tag,* wie auch von Droese u. Stolley durch Bilanzuntersuchungen beschrieben wurde [5].

Bei Ernährung auf Kuhmilchbasis muß die Kalziumzufuhr etwa das Doppelte derjenigen aus Muttermilch betragen. Dementsprechend sind die amerikanischen Empfehlungen für das 1. Halbjahr als recht niedrig aufzufassen. Bei Ernährung nach dem Institutsplan stammt Kalzium im 2. Lebenshalbjahr etwa zu 80% aus Milch. Die *Sicherung des Kalziumbedarfs im 2. Lebenshalbjahr* ist also beim augenblicklichen Kenntnisstand und mit den derzeit verfügbaren Produkten auf Kuhmilchbasis *an das oben beschriebene Angebot an Protein gebunden.* Wenn die gegenwärtigen Annahmen über den Kalziumbedarf stimmen, dann wäre eine nennenswerte Verminderung des zu hohen Proteinangebots nur bei Entwicklung proteinärmerer Milchmischungen realisierbar, deren relativer Kalziumgehalt höher oder besser ausnutzbar sein müßte als der Kalziumgehalt der bisher verfügbaren Präparate.

Wie bei Protein liegen auch bei Kalzium die Werte des Industrieplans am höchsten, da dessen Milchanteil auch im 2. Halbjahr noch 65–70% der gesamten Energiezufuhr entspricht.

Mit zunehmendem Alter des Kindes wird Fleisch zur wichtigsten Nahrungsquelle der von Natur aus knappen Eisenversorgung (Abb. 16.12).

Verbesserte Fe-Versorgung gewünscht

Im 2. Lebenshalbjahr werden mit nahezu allen Ernährungsplänen (Ausnahme: Muttermilch) Eisenzufuhrwerte in der Größenordnung der europäischen Empfehlungen erreicht. Das im Institutsplan ausgewiesene Eisenangebot stammt aber zu 70% aus pflanzlichen Lebensmitteln und ist damit schlecht resorbierbar, so daß die Zufuhrwerte kein sicherer Maßstab für die tatsächliche Eisenaufnahme sein können. Eine nichtpharmakologische *Verbesserung der Eisenversorgung* ließe sich ohne unerwünschte Steigerung

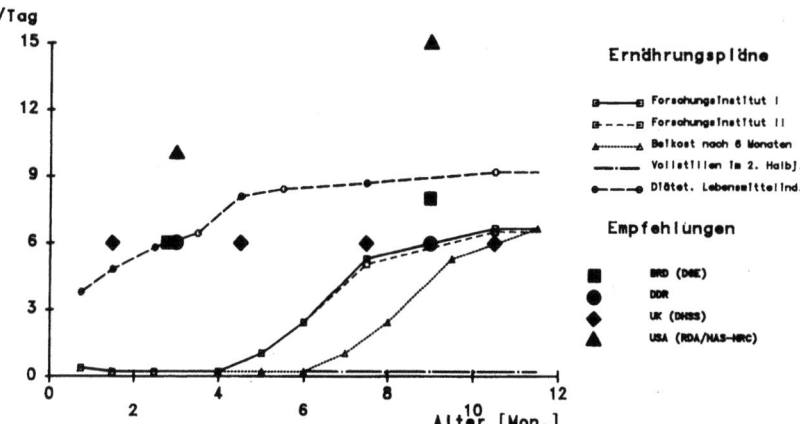

Abb. 16.12. Eisenzufuhr im 1. Lebensjahr nach verschiedenen Ernährungsplänen im Vergleich mit Empfehlungen internationaler Ernährungskommissionen

des Proteinangebots sicher am besten nach Schäfer *mit der Zugabe von Hämoglobin* zum Gemüse-Kartoffel-Brei verwirklichen [17]. Ansonsten käme noch die Verwendung von *Schweineleber* in Betracht, deren Eisengehalt ca. 20 mg pro 100 g beträgt (Fleisch ca. 3 mg Eisen pro 100 g). Auch unter Berücksichtigung einer relativ schlechten Bioverfügbarkeit von Eisen aus Schweineleber [13] wäre die Eisenresorption pro g Protein immer noch etwa 2fach günstiger als bei jedem anderen Lebensmittel, solange der Einsatz von Hämoglobin nicht endlich realisiert wird.

Abb. 16.13 faßt die noch recht lückenhaften Kenntnisse über den *Kupferbedarf* zusammen.

„Empfehlungen" von Ernährungskommissionen fehlen für Kupfer noch. Nur die Amerikaner [10] nennen „estimated safe and adequate daily dietary intakes". Entscheidend für den steilen Anstieg der Kupferzufuhr mit Beginn der Beikost ist die Gabe von Leber, Eigelb und Getreideprodukten.

Fettzufuhr Der Energieanteil aus Fett in Muttermilch beträgt rund 50%, also mehr als zu jedem Zeitpunkt in unserer Nahrung erreicht und empfohlen wird (Abb. 16.14).

Es erscheint daher sinnvoll, dieses Muster im 1. Lebensjahr als ungefähres Richtmaß solange wie möglich beizubehalten. Dies ist nur zu erreichen, wenn Beikost mit einem quantitativ und qualitativ *ausgewogenen Gehalt an wertvol-*

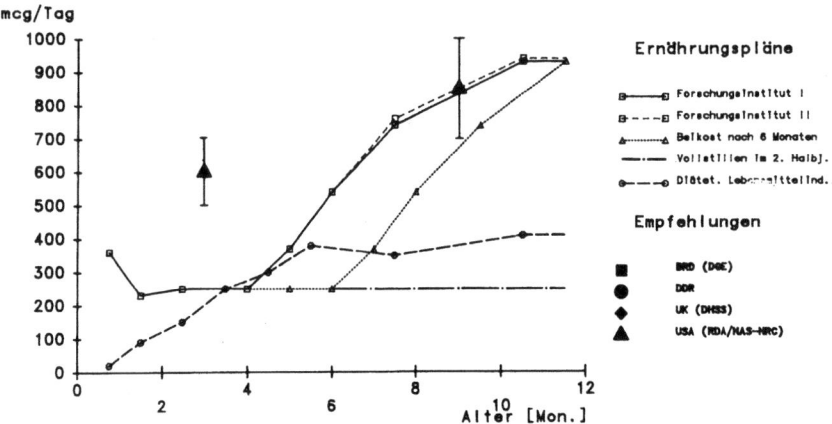

Abb. 16.13. Kupferzufuhr im 1. Lebensjahr nach verschiedenen Ernährungsplänen im Vergleich mit den geschätzten amerikanischen Richtwerten. Empfehlungen anderer Kommissionen liegen nicht vor

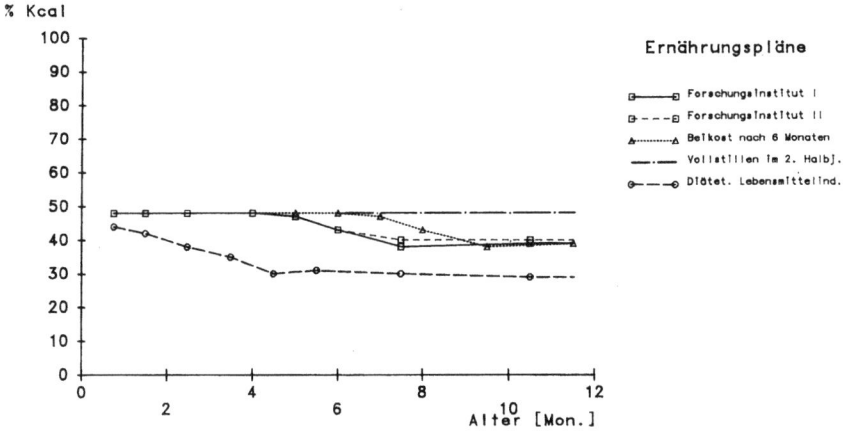

Abb. 16.14. Fettanteil an der Energiezufuhr im 1. Lebensjahr nach verschiedenen Ernährungsplänen

len Fetten gegeben wird, wie z. B. **Keimöl** und **Butter.** Insofern sollten die Ernährungspläne und Präparate der Industrie überdacht werden, damit der unphysiologisch rasche Abfall des Fettanteils an der Energieversorgung von etwa 50% auf 30% bereits im 1. Lebenshalbjahr vermieden werden kann. Das Muttermilchmuster der Energieverteilung wird in den ersten 4 Monaten auch bei ausschließlicher Er-

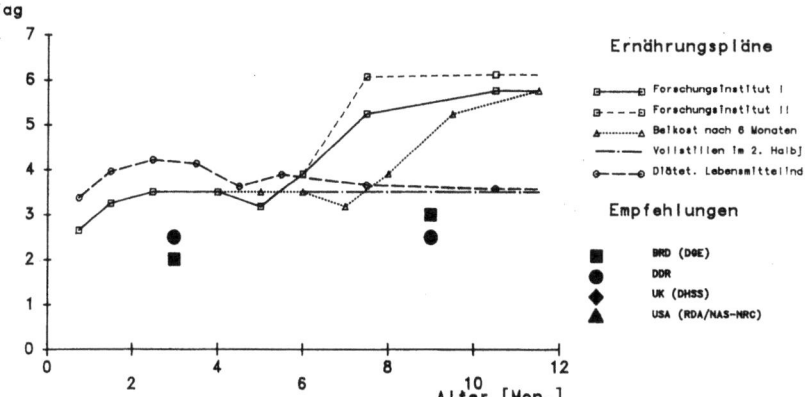

Abb. 16.15. Linolsäurezufuhr im 1. Lebensjahr nach verschiedenen Ernährungsplänen im Vergleich mit den Empfehlungen internationaler Ernährungskommissionen

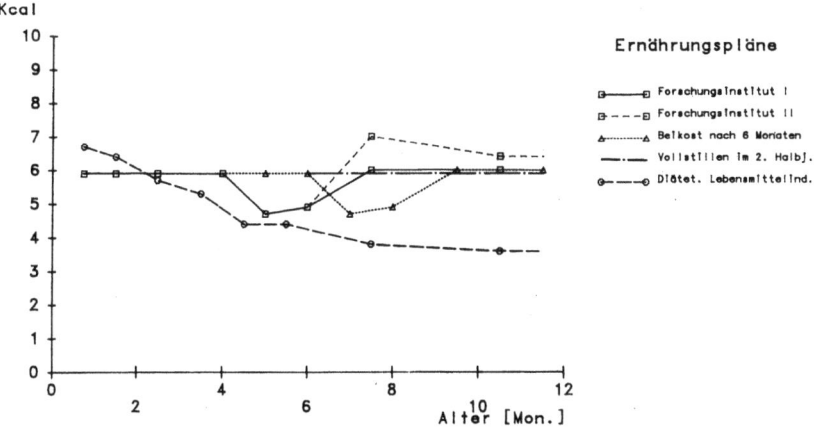

Abb. 16.16. Linolsäureanteil an der Energiezufuhr im 1. Lebensjahr nach verschiedenen Ernährungsplänen

nährung mit adaptierten und teiladaptierten Milchpräparaten ungefähr beibehalten. Industrieempfehlungen sehen im Mittel jedoch schon früher den Einsatz von fettarmer und kohlenhydratreicher Beikost vor, was zu dem hier gezeigten raschen Abfall des Fettanteils an der Gesamtenergieversorgung führt.

Abb. 16.15 zeigt, daß mit allen hier diskutierten Ernäh-

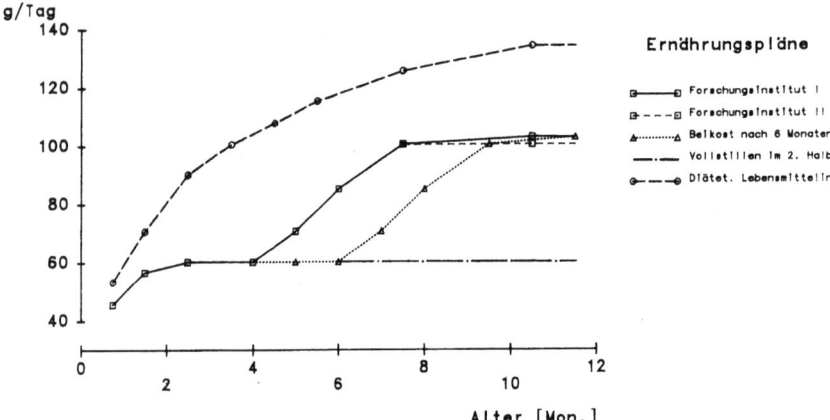

Abb. 16.17. Kohlenhydratzufuhr im 1. Lebensjahr nach verschiedenen Ernährungsplänen

rungsplänen eine **Linolsäurezufuhr** erreicht wird, die **über den Empfehlungen** liegt.

Die Ernährungskommission der Deutschen Gesellschaft für Kinderheilkunde [6] sieht für Muttermilch-Ersatzpräparate einen Linolsäureanteil von 3–6% der Gesamtenergieversorgung vor (Abb. 16.16).

Wie ersichtlich, wird diese Bedingung auch im 2. Halbjahr bei Milch-Mischkost noch in jedem Fall erfüllt.

Der **Linolsäureanteil** an der Energieversorgung liegt **im Industrieplan am niedrigsten.**

Die beim Fett festgestellte Energielücke im Industrieplan wird zu jedem Zeitpunkt durch Kohlenhydrate geschlossen (Abb. 16.17).

Eine Aufschlüsselung der Kohlenhydratzusammensetzung des Industrieplans ist in Unkenntnis der genauen Rezepturen nicht möglich. Daher ist auch ein entsprechender Vergleich mit dem Institutsplan nicht durchführbar.

Vitaminzufuhr Abschließend soll exemplarisch überprüft werden, ob mit der beschriebenen Beikost rechnerisch eine ausreichende Vitaminzufuhr erzielt wird.

Abb. 16.18 zeigt die Zufuhr von Retinoläquivalenten (mg Vitamin A + mg β-Karotin: 6).

Vitamin A Wie erkennbar, werden die Empfehlungen bereits durch den **Vitamin-A-Gehalt** der Muttermilch erreicht und mit Beginn der Beikostfütterung nach allen Plänen weit übertrof-

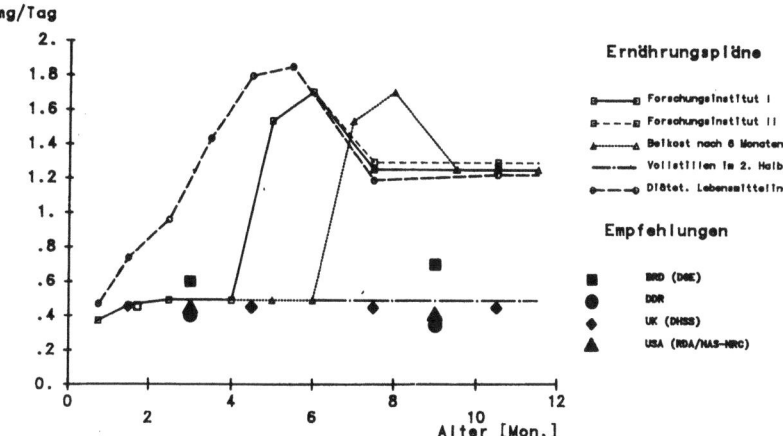

Abb. 16.18. Zufuhr von Retinoläquivalenten im 1. Lebensjahr nach verschiedenen Ernährungsplänen im Vergleich mit Empfehlungen internationaler Ernährungskommissionen

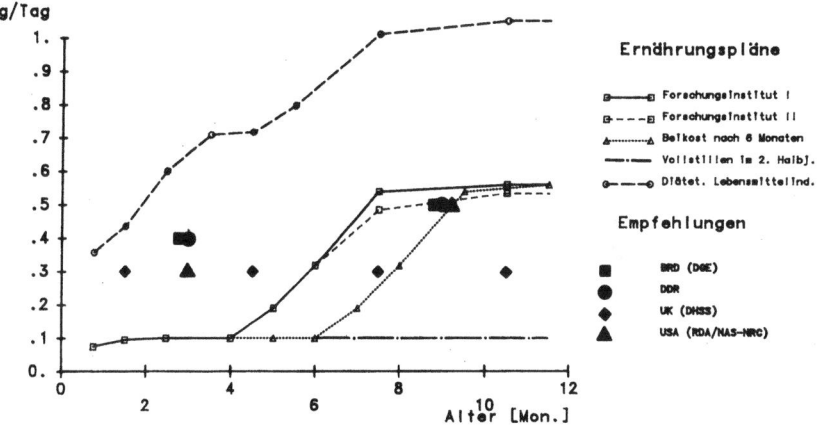

Abb. 16.19. Thiaminzufuhr im 1. Lebensjahr nach verschiedenen Ernährungsplänen im Vergleich mit Empfehlungen internationaler Ernährungskommissionen

fen. Insofern besteht also *kein Zwang zur Karottenfütterung.*

Thiamin Die *Empfehlungen für Thiamin* (Abb. 16.19) werden mit Beikost *stets erreicht.* Die von der Industrie vorgenommene zusätzliche Anreicherung der Präparate erscheint unbegründet hoch.

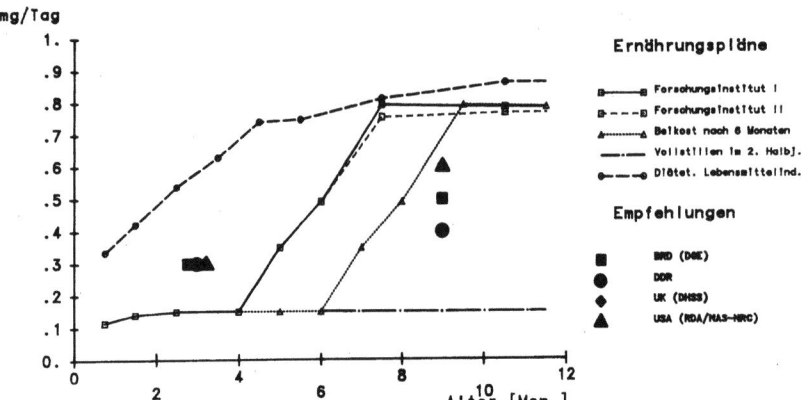

Abb. 16.20. Vitamin-B_6-Zufuhr im 1. Lebensjahr nach verschiedenen Ernährungsplänen im Vergleich mit Empfehlungen internationaler Ernährungskommissionen

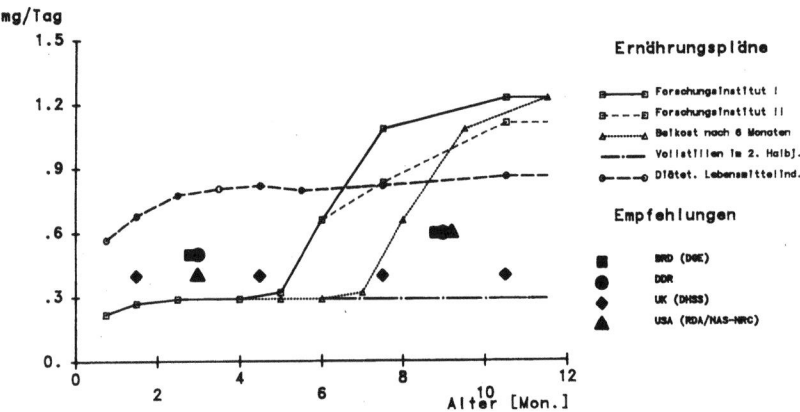

Abb. 16.21. Riboflavinzufuhr im 1. Lebensjahr nach verschiedenen Ernährungsplänen im Vergleich mit Empfehlungen internationaler Ernährungskommissionen

Für die Vitaminberechnungen des Industrieplans wurden die von den Firmen deklarierten Zusätze zugrunde gelegt, die den Mindestgehalt am Ende der Mindesthaltbarkeitsdauer bezeichnen. Die tatsächliche Zufuhr an Vitaminen liegt also fast immer noch höher, da zum Mindestzusatz noch der unbekannte Eigengehalt der Ware, sowie, vor

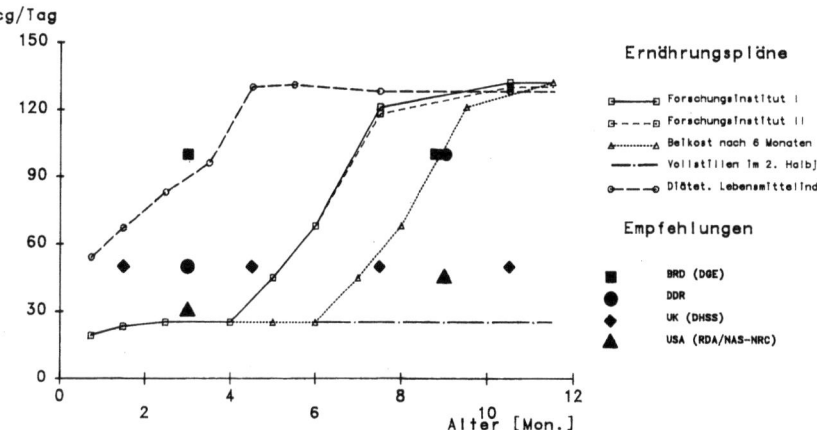

Abb. 16.22. Folsäurezufuhr im 1. Lebensjahr nach verschiedenen Ernährungsplänen im Vergleich mit Empfehlungen internationaler Ernährungskommissionen

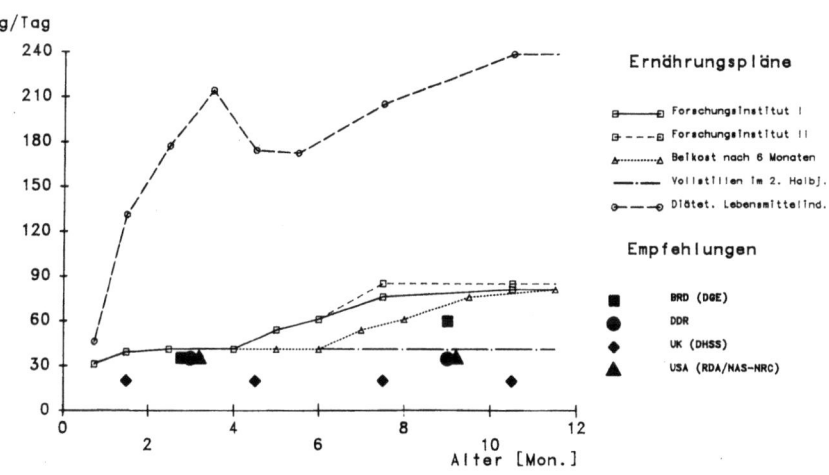

Abb. 16.23. Askorbinsäurezufuhr im 1. Lebensjahr nach verschiedenen Ernährungsplänen im Vergleich mit Empfehlungen internationaler Ernährungskommissionen

Vitamin B_6

Ablauf der Mindesthaltbarkeitsfrist, unverbrauchte Sicherheitsreserven hinzukommen.

Der Vitamin-B_6-Bedarf hängt von der Proteinzufuhr ab (15 µg/g Protein) [4, 10]. Aus Abb. 16.20 geht hervor, daß jede Art der hier berechneten Beikost zu einer *Vitamin-*

	B_6-*Versorgung* führt, die erheblich *über den Empfehlungen* liegt. Dies gilt trotz der hohen Proteinzufuhr.
Riboflavin	Die im wesentlichen aus Kuhmilch stammende ***Riboflavinzufuhr*** (Abb. 16.21) *übertrifft* auch ohne Zusätze zur Nahrung bei weitem alle *Empfehlungen.*
Folsäure	Obgleich die Empfehlungen für ***Folsäure*** (Abb. 16.22) erheblich divergieren, wird auch hier, wie eine Analyse der Institutspläne zeigt, im 2. Lebenshalbjahr der mutmaßliche Bedarf über Beikost ohne Zusätze rechnerisch *leicht gedeckt.* Die Empfehlungen der Amerikaner und Engländer würden selbst bei hohen Kochverlusten noch gut erreicht.
Askorbinsäure	Bei ***Askorbinsäure übertrifft*** der Industrieplan alle Varianten der Selbstherstellung sogar *um das Mehrfache.* Die Empfehlungen werden auch bei Berücksichtigung von Kochverlusten bei allen Plänen erreicht (Abb. 16.23).

Zusammenfassung

Als wichtigstes Kriterium für die Beurteilung einer Säuglingsernährung gilt die Frage, ob der Energiegehalt für ein optimales Wachstum ausreicht. Das bedeutet für das vollgestillte Kind, daß im 5. (bis 7.) Monat Beikost eingeführt werden muß.

Bei der vom Forschungsinstitut für Kinderernährung für das 2. Lebenshalbjahr empfohlenen Mischkost wird, abgesehen von wenigen Problemnährstoffen, wie z.B. Vitamin D, Fluorid und Eisen, die empfohlene Nährstoffzufuhr entsprechend den Annahmen der ESPGAN [7] ohne weitere Zusätze erreicht. Die qualitativen Vorzüge und die Sicherheit der meisten Industriepräparate sind allgemein anerkannt. Verwendet man sie entsprechend den Gebrauchsanweisungen der Hersteller, so werden die Empfehlungen für die meisten diskutierten Nährstoffe aber in vielen Fällen erheblich übertroffen. Dementsprechend ist – bis auf die Fettzufuhr – nirgends ein Zuwenig, an verschiedenen Stellen aber ein Zuviel zu diskutieren.

Diskussion

Von Bremer wurde die Frage gestellt, welche Konsequenzen aus den unterschiedlichen Wachstumskurven von gestillten und nichtgestillten Kindern zu ziehen sind.

Schöch führte aus, daß vollgestillte Kinder im 1. Halbjahr genauso wachsen wie künstlich ernährte, das gilt aber nicht mehr für das 2. Halbjahr. Im 1. Halbjahr schöpfen die Säuglinge offenbar mit der Muttermilch das genetische Wachstumspotential voll aus, im 2. nicht mehr, weil bei Muttermilchernährung, mit 800 ml fixiertem Tagesvolumen, die Energiezufuhr ab 5.-7. Monat zum kritischen Faktor für das Wachstum wird.

Kübler wies darauf hin, daß die von Schöch zitierte Empfehlung für Vitamin A zu niedrig liegt und mit einer höheren Empfehlung gerechnet werden muß.

Literatur

1. Ahn CH, MacLean WC (1980) Growth of the exclusively breastfed infant. Am J Clin Nutr 33: 183–192
2. Beuthner W (1902) Beobachtungen über die Nahrungsmengen von Brustkindern unter Berücksichtigung des Energiequotienten (Heubner). Jb Kinderheilkd 56: 446–471
3. Department of Health and Social Security (1979) Recommended daily amounts of food energy and nutrients for groups of people in the United Kingdom. Rep on Health and Soc Subj 15. Her Majesty's Stationary Office, London
4. Deutsche Gesellschaft für Ernährung (1975) Empfehlungen für die Nährstoffzufuhr, 5. Aufl Umschau, Frankfurt/M
5. Droese W, Stolley H (1974) Über den Calcium- und Phosphatbedarf des Säuglings. Monatsschr Kinderheilkd 122: 274–278
6. Ernährungskommission der Deutschen Gesellschaft für Kinderheilkunde (1979) Richtlinien für die Zusammensetzung von Säuglingsmilchnahrungen auf Kuhmilcheiweiß-Basis für gesunde Säuglinge. Dtsch Ärztebl 76: 293
7. ESPGAN Committee on Nutrition (1981) Guidelines on infant nutrition. II. Recommendations for composition of followup formula and Beikost. Acta Paediatr Scand 70 [Suppl]: 287
8. Feer E (1896) Beobachtungen über die Nahrungsmengen von Brustkindern. Jb Kinderheilkd 42: 195–251
9. Feer E (1906) Nahrungsmengen eines gesunden Brustkindes und Energieverbrauch des gleichen Säuglings nach der Entwöhnung. Jb Kinderheilkd 64: 355–369
10. Food and Nutrition Board (1980) Recommended dietary allowances, 9 rev ed. National Academy of Sciences, Washington DC
11. Hahne P (1969) Über Trinkmengen und Körpergewichte gesunder Säuglinge im Verlauf des 1. Lebensvierteljahres bei ad libitum Ernährung mit Kuhmilchmischungen unterschiedlicher Zusammensetzung. Dissertation, Universität München
12. Hamill PVV, Drizd TA, Johnson CL, Reed RB, Roche AF, Moore WM (1979) Physical growth: National center for health statistics percentiles. Am J Clin Nutr 32: 607–629

13. Heinrich HC, Gabbe EE, Kugler G (1971) Nahrungs-Eisenresorption aus Schweine-Fleisch, -Leber- und -Hämoglobin bei Menschen mit normalen und erschöpften Eisenreserven. Klin Wochenschr 49: 819–825
14. Hofvander Y, Hagman U, Hillervik C, Sjölin S (1982) The amount of milk consumed by 1–3 months old breast- or bottle-fed infants. Acta Paediatr Scand 71: 953–958
15. Ketz HA, Möhr M (1977) Durchschnittswerte des physiologischen Energie- und Nährstoffbedarfs für die Bevölkerung der Deutschen Demokratischen Republik. Ernährungsforschung 22: 5–22
16. Lönnerdal B, Forsum E, Hambraeus L (1976) A longitudinal study of the protein, nitrogen, and lactose contents of human milk from Swedish well-nourished mothers. Am J Clin Nutr 29: 1127–1133
17. Schäfer KH (1982) Eisenbedarf, Eisenversorgung beim Säugling. In: Grüttner R (Hrsg) Säuglingsernährung heute. Springer, Berlin Heidelberg New York, S 5–26
18. Schmidt E (1983) Schadstoffe in der Muttermilch: welche Konsequenzen sind zu ziehen? Monatsschr Kinderheilkd 131: 809–810
19. Schöch G, Kersting M (im Druck) Säuglingsernährung: ein aktueller Überblick für den Apotheker. Dtsch Apoth Z
20. Stolley H, Kersting M, Droese W (1982) Energie- und Nährstoffbedarf von Kindern im Alter von 1–14 Jahren. Ergebn Inn Med Kinderheilkd 48: 1–75
21. Wallgren A (1944/45) Breast-milk consumption of healthy full-term infants. Acta Paediatr Scand 32: 778–790
22. Waterlow JC, Thomson AM (1979) Observations on the adequacy of breast-feeding. Lancet II: 238–242
23. Whitehead RG, Paul AA, Cole TJ (1981) A critical analysis of measured food energy intakes during infancy and early childhood in comparison with current international recommendations. J Hum Nutr 35: 339–348
24. World Health Organization (1973) Energy and protein requirements. Techn Rep Ser 522. Geneva

17 Kochsalzgehalt von industriell hergestellten Beikostpräparaten zur Säuglingsernährung*

V. Galgan, M. Kersting und F. Manz

17.1 Einleitung

Während der letzten 20 Jahre wurden Fragen zur Kochsalzaufnahme des Säuglings intensiv diskutiert [1, 6, 9, 14, 18]. Ausgelöst durch epidemiologische Studien und Tierversuche wurden Befürchtungen ausgesprochen, daß die Gewöhnung an eine erhöhte Natriumzufuhr im Säuglingsalter wegbereitend für eine kochsalzreiche Ernährungsweise und Ursache für Spätschäden, z. B. des Herz-Kreislauf-Systems, im Erwachsenenalter sein könnte [5, 7].

Die Europäische Gesellschaft für pädiatrische Gastroenterologie und Ernährung (ESPGAN) hat 1977 Empfehlungen für den Natrium-, Chlorid- und Kaliumgehalt in Säuglingsmilchnahrungen ausgesprochen. 1981 wurden von der ESPGAN Natriumhöchstwerte in Beikostpräparaten für das 1. Lebensjahr festgelegt [10, 11].

Die folgende Arbeit soll über den aktuellen Natrium-, Chlorid- und Kaliumgehalt industriell hergestellter Beikostpräparate auf dem deutschen Markt unterrichten und die derzeitigen Gehalte mit Daten aus dem Jahre 1971 [16] und den Empfehlungen der ESPGAN [11] vergleichen. Ferner wird die tägliche Gesamtaufnahme dieser Mineralstoffe im 1. Lebensjahr abgeschätzt und diskutiert.

17.2 Material und Methoden

Im Juni 1983 wurden im Dortmunder Handel 166 Beikostpräparate für Säuglinge und Kleinkinder von 9 Herstellern erworben. Die Auswahl der Firmen und Präparate richtete sich nach dem aktuellen Angebot des Le-

---

* Die Untersuchungen wurden mit Mitteln des Ministeriums für Wissenschaft und Forschung des Landes Nordrhein-Westfalen und des Bundesministeriums für Jugend, Familie und Gesundheit durchgeführt

bensmittelhandels. Im einzelnen untersuchten wir Präparate folgender Firmen: Alete (n=54), Aponti (n=6), Bösen (n=8), Demeter (n=18), Heirler (n=5), Hipp (n=62), Humana (n=6), Liga (n=1) und Milupa (n=6).

In jedem Produkt wurden im salpetersauren Filtrat der Aufschwemmung [16] Natrium und Kalium mit der Flammen-Atom-Absorptions-Spektroskopie (Perkin-Elmer Modell 400) und Chlorid mit dem Chloridmeter (Eppendorf 6610) bestimmt. Angaben zum Energiegehalt der Präparate und Umrechnungsfaktoren auf verzehrfertige Mengen wurden der Grünen Liste 1983 [4] und den Etiketten entnommen.

Unter der Bezeichnung „vegetarische Menüs" wurden Produkte aus dem biologischen Anbau zusammengefaßt, die als Zutaten Früchte, Gemüse, Zerealien und Milch oder Milchprodukte, aber kein Fleisch enthielten.

17.3 Ergebnisse

In den Tabellen 17.1–17.6 sind die Analysenergebnisse für Natrium, Chlorid und Kalium dargestellt. Tabelle 17.1 faßt die Daten der von uns untersuchten Obst- und Gemüsesäfte sowie Früchtezubereitungen zusammen.

Die höchsten Natriumgehalte weisen die Obst- und Gemüsesäfte mit Karottenzusatz und die reinen Karottensäfte auf.

Tabelle 17.2 beschreibt die Ergebnisse für die Gruppe der Zerealien, Milchfertigbreie und der „vegetarischen Menüs".

In den Tabellen 17.3–17.6 sind die einzelnen Analysenergebnisse für die Gruppe der Gemüsezubereitungen sowie der Baby-, Junior- und Kleinkindmenüs dargestellt.

Die Baby- und Juniormenüs liegen mit der Natrium- und Chloridkonzentration im Mittel wesentlich höher als die „vegetarischen Menüs" und diese wiederum höher als die

Tabelle 17.1. Natrium-, Chlorid- und Kaliumgehalt in Obst- und Gemüsesäften sowie Früchtezubereitungen

	n	Natrium		Chlorid	Kalium
		mmol/100 g	µmol/100 kJ	mmol/100 g	mmol/100 g
Obst- und Gemüsesäfte	19	0,62[a] (0,04–4,04)[b]	386	0,31 (0,03–1,10)	3,18 (0,97–7,11)
Früchtezubereitungen	18	0,25 (0,04–1,04)	355	0,25 (0,03–0,79)	3,58 (1,15–7,80)

[a] Mittelwert
[b] Minimumwert – Maximumwert

Tabelle 17.2. Natrium-, Chlorid- und Kaliumgehalt in Zerealien, Milchfertigbreien und „vegetarischen Menüs"

	n	Natrium		Chlorid	Kalium
		mmol/100 g	μmol/100 kJ	mmol/100 g	mmol/100 g
Zerealien	14	0,52[a] (0,09– 1,26)[b]	33	1,13 (0,51– 1,97)	9,51 (2,89–22,84)
Milchfertigbreie (Pulver)	36	7,10 (5,31–11,05)	390	8,97 (6,52–11,82)	16,84 (8,87–24,60)
Milchfertigbreie (verzehrfertig)	36	1,62 (0,91– 2,58)	387	2,05 (1,30– 2,88)	3,85 (2,36– 5,88)
„Vegetarische Menüs"	13	1,26 (0,09– 5,65)	445	1,20 (0,08– 4,26)	5,45 (3,17–13,55)

[a] Mittelwert
[b] Minimumwert – Maximumwert

Tabelle 17.3. Natrium-, Chlorid- und Kaliumgehalt in Gemüsezubereitungen

Präparate	Hersteller	Natrium		Chlorid	Kalium
		mmol/100 g	mmol/100 kJ	mmol/100 g	mmol/100 g
Fläschchenkarotten	Alete	1,48	0,98	1,13	7,03
Karotten	Alete	1,29	0,85	1,24	6,70
Zartes Gartengemüse	Alete	1,83	0,69	1,47	7,34
Feines Gemüseallerlei	Alete	1,96	0,75	0,93	5,24
Rahmspinat	Alete	3,39	1,31	3,08	5,80
Mischgemüse	Bösen	0,96	0,38	0,62	7,80
Gemüseallerlei	Demeter	1,44	0,64	1,13	6,44
Karotten und Äpfel mit Honig	Demeter	1,13	0,36	0,25	4,14
Karotten mit zarten Erbsen	Demeter	1,87	0,99	0,70	7,11
Karottenpüree	Demeter	1,87	1,09	0,70	5,78
Spinatpüree	Demeter	0,87	0,59	1,66	17,30
Karotten mit Apfel	Heirler	0,78	0,28	0,85	5,22
Karotten mit Sahne	Heirler	0,96	0,48	1,13	5,73
Karotten	Hipp	6,18	2,89	4,88	6,14
Gemüseallerlei	Hipp	6,26	2,93	5,56	6,47
Salatbrei mit Kartoffeln und Bananen	Hipp	7,26	2,67	6,06	5,47
Zartes Gartengemüse	Hipp	6,92	2,95	5,58	3,12
Frühkarotten fürs Fläschchen	Hipp	2,17	1,11	0,34	5,09
Rahmgemüse	Hipp	4,44	1,89	4,57	4,50
Mildes Gemüsepüree mit Butter	Hipp	6,05	2,45	5,42	3,81

Tabelle 17.4. Natrium-, Chlorid- und Kaliumgehalt in Babymenüs

Präparate	Hersteller	Natrium		Chlorid	Kalium
		mmol/100 g	mmol/100 kJ	mmol/100 g	mmol/100 g
Kalbfleisch in Gemüse, Spaghetti	Alete	5,12	1,65	4,57	4,65
Rindfleisch in Spinat, Kartoffelbrei	Alete	3,78	1,41	3,92	5,73
Hühnchen in Gemüse, Eiernudeln	Alete	5,70	1,82	5,16	6,06
Geflügel in Karotten und Reis	Alete	5,87	1,67	4,43	5,24
Kalbfleisch in Gartengemüse und Kartoffelpüree	Alete	5,31	1,69	4,23	5,22
Kalbfleisch in zarten Erbsen und Kartoffelpüree	Alete	5,74	1,81	4,71	3,68
Rindfleisch in Gemüse, Kartoffelpüree	Alete	5,0	1,59	4,54	5,86
Karottencreme mit Eigelb	Alete	6,05	2,15	4,68	8,08
Leber in Karotten	Hipp	3,31	1,19	2,82	5,29
Hühnchen in Reis-Gemüsecreme	Hipp	6,87	2,03	5,44	3,12
Rindfleisch in Tomatenreis	Hipp	5,65	1,69	5,42	2,97
Karotten mit Eigelb	Hipp	6,44	2,26	4,46	6,34
Hühnchen in zartem Gemüse und Kartoffeln	Hipp	6,79	1,91	5,70	6,34
Kalbfleisch in feinem Gemüse und Kartoffeln	Hipp	6,57	2,38	5,22	6,42
Rindfleisch in Gartengemüse	Hipp	5,96	2,06	5,90	5,06
Rindfleisch in Spinat und Kartoffeln	Hipp	4,92	1,50	4,71	4,63

Früchtezubereitungen. Bei den Gemüsezubereitungen fällt auf, daß die Produkte der Firma Hipp den höchsten Kochsalzgehalt aufweisen. Unter den Menüs zeigen die Babymenüs niedrigere Natrium- und Chloridgehalte als die Junior- und Kleinkindmenüs. Das Verhältnis von Natrium zu Chlorid liegt für die Zerealiengruppe bei 1:4, für die

Tabelle 17.5. Natrium-, Chlorid- und Kaliumgehalt in Juniormenüs

Präparate	Hersteller	Natrium		Chlorid	Kalium
		mmol/100 g	mmol/100 kJ	mmol/100 g	mmol/100 g
Kalbfleisch in Gartengemüse, Reis	Alete	8,18	2,75	7,00	3,53
Rindfleisch in Karotten, Spaghetti	Alete	10,35	3,30	7,50	5,78
Hühnchen in Karottengemüse	Alete	8,44	2,40	7,11	6,01
Kalbfleisch in Kartoffeln und zarten Erbsen	Alete	8,52	2,71	7,70	4,65
Geflügel in Gemüse und Reis	Alete	9,00	2,34	7,81	5,37
Schinken in Gemüseallerlei	Alete	9,00	2,44	9,17	3,61
Rindfleisch in Tomatenreis	Alete	6,83	2,06	6,66	5,78
Karotten mit Butter	Alete	8,13	3,53	6,15	7,98
Karotten mit Butter	Hipp	10,18	3,86	7,42	5,47
Rahmspinat mit Frischei und Kartoffeln	Hipp	8,52	2,58	7,59	3,38
Zartes Schweinefleisch in Gemüse, Reis	Hipp	8,18	3,43	7,53	1,99
Rindfleisch in Gemüse und Kartoffeln	Hipp	7,66	2,65	7,16	3,78
Hühnerbrust in Tomaten und Kartoffeln	Hipp	9,09	2,97	7,64	5,09
Hühnchen in Reis und Gemüse	Hipp	8,39	2,50	7,33	3,68
Schinken in Gemüseallerlei und Eiernudeln	Hipp	11,66	3,44	7,56	3,04
Juniormenü mit Kalbfleisch und Gartengemüse	Hipp	8,66	3,04	8,21	4,68

Gruppe der Früchtezubereitungen bei 1:2 und für alle anderen Präparategruppen bei etwa 1:1.

In Abb. 17.1 werden die Natriumgehalte der einzelnen Beikost-Präparategruppen aus den Jahren 1971 und 1983 verglichen. Zusätzlich sind für mehrere Gruppen die von der

Tabelle 17.6. Natrium-, Chlorid- und Kaliumgehalt in Kleinkindmenüs

Präparate	Hersteller	Natrium		Chlorid	Kalium
		mmol/100 g	mmol/100 kJ	mmol/100 g	mmol/100 g
Kalbfleisch in Gemüse, Reis	Alete	11,92	3,75	11,50	3,22
Schinkennudeln in Tomatensoße	Alete	9,70	2,51	9,28	3,68
Geflügelreis in Karottengemüse	Alete	12,31	3,87	10,27	4,35
Zartes Schweinefleisch in Gemüse, Kartoffeln	Alete	8,70	2,44	8,18	4,40
Kalbfleisch in Kartoffeln und Blumenkohl	Alete	9,70	3,06	9,25	3,71
Hühnerbrust in Gemüse und Nudeln	Hipp	8,13	2,34	6,83	4,88
Zartes Schweinefleisch in Rahmkartoffeln, Gemüse und Ei	Hipp	7,66	2,77	7,19	4,65
Truthahn in Reis	Hipp	7,92	2,91	6,97	1,89
Rindfleisch in Tomaten und Schinkennudeln	Hipp	5,39	1,62	7,95	4,53
Kalbfleisch in Rahmsoße und Nudeln	Hipp	7,18	1,97	5,59	2,07
Rindfleisch in Reis und Gemüse	Hipp	7,13	2,27	4,77	3,15
Schinkennudeln in Tomaten	Hipp	7,39	2,20	8,24	2,61

ESPGAN [11] festgesetzten Natriumhöchstmengen eingezeichnet.

Bezogen auf die Energiedichte finden wir die **höchsten Natriumkonzentrationen bei den Gemüsezubereitungen und den Menüs.** Ein Vergleich der Daten von 1971 und 1983 zeigt, daß die Gehalte der Obst- und Gemüsesäfte sowie der Milchfertigbreie unverändert geblieben sind. Bei den anderen Präparategruppen ist der Kochsalzgehalt reduziert worden. Während **die Babymenüs alle einen Natriumgehalt unter 2,5 mmol/100 kJ aufweisen, liegt bei mehreren Gemüse-**

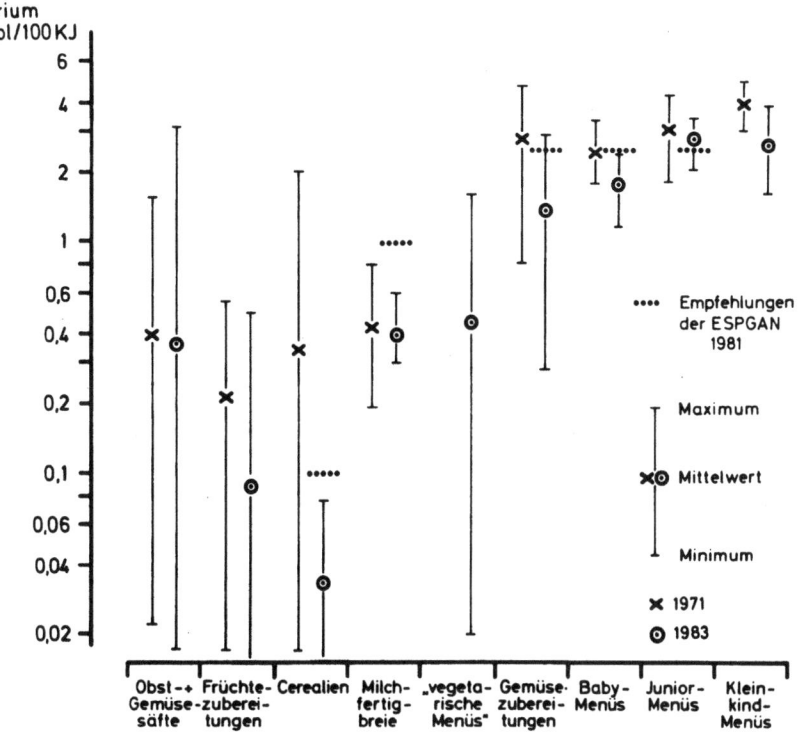

Abb. 17.1. Natriumgehalt in Beikostpräparaten der Jahre 1971 und 1983

zubereitungen und Juniormenüs der Gehalt oberhalb dieser von der ESPGAN empfohlenen Grenze.

17.4 Kommentar

Von 1971–1983 ist auf dem deutschen Markt der Kochsalzgehalt in vielen Beikostpräparaten reduziert worden. Werden aber Natrium- und Chloridgehalte sowie das Verhältnis von Natrium zu Kalium in Endprodukten mit Angaben für Rohprodukte [19] verglichen, so zeigt sich, daß nicht alle Präparate Konzentrationen im Bereich natürlicher Gehalte aufweisen. Sowohl einige Gemüsezubereitungen und ein Produkt in der Gruppe der „vegetarischen Menüs" als auch die Baby-, Junior- und Kleinkindmenüs enthalten einen Kochsalzzusatz. Die Hersteller richten sich

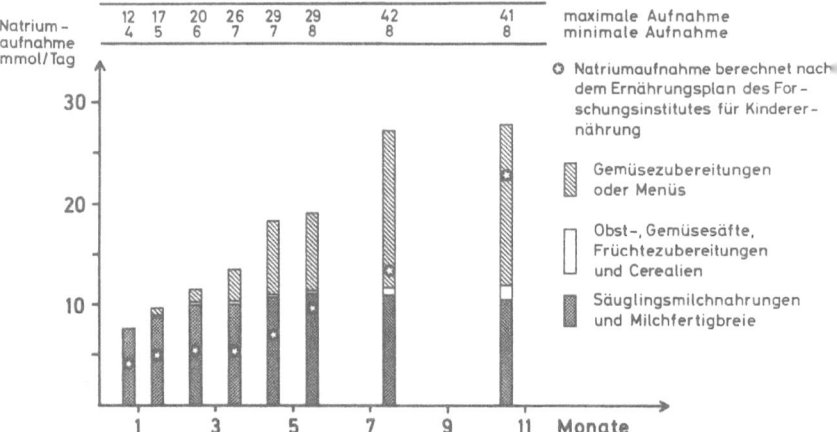

Abb. 17.2. Natriumaufnahme im 1. Lebensjahr: berechnet über die beschriebenen Analysendaten für industrielle Beikostpräparate unter Berücksichtigung von Ernährungsplänen der diätetischen Lebensmittelindustrie. (Nach Schöch et al. [17])

bei den meisten Produkten nach den Höchstmengen und Empfehlungen der ESPGAN [11]. Ausnahmen bilden einzelne Gemüsezubereitungen und Juniormenüs.

Im folgenden möchten wir die Höhe der Natrium-, Chlorid- und Kaliumaufnahme bei Ernährung mit industriell hergestellten Säuglingsnahrungsmitteln abschätzen. Hierzu haben wir durch Mittlung der Firmenempfehlungen ein „Industrie-Ernährungsschema" für das 1. Lebensjahr zusammengestellt [17]. Unter Zuhilfenahme von Angaben der Grünen Liste [4] für Säuglingsmilchnahrungen und von unseren Analysendaten für Beikostpräparate haben wir für einzelne repräsentative Zeitpunkte die zugeführten Mengen an Natrium, Chlorid und Kalium berechnet. Über die aufgenommenen Nahrungsmittelmengen haben wir die mittleren täglichen Aufnahmemengen der Elektrolyte abgeschätzt (Abb. 17.2–17.4). Ferner sind die theoretisch möglichen minimalen und maximalen Aufnahmemengen eingezeichnet, die sich ergeben, wenn man den jeweils niedrigsten oder höchsten Analysenwert der verschiedenen Präparategruppen bei der Berechnung berücksichtigt (Abb. 17.2–17.4). Schließlich sind für Natrium und Kalium die berechneten Aufnahmemengen bei Ernährung nach dem Plan des Forschungsinstituts für Kinderernährung

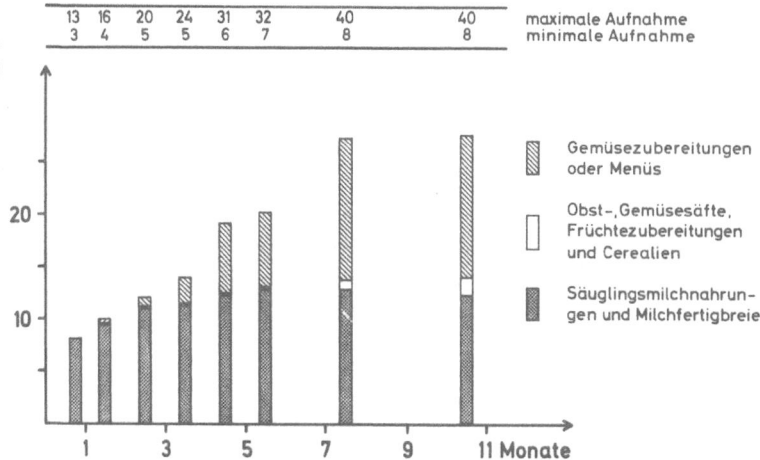

Abb. 17.3. Chloridaufnahme im 1. Lebensjahr: berechnet über die beschriebenen Analysendaten für industrielle Beikostpräparate unter Berücksichtigung von Ernährungsplänen der diätetischen Lebensmittelindustrie. (Nach Schöch et al. [17])

eingezeichnet [17], der vorsieht, daß 4 Monate lang ausschließlich gestillt werden sollte.

Die tägliche Natriumzufuhr steigt im Verlauf des 1. Lebensjahrs kontinuierlich an (Abb. 17.2). Sie liegt im Mittel bei 2–3 mmol pro kg Körpergewicht und Tag. Der Anteil des über Säuglingsmilchnahrungen und Milchfertigbreie zugeführten Natriums liegt im 1. Monat bei 100% und sinkt bis zum 11. Monat auf rund 40% ab. Gleichzeitig steigt die Natriumzufuhr über Gemüsezubereitungen und Menüs an. Sie erreicht ab dem 7. Monat Werte von fast 60%. Die Zufuhr über Säfte, Früchtezubereitungen und Zerealien ist zu vernachlässigen. Bis zum 8. Monat liegt die mittlere Natriumzufuhr des mit industriell hergestellten Produkten ernährten Säuglings höher als diejenige des nach dem Plan des Forschungsinstituts gefütterten Säuglings. Die minimalen Aufnahmemengen, die sich aus den gemittelten Mengenempfehlungen der Industrie unter Verwendung der natriumärmsten Produkte ergeben, liegen bis zum 4. Monat im Bereich der Natriumzufuhr bei reiner Muttermilchernährung. Erst im 11. Monat erreicht die mittlere Zufuhr nach beiden Ernährungsplänen etwa die gleiche Größenordnung.

Bei Vergleich auf molarer Basis entspricht die Chloridzu-

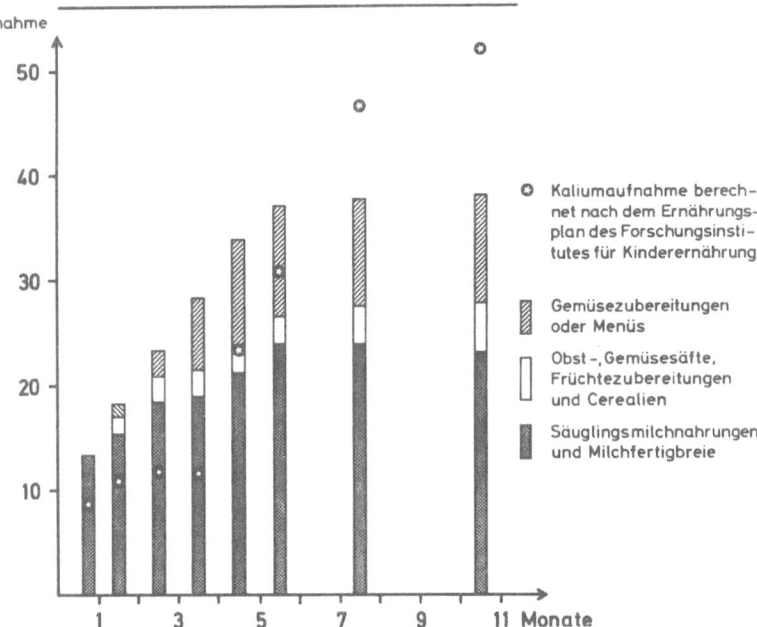

Abb. 17.4. Kaliumaufnahme im 1. Lebensjahr: berechnet über die beschriebenen Analysendaten für industrielle Beikostpräparate unter Berücksichtigung von Ernährungsplänen der diätetischen Lebensmittelindustrie. (Nach Schöch et al. [17])

fuhr in etwa der Natriumzufuhr (Abb. 17.3). Die theoretisch möglichen recht niedrigen Chloridaufnahmen in den ersten 3 Monaten sind auf 2 Säuglingsmilchnahrungen mit einem Chloridgehalt von 17 bzw. 20 mg/100 ml trinkfertiger Nahrung zurückzuführen. Aufnahmemengen von etwa 7 mg/100 ml Nahrung haben bei spanischen Säuglingen einen Chloridmangel hervorgerufen [15]. Es ist nicht sicher, ob bei Ernährung mit den oben genannten zwei Säuglingsmilchnahrungen ein Chloridmangel bei allen Säuglingen ausgeschlossen werden kann.

Die Kaliumzufuhr liegt in den ersten 11 Lebensmonaten im Mittel zwischen 4 und 5 mmol pro kg Körpergewicht und Tag (Abb. 17.4). Ab dem 4. Monat werden über die Milchnahrung etwa 60% zugeführt, über die Gruppe der

Tabelle 17.7. Gegenüberstellung von Empfehlungen zur täglichen Natrium-, Chlorid-und Kaliumaufnahme im 1. Lebensjahr und berechneten Aufnahmen bei Ernährung mit Muttermilch oder mit industriell hergestellten Säuglingsnahrungen und Beikostpräparaten

		Empfehlungen			Berechnungen		
		DGE[a]	RDA[b]		Muttermilch[c]	Industrielle Säuglingsmilchnahrungen und Beikost	
	Monate	1–12	0–6	6–12	0–4	0,75–5,5	7,5–10,5
Natrium	mmol/Tag	4–13	5–15	11–33	3–16	4–29	8–42
Chlorid	mmol/Tag	6–20	8–20	11–34	8–22	3–32	8–40
Kalium	mmol/Tag	8–26	9–24	11–33	8–13	8–63	24–59

[a] Deutsche Gesellschaft für Ernährung, 1975 [8]
[b] Recommended Dietary Allowances, 1980 [12]
[c] Aufnahmen berechnet bei einer Trinkmenge von 600–800 ml Muttermilch und dem minimalen und maximalen Na-, Cl-, K-Gehalt in der 2. Laktationswoche bis zum 2.–3. Monat [20]

Gemüsezubereitungen und Menüs rund 30% und etwa 10% über Säfte, Früchtezubereitungen und Zerealien.

Das Verhältnis von Natrium zu Kalium liegt bis zum 7. Monat bei 0,5, ab dann bei 0,7. Das entspricht in etwa den Werten, die sich aus den Empfehlungen der DGE [8] und nach den RDA [12] für Natrium und Kalium im 1. Lebensjahr berechnen lassen.

Unsere Berechnungen zur täglichen Natrium-, Chlorid- und Kaliumaufnahme im Verlauf des 1. Lebensjahrs bei Ernährung mit industriell hergestellten Säuglingsmilchnahrungen und Beikostpräparaten zeigen, daß die möglichen minimalen Aufnahmemengen etwa den deutschen (DGE) und amerikanischen (RDA) Empfehlungen entsprechen. Die möglichen maximalen Aufnahmemengen liegen für alle 3 Elektrolyte oberhalb der empfohlenen Bereiche (Tabelle 17.7).

Zusätzlich möchten wir für einen 7,5 Monate alten Säugling den minimalen Bedarf und die maximale Toleranz für die Natriumzufuhr mit dem von uns ermittelten Aufnahmebereich vergleichen. Der minimale Bedarf an Natrium dürfte bei etwa 5 mmol/Tag liegen [1]. Diese Aufnahmemenge wird bei Ernährung mit industriell hergestellten Säuglingsnahrungsmitteln z. Zt. nicht unterschritten.

Die maximale Toleranz für die Natriumzufuhr sehen wir dann als *erschöpft* an, *wenn die* Natriumausscheidung im Urin so hoch wird, daß bei unveränderter Flüssigkeitszufuhr die *maximale Konzentrationsfähigkeit der Nieren erreicht wird.* Wir haben sie für einen 7,5 Monate alten Säugling nach Angaben von Bergmann et al. [3], Manz et al. [13] und Winberg [21] mit 11–12 mmol pro kg Körpergewicht und Tag berechnet. Das entspricht einer maximalen Natriumzufuhr von etwa 100 mmol/Tag. Aperia [2] gibt mit 12 mmol Natrium/kg KG/Tag ähnliche maximale Aufnahmemengen an. Nach unseren Berechnungen wird *diese Grenze bei Ernährung mit Säuglingsmilchnahrungen und industriellen Beikostpräparaten auch im ungünstigsten Falle nicht erreicht.* Es bleibt eine Funktionsreserve von etwa 50% erhalten.

Toleranzgrenze für Na wird nicht erreicht

Wir wissen jedoch nicht, ob es unterhalb dieser akuten maximalen Toleranz für die Natriumzufuhr weitere Schwellen für Schädigungen durch langzeitige chronische Natriumzufuhr für einzelne Risikogruppen oder die ganze Bevölkerung gibt. Als Beispiel sei das Problem Hypertonie und Natrium genannt. Solange wir diese Zusammenhänge noch nicht überschauen, sind Empfehlungen über die maximal zulässige Natriumzufuhr im Säuglingsalter stets vorläufig. Eine Restriktion des Natriumgehalts industrieller Beikostpräparate, die über den Kompromiß zwischen mütterlichem Geschmack und funktioneller Belastbarkeit des Kindes hinausginge, scheint uns derzeit nicht unbedingt erforderlich zu sein. Da jedoch eine erhöhte Natriumaufnahme im 1. Lebensjahr ohne Nutzen ist, *sollte* bei der Zubereitung von Speisen für Säuglinge *auf einen Natriumchloridzusatz verzichtet werden.*

17.5 Zusammenfassung

Bei 166 Beikostpräparaten von 9 Herstellern wurde der Gehalt an Natrium, Chlorid und Kalium ermittelt. Der Natriumgehalt einzelner Beikostpräparategruppen hat sich seit dem Jahr 1971 deutlich verringert. Dennoch weisen einzelne Gemüsezubereitungen und Juniormenüs einen höheren Natriumgehalt auf, als den Empfehlungen der ESPGAN für Beikostpräparate entspricht. Die entsprechend den Ernährungsplänen der Industrie berechnete Zufuhr von Natrium über Säuglingsmilchnahrung und industriell hergestellte Beikost liegt höher als der minimale Bedarf, aber deutlich unterhalb der maximal tolerierbaren Belastung.

Literatur

1. Academy of Pediatrics (1981) Sodium intake of infants in the United States. Pediatrics 68: 444-445
2. Aperia A, Broberger O, Thodenius K, Zetterström R (1972) Renal response to an oral sodium load in newborn full term infants. Acta Paediatr Scand 61: 670-676
3. Bergmann KE, Ziegler EE, Fomon SJ (1974) Water and renal solute load. In: Fomon SJ: (ed) Infant nutrition. 2. ed Saunders, Philadelphia London Toronto, pp 245-266
4. Bundesverband der Diätetischen Lebensmittelindustrie (1983) Grüne Liste. Aulendorf, Editio Cantor
5. Dahl LK, Heine M, Tassinari L (1963) High salt content of western infants diets: possible relationship of hypertension in the adult. Nature 198: 1204
6. Dahl LK (1968) Salt in processed baby foods. Am J Clin Nutr 21: 787-797
7. Dahl LK, Heine MA, Leitl MA, Tassinari L (1970) Hypertension and death from consumption of processed baby foods by rats. Proc Sec Exp Biol Med 133: 1405
8. Deutsche Gesellschaft für Ernährung (1975) Empfehlungen für die Nährstoffzufuhr. Umschau, Frankfurt/M, S 23-25
9. Droese W, Stolley H, Schlage C, Wortberg B (1972) Entspricht der Kochsalzgehalt in den industriell hergestellten Fertignahrungen den Bedürfnissen von Säuglingen im 1. Lebenshalbjahr. Monatsschr Kinderheilkd 120: 70-75
10. ESPGAN Committee on Nutrition (1977) Guidelines on infant nutrition. I. Recommendations for the composition of an adapted formula. Acta Paediatr Scand 66 [Suppl] 262
11. ESPGAN Committee on Nutrition (1981) Guidelines on infant nutrition. II. Recommendations for the composition of follow-up formula and Beikost. Acta Paediatr Scand [Suppl] 287
12. Food and Nutrition Board (1980) Recommended dietary allowances. 9. ed National Academy of Sciences, Washington DC, pp 166-178
13. Manz F, Vecsei P, Wesh H (1983) Renale Säureausscheidung und renale Molenlast bei gesunden Kindern und Erwachsenen. Monatsschr Kinderheilkd 132: 163-167
14. Puyau FA, Hampton LP (1966) Infant feeding practices, 1966. Salt content of the modern diet. Am J Dis Child 111: 370-373
15. Rodriguez-Soriano J, Vallo A, Castillo G, Oliveros R, Cea JM, Balzategui MJ (1983) Biochemical features of dietary chloride deficiency syndrome. J Pediatr 103: 209-214
16. Schlage C, Stolley H, Droese W, Wortberg B (1972) Natrium, Kalium und Chlorid in industriell hergestellten Milchnahrungen und Zusatznahrungen (sog.) Beikost für gesunde Säuglinge und Kleinkinder. Z Lebensm Unters Forsch 148: 123-132
17. Schöch G, Kersting M, Droese W (1983) Die Bedeutung der Beikost für die Empfehlungen zur Energie-, Nährstoff- und Vitaminversorgung im 1. Lebensjahr. Beikost-Symposium, Boppard
18. Schreier K (1981) Kochsalz in der Säuglings- und Kindernahrung. In: Bock KD, Schrey A (Hrsg) Natrium und Hypertonie. Universitätsdruckerei und Verlag Dr. C. Wolf und Sohn, München, S 114-118

19. Souci SW, Fachmann W, Kraut H (1981) Die Zusammensetzung der Lebensmittel. Nährwert-Tabellen 1981/82. Wissenschaftliche Verlagsgesellschaft, Stuttgart
20. Stolley H, Galgan V, Droese W (1981) Nähr- und Wirkstoffe in Frauenmilch: Protein, Laktose, Mineralien, Spurenelemente und Thiamin. Monatsschr Kinderheilkd 129: 293–297
21. Winberg J (1959) Determination of renal concentration capacity in infants and children without renal disease. Acta Paediatr Scand 48: 318–328

18 Beikost in der Ernährung von Kindern mit angeborenen Stoffwechselkrankheiten

P. Clemens und M. Heddrich

Im Rahmen dieses Kapitels soll die diätetische Behandlung, insbesondere die Beikost, bei Galaktosämie, Glykogenose Typ I und Phenylketonurie dargestellt werden.

Galaktosämie

18.1 Galaktosämie

Laktose wird abgebaut zu Glukose und Galaktose. Letztere wird normalerweise durch die Galaktokinase umgewandelt zu Galaktose-1-Phosphat, dieses wird durch die Galaktose-1-Phosphat-Uridyl-Transferase weiter metabolisiert.

Eine Erhöhung des Galaktosespiegels kann bedingt sein durch einen Defekt der Galaktokinase oder einen Defekt der Galaktose-1-Phosphat-Uridyl-Transferase. Bei ersterem Defekt ist nur der Galaktoseserumspiegel erhöht, bei letzterem Defekt, der klassischen Galaktosämie, außerdem der Galaktose-1-Phosphat-Spiegel (meßbar in den Erythrozyten).

Ohne Diät Schäden an Auge, Leber, Hirn

Bei einer unbehandelten Galaktosämie führen die erhöhten Galaktosespiegel zur Bildung von Galaktitol und dadurch zu **Kataraktbildung** ab dem 1.–12. Lebensmonat, erhöhte Galaktose-1-Phosphat-Spiegel führen zu **Leberschädigung** und **Hirnschädigung**. Die Patienten mit einem Galaktose-1-Phosphat-Uridyl-Transferase-Mangel zeigen einige Tage nach Milchzufuhr Erbrechen, Durchfall und Gedeihstörung, darüber hinaus Icterus gravis und/oder prolongatus und eine allmählich deutliche psychomentale Beeinträchtigung.

Milchfreie Flaschennahrung

Die Therapie der Galaktosämie besteht in einer galaktose- bzw. laktosefreien Diät. Hierfür gibt es drei Möglichkeiten:
- ein Fleischproteinpräparat: MBF,
- Caseinhydrolysate: Pregestimil, Nutramigen,
- Sojapräparate: Lactopriv, Multival Plus, Humana SL.

Mit allen 6 Präparaten ist eine praktisch akzeptable Therapie durchführbar, wenn auch keines der Präparate alle theoretischen Ideale erfüllt.

MBF ist, auch im Vergleich zu Muttermilch [4], sehr arm an Vitamin C [2]. *Caseinhydrolysate* enthalten an Casein gebunden etwas Galaktose, wenn auch offenbar nicht abspaltbar [11, 13]. *Sojapräparate* enthalten die Tri- bzw. Tetrasaccharide Stachyose bzw. Raffinose, in denen 1 bzw. 2 Mol Galaktose alphaglykosidisch gebunden sind; im Rahmen einer Enteritis mit Bakterienaszension in den Dünndarm wird die Galaktose möglicherweise frei [10, 12]. Lactopriv enthält sehr wenig Fett [2]. Lactopriv enthält wesentlich mehr Stärke als 2 g/100 ml [2], überfordert also möglicherweise die beim jungen Säugling noch geringe Spaltungskapazität [1, 17].

Bei MBF ist das von manchen Autoren empfohlene Anrühren mit Glukose und Mondamin unserer Meinung nach unnötig und unbegründet. Die beiden Caseinhydrolysate unterscheiden sich u. a. darin, daß Nutramigen als Kohlenhydrate neben Glukose auch Saccharose enthält. Ein drittes Caseinhydrolysat, al 110, enthält zuviel Laktose, als daß es für die Galaktosämiebehandlung in Frage käme [2, 12]. Lactopriv und Multival Plus enthalten neben Glukose auch Fruktose [2]. Andere früher gebräuchliche, aber nicht mehr auf dem Markt befindliche [2] Präparate waren Bebe Nago lactosefrei und Aponti Heilnahrung.

Am teuersten sind die Caseinhydrolysate, es folgt MBF, am billigsten sind die Sojapräparate [2].

Alle 6 Präparate sind mit 1,9–2,5 g/dl Eiweiß proteinreicher als optimal [2, 15, 23], bei den Caseinhydrolysaten ausgehend von einer 14%igen Zubereitung, weil nur diese den Fett- und Kalorienbedarf deckt.

Deshalb ist zu diskutieren, ob es nicht besser wäre, diese Nahrungen weit mehr als angegeben zu verdünnen und dann dem Kohlenhydrat-, Fett- und Kalorienbedarf entsprechend mit Maltodextrin/Glukose und Öl zu ergänzen. Andrerseits würde die tägliche Zubereitung einer Kost aus verschiedenen Zutaten womöglich bei manchen Eltern fortwährend das Gefühl verstärken, ein chronisch-krankes Kind zu haben, und all die sich daran knüpfenden psychologischen Probleme hervorrufen.

Das *Beikostregime* führen wir nach den Empfehlungen von Droese [5, 21] bzw. Grüttner [7, 8] durch. Die Galaktose-

Ab 4./5. Monat *Gemüsebrei*	Unverträglichkeit macht nur geringe Modifikationen notwendig. Ab dem 4./5. Lebensmonat verabreichen wir Gemüsebrei mit Kartoffeln und Fleisch – mit Ausnahme von Leber [13] – sowie 10 g Fettzulage (Öl oder milchfreie Margarine: Vitaquell extra oder Vitazell) [5]. Der Gemüsebrei kann entweder zuhause milchfrei zubereitet werden oder als industrielles Menü gekauft werden; die Säuglingsnahrungshersteller vertreiben Merkblätter darüber, welche ihrer Produkte galaktosefrei sind.
Ab 6./7. Monat *„Milch"brei und Obstbrei*	Ab 6./7. Lebensmonat geben wir einen „Milch"brei sowie einen Zwieback-Obst-Brei. Der „Milch"brei entsteht durch Andicken einer milchfreien Flaschennahrung mit Getreideschleim, Grieß, Stärke [9, 22]. Der Vorschlag mancher Autoren, einen „Milch"brei selbst zuzubereiten aus Wasser, Saccharose und Kindergrieß, erscheint uns abwegig, da dieser Brei kein Eiweiß enthält. Der Zwieback-Obst-Brei kann entweder selbst milchfrei zubereitet werden (auch der Zwieback muß milchfrei sein) oder mit Hilfe der industriellen Milchfrei-Merkblätter als Fertigzubereitung gekauft werden; auch diesem Brei sollten 10 g Fettzulage zugefügt werden [5].
Kalziumzufuhr	Wenn zwei Mahlzeiten aus Gemüse und Obst bestehen, kann durch die Minderzufuhr der milchfreien Flaschennahrung bzw. des „Milch"breis eine Unterversorgung mit Kalzium eintreten (Bedarf ca. 500 mg/Tag [3]). Die Kalziumzufuhr muß aus der individuellen Nahrungszufuhr errechnet werden, und im Zusammenhang mit dem Serum-Kalzium-Wert ist eine Kalziumsubstitution zu erwägen

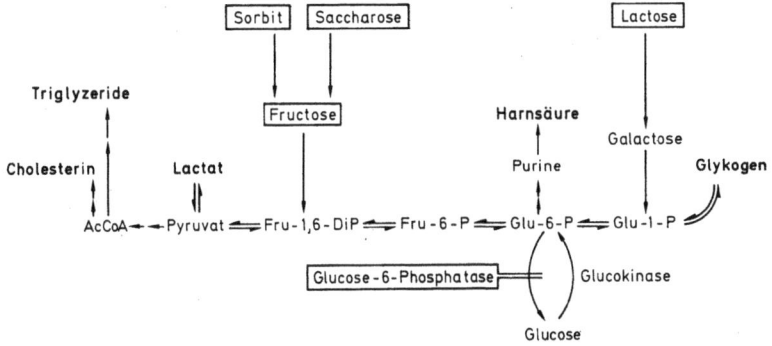

Abb. 18.1. Stoffwechsel bei Glykogenose Typ I

[10]. Diese muß mit laktosefreien Tabletten erfolgen (z. B. Calcium Sandoz forte) – in gleicher Weise muß die Vitamin-D- und Fluorprophylaxe mit laktosefreien Tabletten oder Tropfen erfolgen, also z. B. mit Fluor-Vigantoletten. Wegen des Kalzium- und Eiweißgehalts ist die milchfreie Flaschennahrung evtl. bis ins Schulalter beizubehalten [9].

18.2 Glykogenose Typ I
(hepatorenale Glykogenose van Gierke)

Glykogenose Typ I

Die Stoffwechselsituation bei der Glykogenose Typ I ist relativ komplex (Abb. 18.1). Die Umwandlung von Glukose-6-Phosphat zu Glukose ist blockiert, während die umgekehrte Reaktion ungehindert abläuft.

Störung der Fruktose-Galaktose-Verwertung

Fruktose und Galaktose können nicht auf normalem Weg zu Glukose umgewandelt werden. Stattdessen erfolgt eine Metabolisierung über andere Stoffwechselwege: es kommt zu vermehrter Bildung von Glykogen (Hepatomegalie, hepatische Gerinnungsstörung), Harnsäure, Laktat (Azidose, Wachstumshemmung) und Fetten (Xanthome, Atheroskleroserisiko). Deshalb muß die Zufuhr von Fruktose und Galaktose möglichst ganz vermieden werden, und die Fettzufuhr muß reduziert werden (auf 10–20% der Gesamtkalorienzufuhr) [9, 11, 13].

Störung der Glukosefreisetzung

Bei der Glykogenose Typ I kann nicht zur fortdauernden Erhaltung der Euglykämie auch in Hungerphasen aus Glykogen Glukose freigesetzt werden; es kommt zu Hypoglykämien und zerebralen Krampfanfällen. Deshalb muß *Glukose* häufig *(mindestens 3stündlich)* und *in großer Menge zugeführt* werden, nachts am besten per Magendauertropf mit elektrischer Pumpe und Spezialsonde mit thermosensiblem Alarmsystem [6, 11]. Die Kosten für diese Apparatur werden von der Krankenkasse übernommen, die Geräte sind erhältlich durch Vermittlung von Prof. Fernandes, Kinderklinik Groningen/Niederlande.

Glukose besser in Form von Oligo- oder Polysacchariden

Noch besser als die Zufuhr von Glukose-Monosacchariden erscheint die Zufuhr langsam resorbierbarer glukosidischer Oligo- oder Polysaccharide: Maltodextrin oder Stärke [9].

Zusammen mit Prof. Fernandes (Stärketest) untersuchten wir (Glukosetest) einen unserer Patienten (Abb. 18.2):

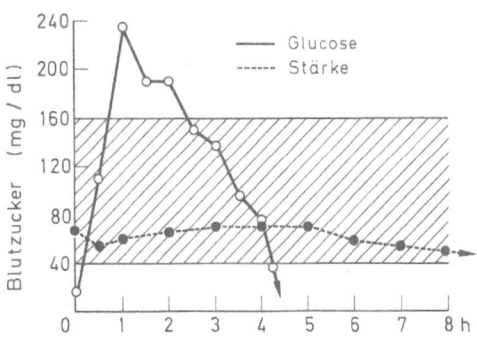

Abb. 18.2. Glukose- und Stärkebelastungstest (je 2 mg/kg KG) bei einem unserer Glykogenose-I-Patienten

Nach Glukosegabe trat die Hypoglykämie schon nach 4 h ein, während der Blutzuckerspiegel nach Stärkegabe mehr als 8 h stabil blieb. Glykogenosepatienten vertragen oft erstaunlich niedrige Blutzuckerwerte (20–30 mg/dl) [13].
Kohlenhydrathaltige Nahrungsmittel ohne Fruktose und Galaktose sind z. B. MBF, Pregestimil, Humana SL, Maltodextrin, Stärke [Kartoffel-, Mais- (Mondamin, Maizena)], Grieß (Mais-, Weizen-), Haferflocken und -schleim, Reis (und -schleim), Mehl sowie verschiedene milchfreie Brotsorten [2, 20].

Flaschennahrung

Als *galaktose-fruktose-freie* und *glukose-angereicherte Flaschennahrung* kommen MBF, Pregestimil oder Humana SL in Betracht, jeweils mit Zusatz von Maltodextrin. Statt Maltodextrin Stärke hinzuzugeben, erscheint uns beim jungen Säugling wegen der möglichen Überforderung der geringen Spaltungskapazität nicht geeignet [17]. Ein Zusatz von Glukose in die Flasche, wie von manchen Autoren angegeben, erscheint uns wegen der Gewöhnung an süßen Geschmack weniger sinnvoll.

Bei der Glykogenose Typ I ist ein Beikostregime nach den Empfehlungen von Droese [5, 21] bzw. Grüttner [7, 8] nicht möglich, da wegen des Fruktosegehalts dem theoretischen Ideal nach *weder Gemüse noch Obst* gegeben werden sollte.

„Milch"brei ab 5. Monat

Deshalb haben wir uns dazu entschlossen, den „Milch"brei statt im 6./7. Monat schon im 5. Lebensmonat zu geben. Dieser entsteht durch Andicken der Flaschennahrung mit Getreideschleim/Grieß/Stärke [9].

Fleisch, Fett Ab 3./4. Trimenon wird die Nahrung erweitert mit Fleisch (keine Leber, Hirn [13]), Fisch, Reis, und mit Fett in Form von Pflanzenöl oder milchfreier Margarine: Vitaquell extra oder Vitazell. Natürlich muß jeder Mahlzeit Maltodextrin oder Stärke zugesetzt werden [13].

Gemüse allenfalls später Aus den Ausführungen ergibt sich, daß unsere Glykogenose-I-Patienten **keine eigentliche Beikost** erhalten. Allenfalls später erlauben wir einige der fructoseärmeren Gemüsesorten (Fruktose in g/100 g): beispielsweise Erbsen (0,3), Spinat (0,3), Kopfsalat (0,6), Chicorée (0,7) [18]. Fruktosereichere Gemüsesorten mit mehr als 1 g Fruktose in 100 g, wie z. B. Bohnen oder Karotten, verabreichen wir auch später nicht.

Nach individueller Berechnung müssen Vitamine, besonders *Vitamine A und C* wegen Obst- und gemüsefreier Ernährung, *Kalzium* wegen milchfreier Ernährung und evtl. *Allopurinol* (bei Hyperurikämie) verabreicht werden. Wir ziehen eine Allopurinolmedikation einer Purinrestriktion (Kakao, Fisch, Fleisch, insbesondere Innereien) vor, weil dadurch die praktische Durchführung der ohnehin sehr komplizierten Diät noch weiter erschwert würde.

Phenylketonurie

18.3 Phenylketonurie

Phenylalanin wird normalerweise durch die Phenylalanin-Hydroxylase umgewandelt zu Tyrosin. An dieser enzymatischen Reaktion ist Tetrahydrobiopterin als Kofactor beteiligt. Tyrosin wird teilweise weiter umgebaut zu dem Pigmentstoff Melanin. Bei einem Fehlen der Phenylalanin-Hydroxylase staut sich das Phenylalanin stark an, teilweise erfolgt eine Metabolisierung zu Phenylbrenztraubensäure – es kommt zur Phenylketonurie.

Ohne Diät Hirnschaden Symptome einer nicht in den ersten 2 Lebensmonaten behandelten Phenylketonurie sind Pigmentarmut und mentale Behinderung. Die psychomotorische Behinderung wird klinisch ab dem 2. Trimenon deutlich.

Flaschennahrung Die Therapie der Phenylketonurie besteht in einer phenylalaninarmen Diät. Aus dieser Notwendigkeit ergibt sich die Zusammensetzung der Flaschennahrung [19]:

– wenig adaptierte Milch: zur Deckung des Phenylalaninbedarfs für den körpereigenen Eiweißaufbau, z. B. für

300 mg Phenylalanin 65 g Prealetemil (1 g Prealetemil enthält 4,6 mg Phenylalanin),
- phenylalaninfreies Aminosäurenpräparat: zur Aufstockung der Eiweißzufuhr auf 1,5–2 g/kg KG,
- Maltodextrin und/oder Glukose: zur Aufstockung der Kohlenhydratzufuhr auf den altersbezogenen Bedarf, Glukose auch zur Geschmacksverbesserung,
- Öl: z. B. Maiskeimöl zur Aufstockung der Fettzufuhr auf den altersbezogenen Bedarf,
- Maisstärke: 2% zur Bindung des Öls (der Phenylalaningehalt in dieser kleinen Menge fällt nicht ins Gewicht, da z. B. Maizena nur 14 mg Phenylalanin/100 g enthält).

Die Beikost kann mit nur geringen Modifikationen analog den Empfehlungen von Droese [5, 21] bzw. Grüttner [7, 8] gegeben werden:

Ab 6. Woche Obst-Karotten-Saft

Ab der 6. Lebenswoche sollte Obst-Karotten-Saft zugeführt werden, weil die phenylalaninfreien Aminosäurenpräparationen im Gegensatz zur adaptierten Milch wenig Vitamin C enthalten. Die Obst-Karotten-Säfte enthalten nur 2–13 mg Phenylalanin/100 ml.

Ab 4./5. Monat Gemüsebrei

Ab dem 4./5. Lebensmonat geben wir Gemüsebrei mit Kartoffeln, z. B. „Gemüseallerlei", „Salatbrei", „Gartengemüse" (Phenylalaningehalt nach Industriemerkblatt 41–67 mg/100 g); hinzu kommen 10 g Fettzulage [5]. In Betracht zu ziehen sind auch eiweißarme Fertigbreie wie Milupa-lpf (ca. 30 mg Phenylalanin/100 g). Fleischzubereitungen kommen meist nicht in Frage, da der Phenylalaningehalt mit 120–130 mg/100 ml hoch liegt.

Ab 6./7. Monat Milchbrei und Obstbrei

Ab dem 6./7. Lebensmonat verabreichen wir einen Milchbrei und einen Obstbrei. Der Milchbrei entsteht durch Andicken der Flaschennahrung mit Maisstärke. Weniger geeignet erscheint uns, wie von manchen Autoren angegeben, stattdessen weiter die Flasche zu geben und dazu eiweißarmes Brot zu verabreichen. Die Obstbreie, industriell vorgefertigt, enthalten nur 4–20 mg Phenylalanin in 100 g; hinzu kommen 10 g Fettzulage [5] und eiweißarmer Zwieback (z. B. Aproten-Zwieback, 35 mg Phenylalanin in 100 g).

Akzeptable Laborparameter

Die Laborparameter von 28 Phenylketonuriepatienten, ermittelt 3–10 Wochen nach Einführung des Gemüsebreis, zeigen akzeptable Werte (Abb. 18.3). Daß in der Regel kein Eisenmangel festzustellen ist, dürfte durch den relativ ho-

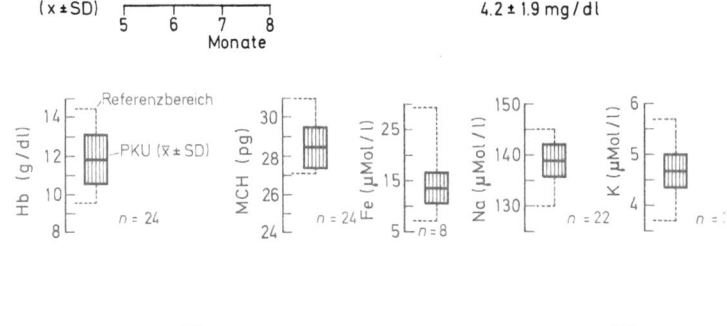
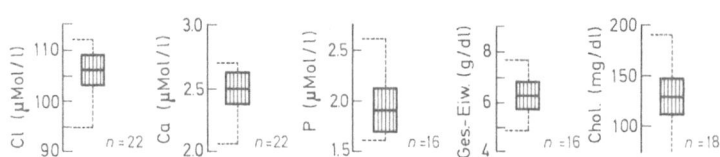

Abb. 18.3. Laborparameter von 28 Phenylketonuriepatienten nach 3–6–10 Wochen Beikost. Mittelwerte und einfache Standardabweichung. (Referenzbereiche nach Schröter [16] und Witt u. Trendelenburg [24])

hen Eisengehalt der phenylalaninfreien Aminosäurepräparate begründet sein: 0,5–0,7 mg Eisen/g Protein, also wesentlich mehr als in den meisten adaptierten Säuglingsmilchen [2].

Aus den dargestellten Gesichtspunkten für die Ernährung bei angeborenen Stoffwechselkrankheiten geht hervor, daß ein Arzt heutiger Ausbildung kaum in der Lage sein dürfte, die Ernährungsprobleme ohne Assistenz durch eine kompetente Diätassistentin zu bewältigen.

Literatur

1. Auricchio S (1983) Stärkeverdauung beim Säugling. In: Rosenkranz A, Wachtel U (Hrsg) Aktuelle Probleme der Ernährung im Säuglingsalter. Thieme, Stuttgart, S 18–23
2. Bundesverband der diätetischen Lebensmittelindustrie (1983) Grüne Liste. Verlag Cantor, Aulendorf
3. Deutsche Gesellschaft für Ernährung (1975) Empfehlungen für die Nährstoffzufuhr. Umschau, Frankfurt/M
4. Droese W, Galgan V, Stolley H, Pape E (1982) Über die Zusammensetzung von Frauenmilch im Verlauf der Laktation am Beispiel einiger Nährstoffe. In: Grüttner R (Hrsg) Säuglingsernährung heute. Springer, Berlin Heidelberg New York, S 108–114
5. Droese W, Stolley H (1982) Durchführung der künstlichen Säuglings-

ernährung. In: Grüttner R (Hrsg) Säuglingsernährung heute. Springer, Berlin Heidelberg New York, S 192–195
6. Greene HL, Slonim AE, Burr IM (1979) Type I glycogen storage disease: A metabolic basis for advances in treatment. Adv Pediatr 26: 63–92
7. Grüttner R (1983) Die Ernährung des gesunden und kranken Kindes. In: Lüders D (Hrsg) Lehrbuch für Kinderkrankenschwestern, Bd I. Enke, Stuttgart, S 361–373
8. Grüttner R, Schöch G (1983) Zusammenfassung und Empfehlungen zur Beikost. Beikost-Symposium 1.10. 1983. Boppard
9. Hilgarth R (1979) Wie entsteht ein Diätplan für ein Kind mit einer angeborenen Kohlenhydratstoffwechselstörung? Akt Ernährung 5: 237–240
10. Hilgarth R (1980) Glykogenose I. Arbeitsseminar München 29.2. 1980
11. Howell RP, Williams JC (1983) The glycogen storage diseases. In: Stanbury JB, Wyngaarden JB, Fredrickson DS, Goldstein JL, Brown MS (Hrsg) The metabolic basis of inherited disease. McGraw-Hill, New York, pp 141–166
12. Schaub J, Endres M (1973/1974) Diätetische Behandlung angeborener Stoffwechselkrankheiten. Päd Prax 13: 499–507
13. Schaub J (1980) Störungen des Kohlenhydratstoffwechsels. In: Harnack G-A von (Hrsg) Therapie der Krankheiten des Kindesalters. Springer, Berlin Heidelberg New York, S 86–91
14. Schreier K (1979) Die angeborenen Stoffwechselanomalien. Thieme, Stuttgart
15. Schreier K (1982) Einige quantitative und qualitative Aspekte der künstlichen Ernährung des neugeborenen Säuglings. In: Grüttner R: (Hrsg) Säuglingsernährung heute. Springer, Berlin Heidelberg New York
16. Schröter W (1980) Pathologie der Erythrozyten. In: Harnack G-A von (Hrsg) Therapie der Krankheiten des Kindesalters. Springer, Berlin Heidelberg New York, S 296
17. Senterre J (1980) Net absorption of starch in low birth weight infants. Acta Paediatr Scand 69: 653–657
18. Somogyi JC, Trautner K (1974) Der Glucose-, Fruktose- und Saccharosegehalt verschiedener Gemüsearten. Schweiz Med Wochenschr 104: 177–182
19. Stolla A (1979) Wie entsteht ein Diätplan für ein Kind mit Phenylketonurie? Akt Ernährung 5: 227–229
20. Stolla A (1980) Galaktosämie, Fructose-Intoleranz, Lactose-Intoleranz, Arbeitsseminar München 29.2. 1980
21. Stolley H, Kersting M, Droese W (1982) Zeitpunkt und Zusammensetzung der „Beikost" für Säuglinge im 1. Lebensjahr. In: Grüttner R (Hrsg) Säuglingsernährung heute. Springer, Berlin Heidelberg New York, S 162–169
22. Trurnit G (1983) Säuglings- und Kleinkind-Ernährung. Schöningh, Paderborn
23. Waterlow JC, Thomson AM (1979) Observations on the adequacy of breast feeding. Lancet II: 238
24. Witt I, Trendelenburg C (1982) Gemeinsame Studie zur Erstellung von Richtwerten für klinisch-chemische Kenngrößen im Kindesalter. J Clin Chem Clin Biochem 20: 235–242

19 Ernährungsbedingte Veränderungen der Darmflora beim Säugling

O. H. Braun

Wenn man von der Darmflora spricht, meint man die im Darmlumen vorhandenen Keime, die mit den Fäzes den Enddarm verlassen. Während die einzelnen Teile des Intestinaltrakts nach Zahl und Art der Keime recht unterschiedlich besiedelt sind, findet sich die Hauptmasse der Darmkeime im Enddarm. Der Dickdarminhalt besteht zu 10–30% aus Bakterien. In den Fäzes muß man mit Gesamtkeimzahlen von $1-5 \times 10^{11} = 100-500$ Milliarden Keimen pro Gramm Fäzes rechnen [21, 24].
Über die qualitative Zusammensetzung der Darmflora gewann man erst Einblick durch die Einführung anaerober Züchtungsmethoden in die Diagnostik [9, 24, 33], die in den letzten Jahren noch erheblich verbessert werden konnten (38, 48). Mit diesen neueren Methoden gelingt es, über 90% der zählbaren Darmkeime in der Größenordnung von $1-2 \times 10^{11}$ Keimen pro Gramm Fäzes kulturell zu erfassen.
Die Zahl der bekannten Darmbakterien ist nicht grenzenlos. Vielmehr ist es eine Reihe von immer wiederkehrenden gleichen Keimarten, die als sog. *Hauptflora* in großer Zahl oder als sog. *Nebenflora* in kleiner Zahl vertreten sind. Bei der Hauptflora handelt es sich im Normalfall um anaerobe Keime, während die aeroben Keime in der Minderzahl vorkommen.

Darmflora beim Erwachsenen

Beim *gesunden Erwachsenen* besteht die Fäkalflora vorwiegend aus Keimen der Bacteroidesgruppe, Bifidusbakterien und Catenabakterien. Auch Eubacterium und Peptostreptococcus können als strikte Anaerobier in der Fäkalflora des Erwachsenen dominieren. Zu geringem Teil sind Enterobacteriaceae (Kolibakterien), Laktobazillen und Enterokokken vertreten. Clostridien, Veillonella und Staphylokokken werden in nur geringer Menge gefunden [21, 36]. Frühere Ansichten über die Fäkalflora, die sich auf die anaeroben Anteile der Darmflora, insbesondere auf die Koliflora gründeten und zu Begriffen wie Dysbakterie führten, müssen als absolut verfehlt und obsolet angesehen werden [30].

Die normale Darmflora des gesunden Erwachsenen ist sehr stabil und wird selbst durch extreme Kostformen nur unwesentlich verändert. Nur unter dem Einfluß spezieller Nahrungszusätze wie Laktose, Laktulose, Senföle und ätherische Öle und natürlich unter Antibiotika kommt es zu stärkeren Abweichungen von der normalen Darmflora, die sich bald wieder in die ursprüngliche stabile Situation zurückbildet [21]. Die **durch Einführung von Laktulose** und auch *L. acidophilus* in die Ernährung zu beobachtenden Floraverschiebungen, die vor allem bei Patienten mit Leberzirrhose untersucht wurden, ergaben keine signifikanten Ausmaße und Differenzen von der normalen Darmflora [12]. Bei *Kleinkindern* und auch älteren, mit Kleinkinderkost ernährten Säuglingen sind die Verhältnisse grundsätzlich dieselben, so daß auch bei ihnen keine wesentlichen ernährungsbedingten Einflüsse auf die Darmflora erkennbar sind [21].

Keine wesentliche Einflüsse auf Darmflora durch Ernährung

Die Darmflora verdankt ihre Stabilität einem komplexen System. An ihm sind die Säuresekretion des Magens und die normale Peristaltik des Darms beteiligt, die für die relative Sterilität des oberen Darmtrakts verantwortlich sind. Darüber hinaus tragen die konjungierten Gallensäuren zur Kontrolle der Darmflora bei, indem sie bakterizide und bakteriostatische Wirkungen entfalten [41]. Erst nach Dekonjungierung der Gallensäuren kann es zu einem bakteriellen Überwuchern in sonst keimarmen Darmregionen kommen. Weitere intraluminale antimikrobielle Faktoren sind die Fettsäuren, Colicine und vielleicht auch das Lysozym [15].

Beim jungen Säugling

Anders ist die Situation bei *jungen Säuglingen*. Schon kurz nach der Geburt muß sich das Kind mit der bakteriellen Besiedlung, insbesondere des Magen-Darm-Kanals, auseinandersetzen. Das zunächst sterile Mekonium enthält wenige Stunden nach der Geburt Staphylokokken, Streptokokken und Enterobacteriaceae. Sehr bald werden Keime der Bakteroidesgruppe und auch Bifidusbakterien in zunächst niedriger Keimzahl um 10^8–10^9/g Fäzes nachweisbar. Clostridien können schon am 2. Lebenstag hohe Keimzahlen von 10^7–10^{11}/g Fäzes erreichen [2, 14, 33, 36]. Etwa am 5. Lebenstag findet man bei Neugeborenen im

Stuhl alle Keimarten, die auch beim Erwachsenen vorkommen [26].

Die Quelle für die rapide Besiedlung des Intestinaltrakts mit Keimen ist zu einem Drittel die Vaginal- und Fäkalflora der Mutter [28]. Weitere wichtige Quellen für die Keimbesiedlung sind die Umgebung des Kindes, wobei auch die Art der Entbindung eine Rolle spielt. So erfolgt die Intestinalbesiedlung bei Kindern, die durch Sectio caesarea zur Welt kommen, offenbar langsamer [3, 4, 31, 39].

Einfluß durch Ernährung

Im Gegensatz zum Erwachsenen ist Die **Fäkalflora des Säuglings** in hohem Ausmaß **von der Art der Ernährung abhängig**. Die ernährungsbedingten Faktoren gehen ausschließlich vom Milchanteil der Ernährung, nicht jedoch von der Beikost aus. Bei Brustkindern findet sich eine sog. *Bifidusflora,* die zu mehr als 90% aus Keimen des Typs Bifidobacterium bifidum besteht. Diese Keime treten dann in Zahlen von 10^{10}–10^{11}/g Fäzes auf. Aerobe Laktobazillen finden sich hingegen nur in Keimzahlen von 10^{7}–10^{8}/g Fäzes. Auch bei Brustkindern sind Kolibakterien in der Darmflora vertreten. Mit ca. 1% der Gesamtflora erreichen sie Keimzahlen von 10^{9}/g Fäzes und kommen damit in der Flora des Brustkindes genauso zahlreich vor wie in der Flora des älteren Kindes und des Erwachsenen. Gramnegative anaerobe Bakterien wie Bacteroides und Veillonella, Eubacterium und Peptostreptococcus sind in der Flora des Brustkindes in nur geringen Zahlen vertreten [13, 21, 24, 34, 36]. Das Prädominieren der Bifidusbakterien bewirkt bei diesen Kindern auch ein **leicht saures pH des Stuhls** sowie das Auftreten von Azetessigsäure und Azetat, die nicht in den Stühlen von Flaschenkindern vorkommen [11].

Außer durch Muttermilch wird auch bei Fütterung mit Stutenmilch eine Bifidusflora beobachtet [45]. Keine Bifidusflora wie beim Brustkind wird durch adaptierte Säuglingsnahrungen erreicht [1, 35].

Typen der Bifidusflora

Ob es sich bei der Entwicklung der Bifidusflora um bestimmte, immer wiederkehrende Typen handelt, die für die Flora des Brustkindes spezifisch sind, ist eine Frage, die noch nicht abschließend beurteilt werden kann. Aufgrund biochemischer und morphologischer Kriterien stellte Dehnert [13] 5 Typen von Bifidobacterium bifidum auf, von denen nur der Typ IV bei Brustkindern gefunden wurde. Dieser heute als B. infantis bezeichnete Typ [44] wurde auch von anderen Autoren [22, 43] bei Brustkindern gefunden, während sich bei Flaschenkindern und Erwachsenen andere Bifidustypen feststellen lassen. Wieder andere Autoren fanden hingegen Dehnerts Typ III und andere Typen in mehr als 80% der Brustkinder [46, 47]. In Japan konnte der Typ IV nicht oder nur sehr selten isoliert werden, vielmehr fanden sich bei Brustkindern dort die Typen III und V [37, 50]. Vermutlich spielen hierbei geographische und auch ethnische Unterschiede eine Rolle [8, 37, 44].

Außer Bifidusbakterien scheinen durch die Ernährung mit Muttermilch auch Kolibakterien selektiert zu werden. Die Koliflora des Brustkindes ist homogener als die des Flaschenkindes. Typen von E. coli mit K-1-Antigen, die beim Neugeborenen als Meningitiserreger bekannt sind, werden im Stuhl von Flaschenkindern häufiger gefunden als im Stuhl von Brustkindern. Das gleiche gilt für bestimmte Klebsiellentypen und andere Enterobacteriaceae [40]. Auch sind die Kolitypen der Brustkinder empfindlicher gegenüber der Bakterizidie des Blutserums als diejenigen von Flaschenkindern [17, 18].

Bifidusfaktoren Die Wirkung der Ernährung mit Muttermilch auf die Darmflora wird auf verschiedene Faktoren zurückgeführt, die das Wachstum von Bifidusbakterien fördern (sog. *Bifidusfaktoren*). Mehrere Bifidusfaktoren sind bisher bekannt geworden. Am bekanntesten ist das ***N-Acetylglucosamin***, das auch in der Muttermilch vorkommt und nur auf eine bestimmte Variante von B. bifidum wachstumsfördernd einwirkt. (N. bifidus var. penn.), die allerdings in der Flora des Brustkindes keine Rolle spielt [16, 23, 29].

Obwohl noch weitere Bifidusfaktoren bekannt sind (Lit. s. Braun [7, 8]), kann die auch in vitro nachweisbare und das Bifiduswachstum fördernde Wirkung der Muttermilch noch nicht durch einen bekannten Bifidusfaktor erklärt werden. Möglicherweise existieren für die verschiedenen bei Brustkindern vorkommenden Bifidumtypen sogar verschiedene Faktoren [1].

Darüber hinaus spielt für die Selektion und die Wachstumsförderung sowohl der Bifidusbakterien als auch anderer Darmkeime das ***intestinale Milieu*** eine wichtige Rolle. Dieses wird maßgeblich beeinflußt durch die *β-Laktose der Muttermilch*. Die sog. „Mutarotation", die zur Umwandlung von β-Laktose in α-Laktose führt, läuft in der Muttermilch langsamer ab als in der Kuhmilch. Da β-Laktose im Darm langsamer gespalten und resorbiert wird als α-Lactose, gelangen größere Mengen von ihr in den Dickdarm. Sie steht dort als Substrat für das Wachstum von Bifidusbakterien zur Verfügung und führt zu einem sauren Fäkalmilieu [19].

Es ist anzunehmen, daß solche milieubedingten und zusätzliche immunologische Einflüsse auch auf die gramnegativen Teile der Darmflora selektiv einwirken [40]. Hierzu gehört auch der Einfluß des **Laktoferrins**, eines eisenbindenden Proteins in der Muttermilch, das durch seine eisenbindende Wirkung bakteriostatisch und inhibierend auf die gramnegative Darmflora einwirkt und somit indirekt die Bifidusflora fördert [10].

Bifidogene Prinzipien

Über diese natürlichen Bifidusfaktoren hinaus sind auch bifidogene Prinzipien bekannt geworden, die mit der Muttermilch nichts zu tun haben. Das wichtigste ist die **Laktulose**, eine in der Natur nicht vorkommende Galaktosido-Fruktose, die enteral nicht gespalten und resorbiert werden kann, weil es eine Laktulosidase nicht gibt. Die Laktulose gelangt somit in den Dickdarm, wo sie den Darmbakterien, insbesondere aber Bifidus, zur Verfügung steht und ein saures pH erzeugt [7]. Im Verband von Kuhmilchmischungen entsteht bei Hinzufügung von 1–2%iger Laktulose eine Bifidusflora wie beim Brustkind [32, 42]. Gleichzeitig kommt es zu einer fäkalen Lysozymexkretion, die auch der Fäzes des Brustkindes eigen ist [5, 6].

Die Laktulose gilt heute als ***das wirksamste bifidogene Prinzip nach der Muttermilch*** [8]. Demgegenüber haben andere bifidogene Prinzipien keine praktische Bedeutung erlangt. Dies gilt auch für Derivate der Pantothensäure aus Karottenextrakten, die als Wachstumsfaktoren für B. infantis angesehen werden [27, 49].

Über den ***Sinn der Bifidusflora*** ist viel nachgedacht worden. Viele Autoren sind davon überzeugt, daß sie an der ***Infektresistenz***, die durch die Ernährung mit Muttermilch vermittelt wird, beteiligt ist [7, 34].

Darmflora des Flaschenkindes

Beim Übergang von Brusternährung zur Flaschenernährung mit Kuhmilchmischungen wird die Bifidusflora durch eine Mischflora abgelöst. Auch die ***Flora des Flaschenkindes*** enthält Bifidusbakterien in Keimzahlen von 10^9–10^{10}/g Fäzes, somit einer Zehnerpotenz weniger als bei Brustkindern. Der wesentliche Unterschied zur Flora des Brustkindes besteht im Auftreten von ***gramnegativen Anaerobiern*** wie Bacteroides, insbesondere B. fragilis, Veillonella und anderen Keimen. Die Zahlen für aerobe Laktobazillen entsprechen denen des Brustkindes. Hingegen liegen die Zahlen für aerobe Bakterien wie Enterokokken, Kolibakterien und andere Enterobacteriaceae i. allg. höher als beim Brustkind. Nur bei Verabreichung von sog. adaptierten Nahrungen ähnelt die Darmflora, wahrscheinlich infolge des hohen Laktosegehalts, mehr der des Brustkindes, ohne deren Reinheitsgrad zu erreichen [8, 25, 33]. Mit diesen Veränderungen gleicht sich die Flora des Flaschenkindes allmählich der des Erwachsenen an.

Einfluß der Beikost

Die Stabilität der Darmflora beim Säugling erreicht noch nicht das gleiche Ausmaß wie beim Erwachsenen. Sie wird durch interkurrente Infekte, insbesondere durch Enteritiden, leicht gestört. Andererseits ist die Darmflora auch des Säuglings durch die Ernährung nur wenig zu beeinflussen, wenn man von den Verhältnissen der Muttermilchernährung absieht. Insbesondere hat die **Beikost keinen Einfluß auf die Darmflora des Flaschenkindes.**

Diskussion

In der Diskussion wurde die Frage aufgeworfen, ob bei der Ernährung mit adaptierter Milch die gleichen günstigen Bedingungen hinsichtlich der Fäulnisbakterien bestehen wie bei gestillten Kindern. Nach Braun wird wohl eine gewisse Zunahme der grammpositiven Anteile der Darmflora erzielt und die Fäulnisbakterien werden in den Hintergrund gedrängt, aber es liegen nicht die gleichen Verhältnisse wie beim Brustkind vor. Auch die Entstehung der sog. „Dreimonatskoliken" wurde von R. Grüttner diskutiert, daß möglicherweise bakterielle Vergärungsprodukte durch Gasbildung zur Entstehung beitragen können, von der auch Brustkinder befallen werden können.
Spezielle Untersuchungen über den Einfluß von Antibiotika auf die Darmflora im 1. Lebensjahr konnten nicht genannt werden. Braun wies darauf hin, daß hier die Verhältnisse nicht wesentlich anders als bei Erwachsenen sind, bei denen die durch die Antibiotikagabe alterierte Darmflora innerhalb kurzer Zeit wieder zum Normalzustand zurückkehrt, wenn die Antibiotika abgesetzt werden. Die Wirksamkeit und damit der sinnvolle Einsatz der zahlreichen in der Humanmedizin immer noch für die Reaktivierung der Darmflora propagierten sog. darmspezifischen Eubiotika (Reinkulturen von E. coli, L. acidophilus und L. bifidus bzw. deren Stoffwechselprodukte) wurden bisher weder experimentell noch klinisch bewiesen, und der Einsatz wird für sinnlos gehalten.
Die alten Vorstellungen über die Beeinflußbarkeit der Darmflora durch die Ernährung sind nach Heinrich revisionsbedürftig. Nur regelmäßig koprophagierende Tiere (Kaninchen, Ratten usw.) können ihren Vitamin-B-Bedarf ganz oder teilweise durch Koprophagie der von ihrer Dickdarmflora synthetisierten B-Vitamine decken. Der Mensch kann die von

der Dickdarmflora z. T. in reichlichen Mengen synthetisierten B-Vitamine (Vitamin B_{12}, Folsäure, Vitamin B_1 usw.) nicht absorbieren, da die dafür erforderlichen Rezeptoren im Dickdarm fehlen oder nicht absorbierbare Strukturanaloga synthetisiert werden.
Ausnahmen sind offensichtlich nur das Biotin und die Pantothensäure. Durch die Darmflora attackierende Antibiotika wie Neomycin und Metronidazol kann die typische Darmflora immer nur für wenige Tage inaktiviert werden. Dann kommt die alte Flora rasch wieder.

Literatur

1. Beerens H, Romond C, Neut C (1980) Influence of breast-feeding on the bifid flora of the newborn intestine. J Clin Nutr 33: 2434
2. Bertazzoni EM, Berti GB, Deganello A, Zoppi G, Gaburro D (1977) A simplified method for the evaluation of human faecal flora in clinical practice. Helv Paediat Acta 32: 471
3. Bettelheim KA, Ching Haan Teoh-Chan, Chandler M, O'Farell SM, Rahamin L, Shaw EJ, Shooter RA (1974) Further studies of Escherichia coli in babies after normal delivery. J Hyg Camb 73: 277
4. Borderon J-C, Tabarly JL, Laugier J (1978) La colonisation par enterobacteries pendant la premiere semaine de la vie. Arch Fr Pediatr 35: 406
5. Braun OH (1969) Die Bedeutung enteralen Lysozyms für den Säugling. Dtsch Med Wochenschr 94: 1458
6. Braun OH (1973) Der Einfluß der Laktulose auf die Darmflora und die fäkale Lysozymaktivität beim Säugling. Pädiatr Fortbildk Praxis 37: 8
7. Braun OH (1976) Über die infektionsverhütende Wirkung der Muttermilch und deren mögliche Ursachen. Klin Pädiatr 188: 297
8. Braun OH (1981) Effect of consumption of human milk and other formulas on intestinal bacterial flora in infants. In: Lebenthal E (ed) Textbook of gastroenterology and nutrition in infancy. Raven Press, New York
9. Braun OH, Dehnert J, Haenel H, Hoffmann K, Kienitz M, Mayer JB, Reploh H, Reuter G, Seeliger HPR, Werner H (1966) Methoden der bakteriologischen Stuhluntersuchung. Zentralbl Bakteriol Mikrobiol Hyg [B] 200: 405
10. Bullen CL, Willis AT, Williams K (1973) The significance of bifidobacteria in the intestinal tract of infants. Soc Appl Bacteriol Symp Ser 311
11. Bullen CL, Tearie PV, Willis AT (1976) Bifidobacteria in the intestinal tract of infants: an in-vivo study. J Med Micorbiol 9: 325
12. Conns H, Floch MH (1970) Effects of lactulose and Lactobacillus acidophilus on the fecal flora. Am J Clin Nutr 23: 1588
13. Dehnert J (1961) Über die Bedeutung der Intestinalbesiedlung beim Menschen. Habilitationsschrift, Heidelberg
14. Feldheim G, Schmidt EF, Haenel H (1960) Über die Besiedlung des Mekoniums. Zentralbl Bakteriol Mikrobiol Hyg [B] 177: 62
15. Floch MH, Gershengoren W, Elliot S, Spiro HM (1971) Bile acid inhibition of the intestinal microflora – a function for simple bile acids? Gastroenterology 61: 228

16. Gauhe A, György P, Hoover JRF, Kuhn R, Rose CS, Ruelius HW, Zilliken F (1954) Bifidus factor IV. Preparations obtained from human milk. Arch Biochem Biophys 48: 214
17. Gothefors L, Olling S, Winberg J (1975) Breast feeding and biological properties of faecal E. coli strains. Acta Paediatr Scand 64: 807
18. Gothefors L, Carlsson B, Ahlstedt S, Hanson LÅ, Winberg J (1976) Influence of maternal gut flora and colostral and cord serum antibodies on presence of Escherichia coli in faeces of the newborn infant. Acta Paediatr Scand 65: 225
19. Grütte FK (1973) Process of production of simulated mothers milk. First technical Symposium of the German Democratic Republic in the United Kingdom, London
20. Grütte FK, Haenel H (1968) Lactose and Lactulose in der Säuglingsernährung. Ernährungsforschung 8: 285
21. Grütte FK, Haenel H (1980) Intestinalflora. In: Cremer H-D, Heilmeyer L, Holtmeier HJ et al (Hrsg) Ernährungslehre und Diätetik, Bd I: Biochemie und Physiologie der Ernährung. Thieme, Stuttgart
22. Gyllenberg H, Carlberg G (1958) The nutritional characteristics of the bifid bacteria (Lactobacillus bifidus) of infants. Acta Pathol 44: 287
23. György P (1953) A hitherto unrecognized biochemical difference between human milk and cow's milk. Pediatrics 11: 98
24. Haenel H (1970) Human normal and abnormal gastrointestinal flora. Am J Clin Nutr 23: 1433
25. Haenel H, Bendig J (1975) Intestinal flora in health and disease. Progr Food Nutr Sci 1: 21
26. Hoogkamp-Korstanje JAA, Lindner JGEM, Marcelis JH, Dendass-Slagt H, de Voss NM (1979) Composition and ecology of the human intestinal flora. Antonie van Leeuwenhoek 45: 35
27. Kanao S, Nakajima T, Tamura Z (1965) Purification of a new bifidus factor from carrot root. Chem Pharm Bull (Tokyo) 13: 1262
28. Kerr MM, Hutchison JH, MacVicar J, Givan J, McAllister A (1976) The natural history of bacterial colonization of the newborn in a maternity hospital. Scot Med J 21: 111
29. Lambert R, Zilliken F (1965) Novel growth factors for lactobacillus bifidus var pennsylvanicus. Arch Biochem Biophys 110: 544
30. Linzenmeier J, Havalambie E (1980) Zur gegenwärtigen Kenntnis der Stuhlflora mit Hinweisen auf die praktische Diagnostik von Eubiose und Dysbiose. Ärztl Lab 26: 89
31. Long SS, Swenson RM (1977) Development of anaerobic fecal flora in healthy newborn infants. J Pediatr 91: 298
32. MacGillivray PC, Finlay HV, Binns TB (1959) Use of lactulose to create a preponderance of lactoballi in the intestine of bottle-fed infants. Scott Med J 4: 182. Zit nach Bullen CL et al (1973)
33. Mata LJ, Yiménez F, Mecicanos ML (1971) Evolution of intestinal flora of children in health and disease. Rec Adv Microbiol, X. Congresso International de Microbiologica, Mexiko, p 363
34. Mata LJ, Urrutia JJ (1971) Intestinal colonization of breast-fed children in a rural area of low socio oeconomic level. Ann NY Acad Sci 176: 93
35. Mayer JB, Keschawarz S (1970) Die Stuhlflora des Säuglings bei Ernährung mit den verschiedensten sogenannten Fertignahrungen. Medizin und Ernährung 11: 279

36. Mitsuoka T, Hayakawa K (1972) Die Faecalflora bei Menschen. I. Mitteilung: Die Zusammensetzung der Faecalflora der verschiedenen Altersgruppen. Zentralbl Bakteriol Mikrobiol Hyg [B] 223: 33
37. Mitsuoka T, Hayakawa K, Kimura N (1974) Die Faekalflora bei Menschen. II. Mitteilung: Die Zusammensetzung der Bifidobakterienflora der verschiedenen Altersgruppen. Zentralbl Bakteriol Mikrobiol Hyg [B] 226: 469
38. Mitsuoka T, Ohno K, Benno Y, Suzuki K, Namba K (1976) Die Faekalflora des Menschen. IV. Mitteilung: Vergleich des neu entwickelten Verfahrens mit dem bisher üblichen Verfahren zur Darmfloraanalyse. Zentralbl Bakteriol Mikrobiol Hyg [B] 234: 219
39. Neter E, Braun OH (1981) Microbial colonization of the newborn. In: Lebenthal E (ed) Textbook of gastroenterology and nutrition in infancy. Raven Press, New York, p 239
40. Ørskov F, Biering-Sørensen K (1975) Escherichia coli serogroups in breast-fed and bottle-fed infants. Acta Pathol Microbiol Scand [B] 83: 25
41. Percy-Robb IW, Collee JG (1972) Bile acids: A pH dependent antibacterial system in the gut? Br Med J 3: 813
42. Petuely F, Kristen G (1949) Versuche zur Umstimmung der Darmflora des Säuglings. Ann Pediatr 172: 183
43. Petuely F, Lindner G (1965) Kritische Untersuchungen über die Darmflora. III. Mitteilung: Bewertung quantitativer Züchtungsmethoden. Die Darmflora des Brustkindes. Zentralbl Bakteriol Mikrobiol Hyg [B] 195: 347
44. Poupard JA, Husain I, Norris RF (1973) Biology of the bifidobacteria. Bacteriol Rev 37: 136
45. Reuter G (1963) Zur Beeinflußbarkeit der Darmflora des Menschen im Säuglings- und Erwachsenenalter durch die Nahrung, insbesondere auch durch ihren Gehalt an Laktobazillen. Medizin und Ernährung 4: 188
46. Reuter G (1963) Vergleichende Untersuchungen über die Bifidus-Flora im Säuglings- und Erwachsenenstuhl. Zentralbl Bakteriol Mikrobiol Hyg [B] 191: 486
47. Seeliger HPR, Werner H (1962) Quantitative und qualitative Untersuchungen über die anaeroben Lactobazillen im Säuglings- und Erwachsenenstuhl, Beitrag zum Bifidus-Problem. Z Hyg Infektionskr 148: 383
48. Sonnenwirth AC (1972) Evolution of anaerobic methodology. Am J Clin Nutr 25: 1293
49. Tamura Z, Nakajima T, Samejima K, Yoshioka M, Nakamura F, Nakamura H, Inagaki M (1972) Bifidus factor in carrot V: Isolation of new active substances. Proc Jap Med Acad 48: 138. Zit nach Beerens H et al (1980)
50. Yoshioka Y (1971) Studies on lactobacillus bifidus on the factor affecting the formations of bifidusflora in the intestinal tracts of infants. Rep Res Lab 72

20 Klinisch-immunologische Konsequenzen der Beikost in der Säuglingsernährung

E. Schmidt

20.1 Einleitung

FM contra KM pro Atopien? Der Zusammenhang zwischen Säuglingsernährung und dem Auftreten atopischer Krankheiten ist trotz zahlreicher Studien bis heute nicht geklärt. Das beginnt bei der Frage, ob Muttermilchernährung vor Atopien schützt bzw. ob Kuhmilchernährung das Auftreten von Atopien fördert.

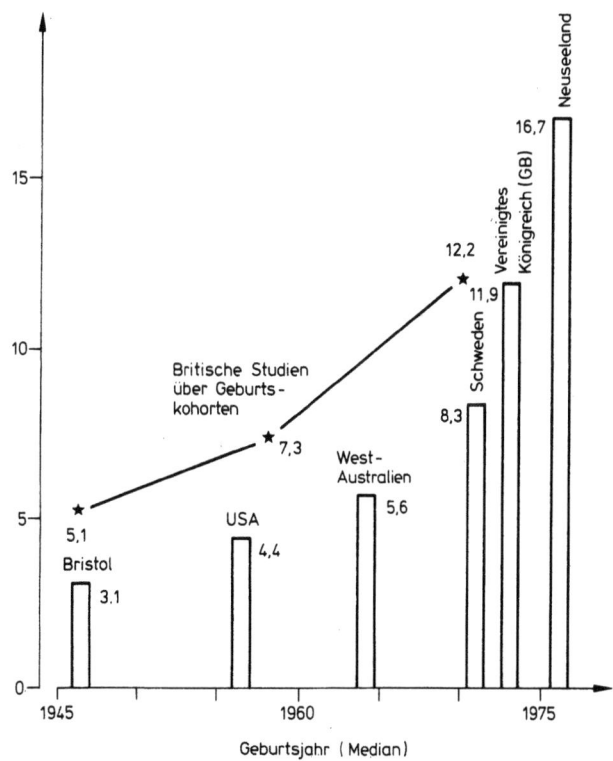

Abb. 20.1. Zunahme des atopischen Ekzems aus verschiedenen Erhebungen. (Nach Taylor et al. [18])

Der Grund für die Unklarheiten liegt in außerordentlichen methodischen Problemen. Sowohl retrospektive als auch prospektive Studien weisen zahlreiche Fallstricke im Hinblick auf Erhebungsmethoden und diagnostische Kriterien auf, ganz zu schweigen von den heute als unerläßlich erachteten intermittierenden Variablen aus dem Sozialbereich, welche in älteren Studien meist unbeachtet blieben. Randomisierte kontrollierte Studien sind kaum verfügbar.

Seit 1980 ist durch Arbeiten von Fergusson et al. [5, 6], sowie von Frau Saarinen und ihrer Gruppe [13, 16] die Frage in den Vordergrund gerückt worden, inwieweit Beikost – der Zeitpunkt ihrer Einführung und ihre Zusammensetzung – für das Auftreten oder die Auslösung von atopischen Krankheiten verantwortlich zu machen ist.

Die Klärung all dieser Fragen ist um so komplizierter geworden, als sich offensichtlich auch ein Wandel der Befunde abzeichnet. So haben Taylor et al. [18] deutlich machen können, daß das atopische Ekzem seit 1945 in der westlichen Welt eine beachtliche Zunahme erkennen läßt und daß diese Zunahme mit dem Stillen positiv korreliert ist (Abb. 20.1). Das war ein überraschender Befund.

Lassen Sie mich in der Folge versuchen, den derzeitigen Stand der Dinge zu umreißen:

20.2 Atopisches Ekzem und Milchernährung

1936 machen Grulee u. Sanford [9] an 20000 Säuglingen die Beobachtung, daß das **atopische Ekzem bei Flaschenkindern 7mal häufiger** beobachtet wurde **als bei Brustkindern.** In der Folge halten sich dann Arbeiten, welche einen Schutz durch Stillen finden [12, 14, 15, 17] jenen, die einen solchen Schutz nicht feststellen können, in etwa die Waage [7, 8, 10].

Die verschiedenen Studien sind freilich sehr unterschiedlich angelegt. Teils erfassen sie Populationsquerschnitte, teils nur Kinder aus atopiebelasteten Familien, bei denen sich *eher* ein Protektionseffekt nachweisen läßt. Nach Fergusson u. Taylor ist es möglich, daß Populationsquerschnitte einfach nicht groß genug sind um den Effekt zu zeigen, etwa so wie eine PKU-Diät, einer großen Population verabfolgt, die Inzidenz der mentalen Retardierung er-

heblich weniger beeinflußt, als wenn man die Untersuchung auf PKU-kranke Kinder beschränkt.
Außerdem sind die meisten, vor allem älteren Studien an großen Kollektiven vorgenommen worden, ohne den gravierenden Einfluß bestimmter intervenierender Variablen wie

- Sozialschicht,
- Wohnverhältnisse,
- Geschwisterzahl,
- Rauchgewohnheiten der Mutter

zu berücksichtigen.
Aber gerade unter Berücksichtigung dieser Faktoren hat nun Taylor [18] in einer 5-Jahresuntersuchung an 13 135 Kindern in England zeigen können, daß *Muttermilchernährung das atopische Ekzem fördert.*
Was sich gerade auch im Vergleich zu den eingangs erwähnten Befunden von Grulee u. Sandford [9] an der Muttermilch geändert haben könnte, was zu diesen Folgen führt, bleibt zunächst Spekulation.

20.3 Milchnahrung und Asthma bzw. Pollinosen

Verschiedene Arbeiten zeigen günstige Auswirkungen des Stillens auf die Inzidenz von Asthma und Pollinosen. Jedoch konnten auch hier sowohl Taylor [18] als auch Fergusson [6] zeigen, daß der Effekt bei Berücksichtigung der intervenierenden Variablen weitgehend verschwindet. Es bleibt jedoch die Möglichkeit aus verschiedenen Untersuchungen [1, 4], daß Kinder aus belasteten Familien einen gewissen Schutz genießen.
Eine randomisiert kontrollierte Studie von Johnstone u. Dutton [11] zeigt zwar eindrucksvoll die Überlegenheit von Sojamilch gegenüber Kuhmilch bei der Verhütung von Asthma in einer 10-Jahresbeobachtung; eine weitere randomisiert kontrollierte Studie von Brown et al. [3] kann diesen Effekt – möglicherweise wegen eines methodischen Fehlers – nicht bestätigen.

20.4 Beikost und atopische Erkrankungen

In neuerer Zeit gewinnt nun die Rolle der Zufütterung von Beikost – hier besonders im Hinblick auf Art, Vielfalt und Einführungstermin – besonderes Interesse für die Entstehung von Atopien. Es geht dabei nicht nur um die Allergenkarenz im Hinblick auf die „klassischen" Nahrungsmittelallergene

- Fisch,
- Nüsse,
- Honig,
- Schokolade,
- Eier,
- Tomaten und
- Zitrusfrüchte,

sondern auch um die Auswirkung blanderer Nahrungsmittel wie Kartoffeln und Karotten.

Wieder sind es zwei Arbeitsgruppen die seit 1980 Ergebnisse zu diesen Fragen vorgelegt haben. Frau Saarinen et al. stellten 1980 fest, daß eine Allergenkarenz für Fisch und Zitrusfrüchte bis zum Ende des 1. Lebensjahrs nicht ausreicht, um das Auftreten von Fisch- und Zitrusfruchtallergien mit 3 Jahren im Vergleich zu einer früh exponierten Kontrollgruppe zu verhindern. Allerdings zeigt sich eine gewisse Häufung von Erkrankungen, wenn nur kurz gestillt worden oder wenn die Familienanamnese positiv war [16].

Fergusson et al. [5] wiesen 1981 an 1262 Kindern im Alter von 2 Jahren nach, daß Kinder aus Atopikerfamilien, denen schon vor dem 4. Lebensmonat Beikost gegeben worden war, 25mal häufiger Ekzeme bekamen als Kinder ohne Beikostfütterung bis zu diesem Alter und ohne positive Familienanamnese. Die Ekzemrate stieg außerdem *direkt proportional* der Zahl der zugeführten Präparatetypen an. Muttermilchernährung hatte keinen Effekt auf die Ekzemmanifestation. Es wurde gefolgert, daß die *frühe Diversifizierung in der Säuglingsernährung zur Ekzemmanifestation beiträgt.*

Diversifizierung der Beikost fördert Ekzeme

Die im Frühjahr 1983 von der Arbeitsgruppe Saarinen [13] veröffentlichte Arbeit führt noch weiter:

135 voll gestillte Kinder aus Atopikerfamilien wurden in zwei Gruppen geteilt. Die einen erhielten keinerlei Beikost bis zum 6. Monat, den anderen wurde ab 3. Monat Beikost

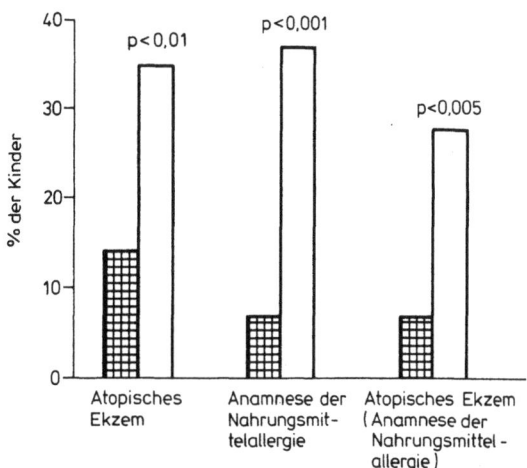

Abb. 20.2. Die Häufigkeit von atopischem Ekzem, positive Anamnese für Nahrungsmittelallergie und die Kombination von beiden bei zwei Gruppen gestillter Kinder aus Atopikerfäilien mit später *(schraffierte Säulen)* und früher *(weiße Säulen)* Beikostfütterung. (Nach Kajosaari u. Saarinen [13])

Tabelle 20.1. Entwicklung von Allergien bei 10 verschiedenen Lebensmitteln im Zeitraum von 1 Jahr. (Nach Kajosaari u. Saarinen [13])

Lebensmittelart	Ausschließlich Muttermilch (n=70)	Feste Ernährung (n=65)
Eier	2	10
Zitrusfrüchte	2	3
Fisch	1	4
Tomaten	1	5
Erdbeeren	1	5
Kuhmilch	1	5
Erbsen	–	4
Schokolade	1	3
Himbeeren	–	2
Getreide	–	1

zugefüttert, inklusive Milchbrei. Im 2. Lebenshalbjahr waren die Kostpläne beider Gruppen identisch.
Bei der Untersuchung im Alter von 1 Jahr zeigten sich signifikante Unterschiede (Abb. 20.2).

Frühe Beikostgabe (ab 3. Monat) fördert Ekzeme

Atopisches Ekzem und Anamnese von allergischen Reaktionen sowie die Kombination von beiden waren *in der frühen Beikostgruppe* signifikant *häufiger* als in der Karenzgruppe.

Allergien gegenüber den klassischen Nahrungsmittelallergenen finden sich signifikant gehäuft in der frühen Beikostgruppe (Tabelle 20.1). Dabei ist vor allem bemerkenswert, daß besonders Allergien gegen Fisch und Zitrusfrüchte auftreten können, ohne daß eine bekannte spezifische Exposition stattgefunden hatte. Auch hier wird vermutet, daß die Zufuhr *auch wenig allergener Nahrungsmittel* wie Kartoffeln und Karotten die *Manifestation bahnen* können. Der Mechanismus ist unbekannt.

20.5 Konsequenzen

Welche Konsequenzen sollten zu diesen Befunden diskutiert werden?

Säuglinge aus Atopikerfamilien ausschließlich stillen

Zunächst hat sich wohl weitgehend durchgesetzt, daß Kinder aus Atopikerfamilien ausschließlich gestillt werden und vor allem streng vermieden wird, daß sie *in den ersten Tagen auch nicht die geringsten Mengen Kuhmilchpräparate* erhalten.

Darüber hinaus empfiehlt es sich offensichtlich den Beginn von *Beikostfütterung* soweit wie möglich *hinauszuzögern*, d.h. wenn vertretbar *bis zum 6. Lebensmonat.* Auch dann sollten die klassischen Nahrungsmittelallergene wie Fisch, Zitrusfrüchte usw., mindestens 2 Jahre vermieden werden.

Beikost möglichst spät

Auf welchen Kreis von Säuglingen sollte diese Karenzmaßnahme beschränkt sein?

Risiko zur Atopie zu neigen

Bousquet et al. [2] haben nach einer Literaturübersicht folgende Befunde zur genetischen Belastung aus der Anamnese zusammengestellt (Abb. 20.3):

– Auch *ohne anamnestisches Risiko* besteht für *5–15%* aller Säuglinge die *Gefahr, eine allergische Erkrankung* zu entwickeln.
– Ist *ein Elternteil atopisch,* beträgt das *Risiko 20–40%,* sind es *beide: 40–60%,*
– sind beide Eltern an identischen Manifestationen erkrankt, sogar 60–80%.

Es ist sicher zu erwägen, zumindest *alle* diejenigen *Säuglinge in* das *Karenzregime* einzubeziehen, *die* mindestens *einen Elternteil oder ein Geschwister mit einer Atopie haben.*
Voraussetzung für diese Maßnahme ist eine gute Anamnese, die bereits vor der Geburt von beiden Eltern erhoben

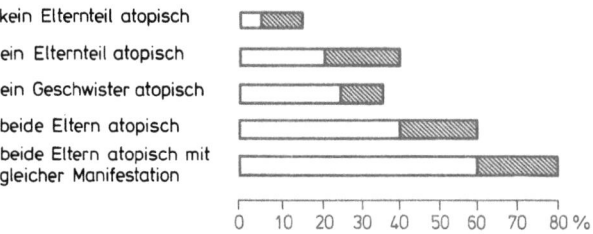

Abb. 20.3. Allergierisiko eines Neugeborenen in Abhängigkeit von der Atopiebelastung der Familie. (Angaben basieren auf einer Literaturübersicht). *Weiß* = minimales Risiko; *schraffiert* = maximales Risiko

werden sollte, um bei typischer Vorgeschichte direkt auf den Entschluß zum ausschließlichen Stillen einwirken zu können und Verständnis für das gesamte Karenzregime zu bahnen.

IgE im Nabelschnurblut Die Bestimmung von *IgE* oder die Zählung der Eosinophilen *im Nabelschnurblut* bieten nach Bousquet et al. [2] *keine* 100%ige *Gewähr* eine Atopie beim Säugling vorherzusagen, so daß ihre routinemäßige Anwendung nicht empfohlen wird.

Bis zur Entwicklung zuverlässigerer und kostengünstiger Verfahren bleibt deshalb zunächst kaum etwas anderes übrig, als für eine breite, allgemeine klinische Anwendung die Familienanamnese als Grundlage für die Auswahl junger Säuglinge zum Karenzregime zu empfehlen.

Literatur

1. Blair H (1977) Natural history of childhood asthma. Arch Dis Child 52: 613–619
2. Bousquet J, Menardo J-L, Robinet-Levy M, Miche FB (1983) Möglichkeiten der Vorhersage allergischer Erkrankungen im Säuglingsalter. Aktuelle Probleme der Pädiatrischen Allergologie. In: Wahn U (Hrsg) Fischer, Stuttgart New York
3. Brown EB, Josephson BM, Levine HS, Rosen MA (1969) A prospective study of allergy in a pediatric population. Am J Dis Child 117: 693–698
4. Chandra R (1979) Prospective studies of the effect of breastfeeding on incidence of infection and allergy. Acta Paediatr Scand 68: 691–704
5. Fergusson DM, Horwood LJ, Beautrais AL, Shannon FT, Taylor B (1981) Eczema and infant diet. Clin Allergy 11: 325–331

6. Fergusson DM, Horwood LJ, Shannon FT (1983) Asthma and infant diet. Arch Dis Child 58: 48–51
7. Gerrard JD, McKenzie JWA, Goluboff N et al (1973) Cows milk allergy: Prevalence and manifestations in an unselected series of newborns. Acta Paediatr Scand [Suppl 234]
8. Gordon RR, Noble DA, Ward AM, Allen R (1982) Immunoglobulin E and the eczemaasthma syndrome in early childhood. Lancet I: 72–74
9. Grulee CG, Sanford HN (1936) The influence of breast and artificial feeding on infantile eczema. J Pediatr 9: 223–225
10. Jakobsson I, Lindberg T (1979) A prospective study of cows milk protein intolerance in Swedish infants. Acta Paediatr Scand 68: 853–859
11. Johnstone DE, Dutton AM (1966) Dietary prophylaxis of allergic disease in children. N Engl J Med 274: 715–719
12. Juto P, Möller C, Enberg S, Björksten B (1982) Influence of type of feeding on lymphocyte function and development of infantile allergy. Clin Allergy 12: 409–416
13. Kajosaari M, Saarinen UM (1983) Prophylaxis of atopic disease by six months total solid food elimination. Acta Paediatr Scand 72: 411–414
14. Kaufman HS, Frick OL (1981) Prevention of asthma. Clin Allergy 11: 549–553
15. Lucarelli S, Frediani T, Barbato MB, Marchetti F, Pellegrini G, Buscinco L (1981) Serum IgE in newborns from atopic parents, development of atopy and influence of type of feeding (abstract). Pediatr Res 15: 1181
16. Saarinen UM, Kajosaari M (1980) Does dietary elimination in infancy prevent or only postpone a food allergy? A study of fish and citrus allergy in 375 children. Lancet I: 166–167
17. Saarinen UM, Kajosaari M, Backman A, Siimes MA (1979) Prolonged breast-feeding as prophylaxis for atopic disease. Lancet II: 163–166
18. Taylor B, Wadsworth J, Golding J, Butler N (1983) Breast feeding, eczema, asthma and hayfever. J Epidemiol Community Health 1983 – (im Druck)

21 Beikost unter dem Aspekt der Prophylaxe in der Säuglingsernährung

K. Schreier

Die moderne Pädiatrie ist stolz darauf, die Vorbeugung gegen zahlreiche Erkrankungen und metabolische Störungen während der Postnatalperiode und natürlich auch im Kindesalter weitgehend zu beherrschen. Dies ist auch weitgehend der Fall bei der Prävention von Erkrankungen durch Ernährungsfehler. Jedoch auf dem Gebiet der *Langzeitkrankheitsvorbeugung* gibt es noch zahlreiche Wissenslücken. Deshalb gehört sie zu den meist diskutierten Themen der forschenden Diätetik und Ernährungsphysiologie.

Eine wissenschaftlich fundierte Prophylaxe sollte auf der Kenntnis der drei Punkte: Mangel, adäquate Zufuhr und Nebenwirkungen für jeden in der Nahrung vorhandenen Stoff basieren. Von diesem Wissen sind wir vor allem bei den Spurenelementen und Vitaminen noch ziemlich weit entfernt. Wir kennen leider auch die Form der *individuellen* Dosis-/Wirkungskurve bei den Grundnährstoffen noch nicht.

Man kann drei Formen der Prophylaxe abgrenzen:

Mögliche Wege der Prophylaxe
1. ***Vorbeugung von Mangelzuständen,***
2. ***Verhütung von Schäden*** durch Nahrungsbestandteile,
3. Langzeitprophylaxe mit dem Ziel durch ***Optimierung der Ernährung*** das genetisch festgelegte Erlebensalter in bestmöglicher körperlicher und psychointellektueller Form zu erzielen.

Auch im Jahre 1983 gibt es sogar in Deutschland noch einige essentielle Nahrungsbestandteile, die gelegentlich in ungenügender Menge oder in ungeeigneter Form in der Säuglingsnahrung angeboten werden. Dies gilt neben dem ausgiebig diskutierten ***Eisenmangel*** für einige ***Spurenelemente,*** vor allem das Zink. Ungeklärt ist ferner, ob bei frühem Abstillen Carnitin der Nahrung zugesetzt werden sollte.

21.1 Spurenelemente

Essentielle Spurenelemente

In Tabelle 21.1 sind die derzeit als essentielle Spurenelemente definierten Bestandteile der menschlichen Nahrung zusammengestellt. Neuerdings wird die Möglichkeit erörtert, daß evtl. auch Kadmium einen lebensnotwendigen Faktor darstellt. Im Vergleich zum Eisen ist unser Wissen über die Funktion der meisten Spurenelemente im Stoffwechsel noch bescheiden. Ein Haupthandicap für die klinische Forschung ist die Unspezifität der Mangelsymptome der meisten Metalle.

Allerdings haben die Wissenslücken für die praktische Ernährungsgestaltung wohl keine wesentliche Bedeutung, da ausgeprägte Mangelerscheinungen bei der derzeit üblichen Normalkost kaum vorkommen. Dies gilt nicht für die parenterale Langzeiternährung, wo gelegentlich neben den Spurenelementen auch Vitamine wie Biotin in unzureichender Menge zugeführt werden.

Zink

Eines der wichtigsten Spurenelemente [1, 2] ist offensichtlich das *Zink*, welches *für die Synthese von mindestens 40 Enzymen benötigt* wird. Dem Element wird nunmehr auch eine Mitwirkung bei der *Infektionsabwehr* und der *Infektionsprophylaxe* zugeschrieben. Einige Autoren sprechen sogar von einem *„Immunregulator"* Zink [14]. Für die Bedeutung von Zink im Stoffwechselgeschehen des Säuglings spricht die Entdeckung, daß auch für dieses Metall eine transportfördernde Ligande in der Muttermilch vorkommt. Auf der

Tabelle 21.1. Die Entdeckung der lebensnotwendigen Spurenelemente

Eisen	17. Jh.	
Jod	1850	A. Chatin
Kupfer	1928	E. B. Hart, H. Steenbock
Mangan	1931	A. R. Kemmerer u. W. R. Tono
Zink	1934	W. R. Todd, C. A. Elvehjem u. E. B. Hart
Kobalt	1935	E. J. Underwood u. J. F. Filmer
Molybdän	1953	E. C. deRenzo et al.
Selen	1957	K. Schwarz u. C. M. Foltz
Chrom	1959	K. Schwarz u. W. Mertz
Zinn	1970	K. Schwarz, D. B. Milne
Vanadium	1971	L. L. Hopkins u. H. E. Mohr
Fluor[a]	1971	K. Schwarz u. D. B. Milne
Silizium	1972	E. M. Carlisle
Nickel	1973	F. A. Nielsen

[a] Definition als essentiell

anderen Seite soll Zink, in Überdosis zugeführt, karzinogen sein. Besser bekannt als eindeutige Karzinogene sind Chrom und Selen. Bemerkenswert ist die Feststellung, daß **Kupfermangel** die Proteinsynthese u. U. bis auf 50% der Norm bremst [37]. Dies geschieht offensichtlich über eine Störung der ATP-Synthese.

21.2 Prophylaxe durch Ballaststoffe

Ballaststoffe Wenn man im Zusammenhang mit der Beikost von Prophylaxe durch Nahrungsmittel spricht, gehören sicher die Ballaststoffe an die erste Stelle. Leider steht das Basiswissen über die richtige Art und Menge der erwünschten Ballaststoffe in der Säuglingsnahrung noch auf schwachen Füßen. Schon die simplifizierende Namensgebung „Ballaststoffe" ist unbefriedigend, ja teilweise sogar irreführend, da unter diesem Namen nicht nur alle in heimischem Obst, Gemüse und Getreide vorkommenden *Faserstoffe, Lignine, Hemizellulosen* u. ä. mit ganz verschiedener chemischer Struktur, sondern auch die Gelier- und Dickungsmittel sowie die Präparate zur Dispersion – welche die Nahrungsmittelindustrie zahlreichen ihrer Produkte zusetzt – zusammengefaßt werden. Die zuletzt erwähnten Stoffe stammen aus verschiedenen tropischen Pflanzen, vor allem aus Algen. Eine Reihe der sog. Ballaststoffe, wie die Pectine, werden bis zu 100%, andere – wie die Hemizellulosen – weitgehend von den Bakterien im Kolon abgebaut.

Reduktion der Fett- und Kohlenhydratzufuhr Allein dadurch, daß fast alle Faserstoffe bei den meisten Menschen und natürlich auch bei unseren überernährten Säuglingen den Fett- und Kohlenhydratkonsum reduzieren, haben sie bereits einen eindeutig positiven Effekt. Es gehört ferner zum Allgemeinwissen, daß bestimmte schwerverdauliche Polysaccharide und Pectine durch Gelbildung den Wassergehalt des Stuhls erhöhen und in dem Gitternetz der Makromoleküle Elektrolyte und organische Säuren festhalten. Dadurch kommt es zu einer Steigerung des Stuhlgewichts und zur **Entleerungsbeschleunigung des Kots.** Es scheint festzustehen, daß durch die **Verhinderung der Obstipation** die Entwicklung einer Polyposis und Divertikulose verhindert oder zumindest vermindert wird [33].
Zwei der erst in den letzten Jahren entdeckten Einflüsse

Verlangsamte Glukoseabsorption

Reduzierte Cholesterinabsorption

auf den Gesamtstoffwechsel führten zu einer Flut von nicht immer gut fundierten Publikationen über die prophylaktische Bedeutung der Faserstoffe. Dies gilt nicht für den zweifelsfrei bewiesenen **Bremseffekt** bestimmter (aber nicht aller!) Ballaststoffe **auf die Glukoseabsorption** und damit die Höhe der Insulinausschüttung [23, 26]. Wir wissen, daß z. B. **Guar** sowie Stoffe aus dem Johannisbrotmehl die Glukosidase bremsen. Das Bakterienpolysaccharid **Acarbose** tut dies in noch höherem Maße [42]. Daß dadurch wirklich eine Prophylaxe gegen die Manifestation eines Diabetes Typ I erfolgt, ist wenig wahrscheinlich.

Noch problematischer ist die prophylaktische Wirkung der Ballaststoffe auf dem Gebiete der Lipidbiochemie im Gesamtorganismus. Es handelt sich dabei besonders um die **Verminderung der Cholesterinabsorption** bzw. der Reabsorption des Sterins. Bewiesen ist, daß einige Pectine, besonders jene der Haferkleie, auf diese Weise den Cholesterinspiegel im Blut eindeutig senken. Sie sollen sogar auch die Konzentration in der Leber und in der Aortenwand vermindern können. Es paßt in die moderne Konzeption der Atherogenese, daß im Blut die LDL-Fraktion abfällt, während die HDL-Werte etwas ansteigen [6]. Es trifft nicht zu, daß – wie vielfach behauptet wird – alle makromolekularen Faserstoffe u. ä. die Lipidabsorption reduzieren. Offensichtlich können nur besonders strukturierte Makromoleküle Cholesterin und Gallensäuren an der Oberfläche adsorbieren bzw. in die sich bildenden Gele einbetten.

Die Bedeutung der Einflußnahme der Ballaststoffe auf die **Karzinogenese** im Enddarm [18, 30, 33, 48] ist noch weitgehend spekulativ. Nach Ansicht einer ganzen Reihe ernstzunehmender Krebsforscher kommt es durch den hohen Gehalt unserer Nahrung an Fett und Fleisch (besonders Rindfleisch) zu einer Zunahme der anaeroben Bakterien im Darm, welche in der Lage sein sollen, neutrale und saure Sterine, besonders die Gallensäuren und bestimmte Phytosterine, in karzinogene Derivate umzuwandeln [20, 53]. Faserarme Kost erhöht, wie gesagt, die Verweildauer des Stuhls im Darm und damit die Einwirkungszeit der toxischen Lipide auf die Schleimhautzellen. Weshalb allerdings der steigende Fettkonsum zu einer ständigen Zunahme des Brustkrebses führt (oder führen soll), vermag ich nicht zu beantworten.

Eine *Überzufuhr von Ballaststoffen* hat sicher auch negative Effekte, die wir noch nicht kennen. Ungeklärt ist noch, ob es auch beim Säugling – wie im Tierversuch – zu einem Vitamin-B_{12}- und Methylmalonsäureverlust kommt, und ob unter bestimmten Bedingungen die Absorption von Spurenelementen vermindert wird. In diesem Zusammenhang ist das Phytin zu erwähnen, welches wie man heute weiß, nicht nur die Eisenaufnahme, sondern auch jene von Zink [13] und wahrscheinlich auch anderen Spurenelementen vermindert.

21.3 Prophylaxe der Karies

Fluor

Wesentlich weniger komplex als die tatsächlichen und möglichen prophylaktischen Wirkungen der Faserstoffe ist die vorbeugende **Bekämpfung der Karies durch Fluor**[1]. Es ist ein Irrtum anzunehmen, daß durch die Wasser- bzw. Kochsalzfluoridierung bzw. die regelmäßige Verabreichung von Fluortabletten alle Probleme des Zahnverfalls gelöst seien. Es bleibt als wichtigste zusätzliche prophylaktische Maßnahme die **Reduktion der Zuckerzufuhr.** Man darf wohl annehmen, daß durch den Wirbel um den gezukkerten Tee die Kunde von der kariogenen Wirkung vor allem des Kochzuckers[2] zumindest die *Ohren* aller Mütter erreicht hat.

Dennoch gibt es noch immer und überall die bekannten klebrigen Bonbons zu kaufen und für den nicht weniger pappigen Brotaufstrich wird weiterhin bundesweit geworben. Der Streptococcus mutans und verschiedene Aktinomyzeten dürfen sich also weiterhin über den langen Kontakt mit ihrem Lieblingsnährstoff (sie nehmen jedoch auch mit Glukose und Fruktose vorlieb) freuen, und bilden unvermindert innerhalb weniger Tage die bekannten Plaques, welche bereits nach 1 Woche durch Säurebildung den Zahnschmelz und durch Antigene die Gingiva schädigen.

---

[1] Anscheinend war der französiche Arzt Lémery [23] der erste, welcher festgestellt haben will, daß Zucker „die Zähne angreift"
[2] Zumindest vielen Laien ist nicht bekannt, daß Fische, besonders getrocknete Seefische und Krill einen z.T. sehr hohen Fluorgehalt haben und zwar bis zu 750 mg/kg Trockengewicht

Daß eine Steigerung der Fluoridzufuhr auch ohne Reduktion des Zuckergenusses und tägliche mehrfache Mundpflege die Kariesfrequenz eindeutig vermindert, ist durch die Studien in der Schweiz, wo der Zuckerkonsum zunimmt (auf über 50 kg/Jahr), die Kariesfrequenz dagegen frappierend absinkt, bewiesen. Es bleibt deshalb abzuwarten, ob sich der Ersatz des Kochzuckers durch Xylit durchsetzen wird. Da die Geschmacksempfindung süß als Lustgefühl beim Säugling *angeboren* ist, lehne ich, wie die meisten Psychologen, die Parole: „Grundsätzlich keine süßen Speisen für das Kind" nicht nur für den zahnlosen Säugling strikt ab, sondern empfehle die Verwendung zumindest einer Munddusche nach der Mahlzeit. Zumal bei einer täglichen **Saccharosezufuhr von unter 30 g/Tag** durch eine weitere Reduktion die Kariesfrequenz nicht mehr gesenkt werden kann [7]. Andere Autoren gestatten sogar täglich 50 g.

Tägliche Saccharosezufuhr

Neben genetischen Faktoren, wie unterschiedliche Struktur der Zahngrundsubstanz, sowie der Mineralisation des Schmelzes, auf die besonders Weyers [50] aufmerksam macht, spielen andere Nahrungsbestandteile als Saccharose eine bedeutsame Rolle. Es trifft zweifelsfrei zu, daß beim Auftreten einer Karies die Dauer der Einwirkung auch von Monosacchariden auf die Zahnoberfläche (durch ständiges Naschen bzw. süße Zwischenmahlzeiten) die Zähne ruinieren hilft. Dazu kommen natürlich noch als weitere Noxen gesüßte Getreideprodukte, aber auch Breie ohne Zuckerzusatz, wenn sie eine größere Menge rasch spaltbarer Kohlenhydrate enthalten.

Bewußt oder unbewußt wird verdrängt, daß auch das häufige **Trinken von ungesüßten Fruchtsäften,** ja sogar die Zufuhr von Früchten, einen durch die Statistik faßbaren negativen Einfluß hat. Offensichtlich besteht kein großer Unterschied in der Kariogenität zwischen den heimischen und den tropischen Früchten wie Mango usw. Sogar der Genuß eines einzigen Apfels vor dem Schlafengehen ohne anschließendes Zähneputzen soll die Kariesfrequenz erhöhen.

Das Problem der Kariesprophylaxe wird weiter kompliziert durch Untersuchungsergebnisse an Kinder- und besonders Nagetierzähnen, daß vor allem Strontium und wohl auch Zink und andere Spurenelemente die Struktur des Zahnschmelzes beeinflussen [10, 11].

Schädliche Saccharose

Erwähnung verdient auch noch die Feststellung, daß Kinder mit hereditärer Fruktoseintoleranz so gut wie keine Karies aufweisen.
Die Saccharose ist nicht nur in das Schußfeld der Orthodontologie, sondern auch der Gerontologie geraten. Seitdem Yudkin sowie dessen Nachuntersucher [35, 40, 54] davon überzeugt sind, daß die Cholesterinsynthese aus übermäßig genossener Fruktose und damit auch aus Kochzucker von wesentlich größerer Langzeitbedeutung sei, als die aus Fett, scheint wirklich die *Prophylaxe der Früharteriosklerose durch* starke *Reduktion des Kochzuckergenusses* zumindest bei Menschen mit einer Anlage für den Typ IV einer Hyperlipoproteinämie („kohlenhydratinduzierte Form") nicht nur eine Fata Morgana zu sein.
Bereits im Kurzversuch führt jedenfalls der Ersatz von Stärke durch eine gleiche Menge Saccharose zu einem hochsignifikanten Anstieg der Plasmalipide [32, 35]. Aufregend ist die Behauptung von Boot-Hanford u. Heath [8], daß die Mikroangiopathie des Diabetikers nicht auf Glukose, sondern auf zu hohe Fruktosezufuhr zurückzuführen sei.

21.4 Prophylaktische Bedeutung der Lipide in der Beikost

Einfluß auf Infektionsabwehr

Nach der Auffindung von Struktur-Funktionsbeziehungen zwischen Fettsäuren und deren biozider Wirkung, vor allem durch Kabara [25] erhebt sich die durchaus bedeutsame Frage, welche Fettsäuren der Beikost zugesetzt werden sollten, damit eine möglichst hohe protektive bzw. prophylaktische Wirkung auf dem Sektor Infektionsabwehr resultiert. Die amerikanische Autorengruppe um Kabara [25] hat erwartungsgemäß übersehen, daß bereits Czerny [4] vermutete, den Fetten in der Frauenmilch käme eine Art „Antikörperfunktion" zu. Jochims [24] bestätigte 1961 die verbesserte Infektresistenz von Kindern, die mit fettangereicherten Nahrungen aufgezogen wurden. Schmidt et al. [43] fanden einen Anstieg von IgA und IgM bei Säuglingen unter „fettadaptierten" Milchnahrungen.
Nach Kabara [25] haben offensichtlich die Monoglyzeride, besonders Monolaurin, eine wesentlich höhere virizide und bakterizide Wirkung als die entsprechenden freien Säuren. Die *hochungesättigten FS* wirken dagegen allem

Anschein nach als *Immunregulatoren,* und zwar regulieren sie wohl das Wachstum der Stammzellen. Dies erfolgt mit überwiegender Wahrscheinlichkeit *über eine Synthesesteigerung der Protaglandine.* Damit schließt sich der Ring zu dieser Körperklasse, deren zytoprotektive Wirkung offenbar bereits an der Darmmukosa einsetzt. Die Gruppe der *Prostaglandine* wurde inzwischen durch die Entdeckung dieser Substanzgruppe *in der Frauenmilch für* die Pädiatrie weiter aufgewertet (nach Reid et al. [38] enthält die FM ca. 100^{pg} $PGE_2 + 375^{pg}$ PGF_2).

Inzwischen wurden mehr als 100 zumindest im Reagenzglas biochemisch wirksame Endprodukte der Lipoxygenase aufgefunden, welche neben Prostaglandin die Namen Prostazykline, Leukotriene, sowie Thromboxane [15, 51] tragen. Ganz neu ist der gut belegte Hinweis, daß zumindest unter bestimmten Bedingungen beim Säugling nicht nur Linolsäure, sondern auch Linolensäure essentiellen Charakter besitzt [22] und daß Eicosatriensäure bestimmte Reaktionen im Prostazyklinzyklus blockiert [29].

In der Erwachsenenmedizin wogt seit nunmehr ca. 30 Jahren der Streit hin und her, über die positive und negative prophylaktische Wirkung einzelner FS gegen die übersteigerte Cholesterinogenese und die Ablagerung des Sterins im Gewebe. Nach der margarineindustrie-induzierten Phase der Empfehlung von Nahrungsfetten mit einem hohen Gehalt an hochungesättigten FS, kam die kurzdauernde Periode, in der galt, daß es nur auf eine allgemeine Reduktion der Fettzufuhr auf 30 kal% oder womöglich noch darunter ankomme. Inzwischen sind sich die internistischen Diätologen darüber einig, daß nicht allein die Reduktion der Cholesterinwerte im Serum den entscheidenden Faktor der Prävention einer Atherosklerose darstellt, sondern daß es dabei auf die Relation der Lipoproteine HDL und LDL und die Umsatzgeschwindigkeit der mit den Proteinmolekülen transportierten FS ankommt. Auf diesem Felde wird zunächst noch weiter herumtheoretisiert und experimentiert. So soll der HDL-cholesterinsenkende Effekt zumindest z. T. durch eine erhöhte Ausscheidung von Cholesterin aus dem Körper erklärt werden können.

21.5 Einfluß von Nahrungsstoffen auf die Biotransformation von Naturstoffen und Medikamenten

Das mikrosomale Enzymsystem, welches nicht nur die Steroide und Fettsäuren, sondern auch Pestizide, Anästhetika, Farbstoffe, Karzinogene hydroxyliert, ist eindeutig nahrungsabhängig. Studien liegen besonders an der Cytochrom-P-450-Reduktase vor. Es ergab sich, daß (im Tierversuch) ein Askorbinsäure-, Vitamin-E- und besonders Riboflavinmangel die Aktivität des Enzyms vermindert. Jedoch auch eine ungenügende Zufuhr von Eiweiß sowie Lipiden führt zu Störungen in der Medikamenten- bzw. Biotransformation [5, 9, 16].

21.6 Ernährung und Neurotransmitter

Es ist in der Tat erstaunlich, daß es die Natur zuläßt, daß bestimmte *Nahrungsbestandteile die Syntheserate verschiedener Neurotransmitter beeinflussen.*
Wir sind natürlich weit davon entfernt zu wissen, welchen „Sinn" dieser Rückkopplungsmechanismus hat. Es steht jedenfalls fest, daß die Konzentration von Cholin, Tryptophan und Tyrosin in der Nahrung bzw. im oberen Darmkanal nicht nur deren Spiegel im Blut bestimmt, sondern auch (im Tierversuch) die Syntheserate von Acetylcholin, Serotonin und der Katecholamine im Gehirn beeinflußt [36]. Für die Neuropädiater erhebt sich aus diesen Befunden die Frage, ob es gelingt, bestimmte Dyskynesen, Erregungszustände u. ä. durch Änderung der Zufuhr der oben erwähnten Nahrungsbestandteile zu verhüten bzw. zu behandeln. Beim Erwachsenen soll eine der Dyskynesieformen und einzelne Fälle mit Friedreich-Ataxie durch Cholin positiv beeinflußt werden. In verschiedenen Zentren der USA wird versucht, durch Infusion von Aminosäurenmischungen bzw. Einzelaminosäuren Störungen des Katecholamin- und Serotoninstoffwechsels zu therapieren.

21.7 Gedanken zur Langzeitprävention

Für die gesamte Menschheit ist das zugleich bedeutsamste, jedoch auch das am schwierigsten erreichbare Ziel, *durch* eine weitere *Optimierung der Ernährung das Erreichen eines*

möglichst hohen Alters in körperlicher und geistiger Frische zu *erlangen*.
Eigentlich müßten wir über die bereits erreichten Erfolge sehr stolz sein. Es ist allgemein bekannt, daß seit dem Jahre 1900 nicht nur die Überlebensrate um ein Vielfaches, sondern auch die durchschnittliche Dauer des Einzellebens in Europa und Nordamerika um mehr als 100% zugenommen hat. Es ist nicht Unbescheidenheit, wenn wir unterstreichen, daß die Pädiatrie den größten Anteil an dieser Entwicklung hat. Die Internisten publizieren stolz, daß durch Ansteigen des Verbrauchs an Obst und Gemüse und vor allem an Vitamin C die Apoplexiefrequenz von 1950–1980 um über die Hälfte abgesunken ist.
Wir Pädiater sind fasziniert von der Frage, ob durch eine längerdauernde Überzufuhr der Baustoffe vor allem von Eiweiß und auch der Energieträger in den ersten Lebensmonaten und Jahren die Lebenserwartung und die Alterungsrate mitbeeinflußt wird. Daß eine *Langzeitunterernährung* in utero und in der unmittelbaren Postnatalperiode lebenslange nachteilige Folgen hat, ist uns geläufig. Wissenschaftlich echt fundierte Untersuchungen am Menschen zur Frage, ob ein oberes Limit vor allem für Nahrungsproteine existiert, gibt es nicht und wird es auch in absehbarer Zeit nicht geben.
Ich habe in Dortmund [45] die Ergebnisse von Tierversuchen zitiert, die allerdings beweisen, daß z. B. die Verkleinerung eines Rattenwurfs zu einem lebenslangen Übergewicht und zu einer Verkürzung der Lebensdauer um ca. 50% führt. Die biochemische Interpretation ist nicht schwierig. Sie fußt auf dem Wissen von der Möglichkeit, die Genexpression durch Aminosäuren zu modulieren.
Zumindest einige AS steuern im Rahmen eines Rückkopplungsmechanismus die DNS-abhängigen RNS-Polymerasen, welche die Synthese der ribosomalen RNS katalysieren. Bei Überangebot wird bewiesenermaßen mehr RNS und sekundär mehr DNS synthetisiert, wodurch naturgemäß die Gewebemasse zunimmt. Warum aber die Stoffwechselmaschinerie dann früher versagt, als beim Aufbau von weniger Strukturelementen kann man nur vermuten.

Eiweiß-überangebot

Daß eine längerdauernde Überzufuhr von Eiweiß auch beim Menschen Folgen zeigt, ist auf einem Sektor zweifelsfrei bewiesen, das ist die Zunahme der Nierensteinfrequenz (McCance u. Widdowson [31] waren m. W. die ersten, welche die **Zunahme der Nierensteinfrequenz** in ganz Europa nach dem 2. Weltkrieg richtig deuteten). Inzwischen ist nachgewiesen, daß bestimmte AS und besonders schwefelhaltige Abbauprodukte eine erhöhte Ausscheidung von Kalzium in der Niere verursachen [28, 55]. Darüber hinaus kann der Organismus aus dem Überfluß von Glyzin vermehrt Oxalat bilden.

Inzwischen glauben ernstzunehmende Experten (z. B. Hegstedt et al. [19] sowie Spencer et al. [49]) festgestellt zu haben, daß die Überzufuhr von Eiweiß sogar ein Risiko für die Ausbildung einer Osteoporose zumindest beim älteren Menschen in sich birgt.

Weniger gut fundiert aber doch recht wahrscheinlich ist die Schlußfolgerung verschiedener statistischer Untersuchungen, daß der Nahrungsgehalt an tierischem Eiweiß mit der *Koronarmortalität* und der *Apoplexierate* positiv korreliert.

Dagegen bleiben die Statistiker den Beweis noch schuldig, daß auch die Tumorrate in verschiedenen Organen annähernd parallel zur Proteinzufuhr steigt. (Interpretationsversuche s. Schreier [45].)

Für die Prophylaxe des Auftretens einer Proteinintoleranz wäre es sinnvoll zu versuchen, den frühesten Zeitpunkt für die Zufuhr von Fleisch u. ä. bei primär sensiblen bzw. durch Kuhmilch bereits sensibilisierten Säuglingen festzulegen (s. dazu S. 230).

Krebsvorbeugung

Bei der Diskussion der lebensverlängernden Optimalnahrung spielt natürlich die Vorbeugung der Karzinogenese eine entscheidende Rolle [17, 34]. Leider wird dabei unser geringes Effektivwissen zusätzlich durch paramedizinische und parabiochemische Vorstellungen abgewertet.

Positive Wirkungen sollen neben den Ballaststoffen einige Vitamine entfalten. β-Karotin soll ein echtes „Anti-Cancer-Agent" sein [52]. Auch manchen Inhaltsstoffen unserer Gemüsepflanzen, die sich besonders im Kohl finden, wird eine Schutzwirkung zugeschrieben. Es bleibt dahingestellt, wie sicher diese Behauptung fundiert ist. Umfangreicher ist unser Wissen über eindeutig kanzerogene Nahrungsbestandteile, welche vor allem nicht in die Säuglings- und Kindernahrung gelangen dürfen. Das bekannteste Karzinogen und zugleich das (besonders in Tropen) am häufigsten anzutreffende ist das *Aflatoxin*, welches bekanntlich von verschiedenen Schimmelpilzarten (nicht allen) gebildet wird. Es kommt vor allem in verschimmelten Erdnüssen u.a. Ölfrüchten, in weniger hoher Konzentration in verdorbenem Getreide vor. Der durch Aflatoxin hervorgerufene Leberkrebs verkürzt die durchschnittliche Lebensdauer in Zentralamerika und in fast allen afrikanischen Staaten auf unter 50 Jahre [49]. Weitere Pilztoxine sind in Tabelle 21.2 zusammengestellt.

Nitrosamine Bei uns interessieren wohl besonders die **Nitrosamine.** Wegen des relativ hohen Nitratgehalts propagieren grüntingierte Journalisten den Kindern keinen Spinat aber auch keinen Kopfsalat zu füttern; auf keinen Fall, wenn er nicht „biologisch-dynamisch" gezogen wurde. Abgesehen davon, daß es den Pflanzen gleichgültig ist, ob sie Nitrat aus Stallmist oder aus mineralischem Dünger in den Blättern anreichern, scheint es sicher, daß gesunde Pflanzen so gut wie keine Nitrosamine bilden bzw. speichern und daß diese Karzinogene unter *Normalbedingungen* auch im Magen-Darm-Kanal nicht entstehen.

Beim längeren Lagern kann auch im Gemüse, besonders wenn es bakteriell infiziert ist, der Nitrosamingehalt ansteigen. In diesem Zusammenhang erhebt sich die Frage nach dem Einfluß von Vitamin C auf die Nitrosaminbildung und damit auf die Verhinderung dessen Karzinogenität.

In Laboruntersuchungen reduziert Askorbinsäure die Synthese von Nitrosaminen stark. Eine effektive chemotherapeutische Wirkung auf vorhandene Karzinogene besitzt Vitamin C jedoch auf keinen Fall [21].

In diesem Rahmen sei abschließend noch eine Bemerkung
Vollkorn- zur Prophylaxe der **Schadstoffaufnahme** mit der Beikost ge-
erzeugnisse macht. **Vollkornerzeugnisse** weisen ohne Zweifel einen wesentlich **höheren Gehalt an Blei, Quecksilber** u.a. **Schwerme-**

Tabelle 21.2 Die bis jetzt bekannten Pilzgifte

Aflatoxin
Ochratoxin
Patulin
Sterigmatocystin
Trichothecenes
Zearalenone
Toxische Pilze (Knollenblätterpilze usw.)

tallen und auch an *Pflanzenschutzmitteln* auf, weil die Schale des Korns mit verbacken wird. Im reinen Mehl beträgt der Gehalt der eben erwähnten Schadstoffe oft nur 10% der Schalenwerte.

Diskussion

Die Frage nach der Wechselwirkung zwischen Kadmium und Eisen wurde von Heinrich beantwortet. An Versuchstieren und am Menschen durchgeführte Untersuchungen haben gezeigt, daß Pb (II) und Cd (II) mit dem Fe (II) an einem gemeinsamen Absorptions-Carrier im Dünndarm konkurrieren. Eisenmangel führt deshalb bei Mäusen, Ratten und auch beim Menschen zu einer 2- bis 6fach gesteigerten Pb-(II)- und Cd-(II)-Absorption und 6- bis 7fach heraufgesetzten Organbelastung (=Vergiftung). Die embryotoxischen und teratogenen Wirkungen des Bleizusatzes zum Trinkwasser wurden beim Goldhamster durch einen Eisenmangel 5- bis 20fach gesteigert.

Die heute schon beträchtliche Umweltbelastung mit Blei und Kadmium ist mit ein wesentliches Argument für die Eisenprophylaxe bei allen Säuglingen und Kleinkindern.

Literatur

1. Betke K, Bindlingmaier F (Hrsg) (1975) Spurenelemente in der Entwicklung von Mensch und Tier. Vernachlässigte Elemente in der Säuglingsernährung. Urban & Schwarzenberg, München
2. Gladtke E, Heimann G, Eckert I (Hrsg) (1979) Spurenelemente – Analytik, Umsatz, Bedarf, Mangel und Toxikologie. Thieme, Stuttgart
3. Ewerbeck H (Hrsg) (1982) Säuglingsernährung heute. Springer, Berlin Heidelberg New York
4. Czerny A, Keller A (Hrsg) (1925) Des Kindes Ernährung und Ernährungsstörungen. Bd I und II, 2. Aufl, Deuticke, Leipzig Wien
5. Anderson KE, Conney AH, Kappas A (1982) Nutritional influences on chemical biotransformations in humans. Nutr Rev 40: 161
6. Anderson JW, Chen WJL (1979) Plant fiber. Carbohydrate and lipid metabolism. Am J Clin Nutr 32: 346
7. Bergmann KE (1983) Vortrag 79. Tagung Deutsche Gesellschaft für Kinderheilkunde, München
8. Boot-Handford R, Heath H (1980) Identification of fructose as the retinopathic agent associated with the ingestion of sucrose-rich diets in the rat. Metabolism 29: 1247
9. Campbell TC, Hayes JR (1974) Role of nutrition in the drug-metabolizing enzyme system. Pharmacol Rev 26: 171
10. Curzon MEJ, Losee FL (1978) Dental caries and trace element composition of whole human enamel. Western United States, Jada 96: 819
11. Curzon MEJ., Adkins BL, Bibby BG, Losee FL (1970) Combined effect of trace elements and fluorine on caries J Dent Res 49: 526
12. Davidson CS (1964) Plants and fungi as hepatotoxins. Nutr Rev 22: 97

13. Davies NT, Olpin SE (1979) Studies on the phytate: Zinc molar contents in diets as a determinant of Zn availability to young rats. Br J Nutr 41: 591
14. Duchateau J, Delespesse G, Vereecke P (1981) Influence of oral zinc supplementation on the lymphocyte response to mitogens of normal subjects. Am J Clin Nutr 34: 88
15. Dyerberg J, Bang HO, Stoffersen E, Moncada S, Vane JR (1978) Eicosapentaenoic acid and prevention of thrombosis and atherosclerosis. Lancet II: 117
16. Feldman CH, Hutchinson VE, Pippenger CE, Blumenfeld TA, Feldman BR, Davis WJ (1980) Effect of dietary protein and carbohydrate on theophylline metabolism in children. Pediatrics 66: 956
17. Fernandes G, Yunis EJ, Good RA (1976) Influence of diet on survival in mice. Proc Natl Acad Sci USA 73: 1279
18. Glober GA, Klein KL, Moore JO, Abba BC (1974) Bowel transittimes in two populations experiencing similar colon cancer risks. Lancet I: 80
19. Hegsted M, Linkswiler HM (1980) The long-term effect of level of protein intake on calcium balance in young adult women. Fed Proc 39: 901
20. Hentges DJ (1980) Does diet influence human fecal microflora composition? Nutr Rev 38: 329
21. Hodges RE (1982) Vitamin C and cancer. Nutr Rev 40: 289
22. Holman RT, Johnson SB, Hatch TF (1982) Linolenic acid deficiency in man. Nutr Rev 40: 144
23. Jenkins DJA, Leeds AR, Gassuli MA, Wolever TMS, Goff DV, Alberti KGMM, Hockaday TDR (1976) Unabsorbable carbohydrates and diabetes: decreased postprandial hyperglycemia. Lancet I: 172
24. Jochims J (1961) Eine dem Fettgehalt der Frauenmilch angeglichene Normalnahrung für junge Säuglinge. Dtsch Med Wochenschr 86: 851
25. Kabara JJ (1980) Lipids as host-resistance factors of human milk. Nutr Rev 38: 65
26. Leitzmann C (1979) Der Einfluß von Pflanzenfasern-Ballaststoffen auf den Energiehaushalt. Internat. Symp. der DGE: „Pflanzenfasern-Ballaststoffe in der menschlichen Ernährung" 20./21. Okt. 1978, Berlin. Thieme, Stuttgart
27. Lemery R zit. bei Lippmann EO von (1928) Geschichte des Zuckers. Springer, Berlin
28. Linkswiler HM, Zemel MB, Hegstedt M, Schuette S (1981) Protein-induced hypercalciuria. Fed Proc 40: 2429
29. Lundberg W (1980) The significance of cis, cis, cis, 5, 8, 11 eicosatrienoid acid in essential fatty acid deficiency. Nutr Rev 38: 233
30. Malhotra SL (1967) Geographical distribution of gastrointestinal cancer with special reference to causation. Gut 8: 361
31. McCance RA, Widdowson EM, Lehmann H (1942) The effect of protein intake on the absorption of calcium and magnesium. Biochem J 36: 686
32. Mac Donald I, Braithwaite DM (1964) The influence of dietary carbohydrate on the lipid pattern in serum and adipose tissue. Clin Sci 27: 23
33. Mendeloff AI (1975) Dietary fiber. Nutr Rev 33: 321
34. Morrison SD (1983) Nutrition and longevity. Nutr Rev 41: 133

35. Naismith DJ, Stock AL, Yudkin J (1974) Effects of changes in the proportions of dietary carbohydrates and in energy intakes on the plasma lipid concentrations in healthy young men. Nutr Metab 16: 295
36. Nowak TS, Munro HN (1977) In: Wurtman RJ, Wurtman JJ (eds) Nutrition and the brain. Vol 2. Raven Press, New York, p 193
37. Prohaska JR, Lukasewycz OA (1981) Copper deficiency suppresses the immune response of mice. Science 213: 559
38. Reid B, Smith H, Friedman Z (1980) Prostaglandins in human milk. Paediatrics 66: 870
39. Ross MH, Lustbader E, Bras G (1976) Dietary practices and growth responses as predictors of longevity. Nature 262: 548
40. Ross R, Glomset JA (1976) The pathogenesis of atherosclerosis. N Engl J Med 295: 420
41. Spencer H, Kramer L, Osis D, Norris C (1978) Effect of high protein (meat) intake on calcium metabolism in man. Am J Clin Nutr 31: 2167
42. Schmidt DD, Frommer W, Junge B, Müller L, Wingender W, Truscheit E, Schäfer D (1977) α-glucosidase inhibitor. New complex oligosaccharides of microbial origin. Naturwissenschaften 64: 535
43. Schmidt E (1974) Immunbiologische Probleme bei der Verwendung von Milchfertignahrungen. Monatsschr Kinderheilkd 122: 245
44. Schreier K (1980) Säuglingsernährung heute: Fakten, Entwicklungen, Ernährungsideologien. MMW 122: 119
45. Schreier K (1982) Einige quantitative und qualitative Aspekte der künstlichen Ernährung des neugeborenen Säuglings. In: Ewerbeck H (Hrsg) Säuglingsernährung heute. Springer, Berlin Heidelberg New York
46. Schreier K (1983) Ernährung und Immunologie. Monatsschr Kinderheilkd 131: 483
47. Schreier K, Porath U (1974) Qualitative Gesichtspunkte zur Fettzufuhr beim jungen Säugling. Monatsschr Kinderheilkd 122: 254
48. Van Eys J (1982) Nutrition and neoplasia. Nutr Rev 40: 353
49. Walters JH, Waterlow JC (1954) Fibrosis of liver in West African children. London: MRC Spec Rep 285, HM Stationary office
50. Weyers H (1983) Prävention und Prophylaxe. Stimmt die These von der Milchzahnkaries durch Kindertee? Sozialpädiatrie 1: 8
51. Willis AL (1981) Nutritional and pharmacological factors in eicosanoid biology. Nutr Rev 39: 289
52. Wolf G (1982) Is dietary β-carotene an anti-cancer-agent? Nutr Rev 40: 257
53. Wynder EL, Reddy BS (1975) Dietary fat and colon cancer. J Natl Cancer Inst 54: 7
54. Yudkin J (1971) Ernährung und Atherosklerose. Med Ernähr 12: 193
55. Zemel MB, Schuette SA, Hegsted M, Linkswiler HM (1981) Role of the sulfur-containing amino acids in protein induced hypercalciuria in men. J Nutr 111: 545

22 Zusammenfassung der Ergebnisse

R. Grüttner

Schon bei der Vorbereitung zu diesem Treffen mußte es klar sein, daß wir aufgrund der vorzutragenden Ergebnisse nicht in der Lage sein würden, bezüglich der Beikost in der Säuglingsernährung eine feste, unantastbare Regel aufzustellen. Am Ende des Symposiums ist festzustellen, daß unsere Kenntnisse über das optimale Vorgehen in der Säuglingsernährung lückenhaft sind. Dennoch erscheint es mir sinnvoll zu versuchen, einige Leitsätze zur Säuglingsernährung mit Schwerpunkt „Beikost" aufzustellen mit dem Ziel, ein möglichst einfaches Schema aufzuzeigen, das sowohl bei natürlicher Ernährung als auch bei Ernährung mit einer Kuhmilchaufbereitung anwendbar ist. Gleichzeitig soll dabei auch die Selbstherstellung einer Säuglingsnahrung im Haushalt mitberücksichtigt werden.

1. Viel mehr als bisher sollten die Kinderärzte bemüht sein, möglichst schon vor der Geburt des Kindes Einfluß auf die Ernährungsplanung der Mutter zu gewinnen. Die Eltern müssen also noch während der Schwangerschaft über die spätere Ernährung ihres Kindes unterrichtet werden, über die Vor- und Nachteile, z.B. der Ernährung mit Muttermilch und über die Vorteile einer industriell hergestellten Säuglingsnahrung vor der Selbstherstellung der Nahrung im Haushalt.
2. Das Schema für die Säuglingsernährung sollte möglichst einfach sein und das Vorgehen sowohl bei natürlicher Ernährung als auch bei Ernährung mit Kuhmilchpräparaten zusammenfassend zur Darstellung bringen.
3. Die *Ernährung mit Muttermilch muß intensiv gefördert werden.* Ihre großen Vorteile, aber auch eventuelle Nachteile müssen den Müttern schon während der Schwangerschaft eindringlich mitgeteilt werden. Es darf bei dieser Beratung nicht nur die Ernährung des Kindes Berücksichtigung finden, sondern auch die der stillenden Mut-

ter. Entschließt eine Mutter sich dazu, ihren Säugling ausschließlich zu stillen, so sollte auch in der Entbindungsklinik, besonders **in den ersten Lebenstagen, kein Kuhmilchpräparat** zusätzlich verabfolgt werden.
4. Bei der Wahl zwischen industriell hergestellter Säuglingsnahrung und im Haushalt selbstgefertigter Nahrung sollte die **industriell hergestellte Nahrung bevorzugt** werden. Gründe hierfür sind einwandfreie Rohprodukte, schonende Herstellungsverfahren, über alle Jahreszeiten gleichmäßige Zusammensetzung und bestimmte auf die Bedürfnisse des Säuglings zugeschnittene Zusätze. In diesem Zusammenhang muß jedoch die dringende Bitte an die Säuglingsnahrungsindustrie vorgebracht werden, für eine **Vereinheitlichung des Angebots** Sorge zu tragen. Mittlerweile ist das Angebot an Nahrungen, z. B. an Obst- und Gemüsebreien so umfangreich, daß kein Kinderarzt in der Lage ist, die Vor- und Nachteile dieser Nahrungen auch nur annähernd zu überschauen. Hingewiesen werden muß auch darauf, eine Vereinheitlichung, z. B. der Eisen- und Vitaminzusätze zu den verschiedenen Säuglingsnahrungen vorzunehmen.
5. Vielerorts werden Säuglingsnahrungen im Haushalt selber hergestellt. Hier ist die ärztliche Beratung der Mütter besonders wichtig, weil die Gefahr von Fehlernährungen, z. B. mit zu fettarmer und zu kohlenhydratreicher Nahrung, groß ist. Ausgangsprodukt für die Säuglingsnahrung **in den ersten 3–4 Lebensmonaten** ist die **Halbmilch** mit einem Zusatz von Fett- und Kohlenhydraten (Laktose). Schon **im 2. Lebensmonat** müssen die Säuglinge bei Verabfolgung selbsthergestellter Nahrung **Säfte mit Vitamin A und Vitamin C** erhalten.
6. Der Schadstoffgehalt der Muttermilch bedarf auch in Zukunft besonders dringend der weiteren Beobachtung und Untersuchung durch fortlaufende Studien aus möglichst allen Teilen Europas. Es genügt nicht, einen zu erwartenden abnehmenden Trend der Konzentration von chlorierten Kohlenwasserstoffen (Insektizide und polychlorierte Biphenyle) festzustellen, sondern es muß stets auch nach neuen möglichen Schadstoffen gefahndet werden, und es müssen die staatlichen Organe auf die dringende Notwendigkeit umweltentschärfender Maßnahmen bezüglich aller möglichen Schadstoffe hingewiesen werden.

7. ***Vitamin D*** ist ***mit 400 IE/Tag hochdosiert.*** Die Verabfolgung sollte ***zusammen mit 0,25 mg Fluorid*** erfolgen.
8. Die Säuglinge sollten sowohl bei natürlicher Ernährung als auch bei Ernährung mit Kuhmilchpräparaten möglichst ***4–6 Monate nur ihre Milch*** erhalten. ***Zwischen dem Ende des 4. und dem 6. Monat*** folgt die ***erste Breifütterung*** in Form eines ***Gemüse-Kartoffelbreies,*** der sogleich Fleisch enthalten sollte (gute Eisenabsorption aus dem Fleisch). Es folgt im Abstand von etwa 1 Monat ein Vollmilchbrei und schließlich ein Obstbrei. Eine Muttermilch- oder Flaschenmahlzeit kann noch bis gegen Ende des 1. Lebensjahrs verabfolgt werden.

Teilnehmerliste
(Beikostsymposion, Boppard, 29. 9. 1983–1. 10. 1983)

Prof. Dr. med. H. Bartels
Universitäts-Kinder- und
Poliklinik
Josef-Schneider-Straße 2,
D-8700 Würzburg

Frau Prof. Dr. med.
Ch. Bender-Götze
Kinder-Poliklinik der Universität München
Pettenkoferstraße 8 a,
D-8000 München 2

Prof. Dr. med. O. H. Braun
Kinderklinik des Städtischen
Krankenhauses Pforzheim
Kanzlerstraße 2–6,
D-7530 Pforzheim

Prof. Dr. med. H. J. Bremer
Universitäts-Kinderklinik,
Klinik C
Moorenstraße 5,
D-4000 Düsseldorf 1

Dr. med. W. Callensee
Christophsstraße 2,
D-6500 Mainz

Dr. med. P. Clemens
Universitäts-Krankenhaus
Eppendorf, Kinderklinik
Martinistraße 52,
D-2000 Hamburg 20

Prof. Dr. med. W. Droese
Nordstraße 8, D-3163 Sehnde 1

Frau Dr. rer. nat. I. Eckert
Milupa Aktiengesellschaft
D-6382 Friedrichsdorf/Taunus

Frau Dr. V. Galgan
Forschungsinstitut für Kinderernährung Dortmund
Heinstück 11,
D-4600 Dortmund 50

Dr. rer. nat. J. Ganßmann
Milupa Aktiengesellschaft
D-6382 Friedrichsdorf/Taunus

Prof. Dr. E. Gladtke
Universitäts-Kinderklinik Köln
Joseph-Stelzmann-Straße 9,
D-5000 Köln 41

Prof. Dr. med. H. G. Hansen
Medizinische Hochschule Lübeck, Zentrum Kinderheilkunde
Kronsforder Allee 71,
D-2400 Lübeck

Frau M. Heddrich
Universitäts-Krankenhaus
Eppendorf, Abteilung für
klinische Diätetik
Pavillon 40, Martinistraße 52,
D-2000 Hamburg 20

Prof. Dr. H. C. Heinrich
Universitäts-Krankenhaus
Eppendorf, Kinderklinik
Martinistraße 52,
D-2000 Hamburg 20

Prof. Dr. med. O. Hövels
Universitätsklinikum, Zentrum
der Kinderheilkunde
Theodor-Stern-Kai 7,
D-6000 Frankfurt 70

Frau Dr. med.
U. Holdhoff-Krauel
Brockdorffstraße 42,
D-2000 Hamburg 73

Prof. Dr. med. E. G. Huber
Kinderspital Salzburg
Müllner Hauptstraße 48,
A-5020 Salzburg

Frau Dr. M. Kersting
Forschungsinstitut für Kinderernährung Dortmund
Heinstück 11,
D-4600 Dortmund 50

Prof. Dr. med. W. Kübler
Institut für Ernährungswissenschaft I, Goethestraße 55,
D-6300 Giessen

Frau Dr. med. D. Lachmann
Universitäts-Kinderklinik
Währinger Gürtel 74–76,
A-1090 Wien

Prof. Dr. med. B. Lindquist
Universitäts-Kinderklinik,
Barnmedicinska Kliniken
S-22185 Lund

Prof. Dr. med. F. Manz
Forschungsinstitut für Kinderernährung Dortmund
Heinstück 11,
D-4600 Dortmund 50

Dr. med. G. Markosch
Universitätsklinikum, Zentrum der Kinderheilkunde
Theodor-Stern-Kai 7,
D-6000 Frankfurt 70

Dr. med. P. Mayser
Städtisches Krankenhaus
Harlaching, Kinderabteilung
Sanatoriumsplatz 2,
D-8000 München 90

Dr. med. W. Müller
Kinderklinik der Medizinischen
Hochschule Hannover
Konstanty-Gutschow-Straße 8,
D-3000 Hannover 61

Prof. Dr. med. K. H. Niessen
Universitäts-Kinderklinik
Rümlinstraße 19–23,
D-7400 Tübingen 1

Dr. med. H. Oster
Universitäts-Krankenhaus
Eppendorf, Kinderklinik
Martinistraße 52,
D-2000 Hamburg 20

Dr. med. G. Preidel
Hauptstraße 37, D-8037 Olching

Dr. Ing. R. Reiss
Milupa Aktiengesellschaft
D-6382 Friedrichsdorf/Taunus

Prof. Dr. med. K. H. Schäfer
Universitäts-Krankenhaus
Eppendorf, Kinderklinik
Martinistraße 52,
D-2000 Hamburg 20

Prof. Dr. med. E. Schmidt
Universitäts-Kinderklinik
Moorenstraße 5,
D-4000 Düsseldorf 1

Dr. med. B. Schnabel
Am Hauptmarkt 16,
D-8500 Nürnberg 1

Prof. Dr. med. G. Schöch
Forschungsinstitut für Kinderernährung Dortmund
Heinstück 11,
D-4600 Dortmund 50

Prof. Dr. med. K. Schreier
Wiesengrund 7,
D-8510 Stadeln

H. Schulz
Medizinische Hochschule
Lübeck, Zentrum Kinderheil-
kunde, Abteilung Neonatologie
Kronsforder Allee 71–73,
D-2400 Lübeck 1

Prof. Dr. med. D. H. Shmerling
Kinderspital, Gastro-
enterologische Abteilung
Steinwiesstraße 75,
CH-8032 Zürich

Prof. Dr. med. A. Sinios
Saseler Weg 18 a,
D-2000 Hamburg 67

Prof. Dr. med. K. Stehr
Universitäts-Kinderklinik
Loschgestraße 15,
D-8520 Erlangen

Priv.-Doz. Dr. med.
H. J. Sternowsky
Kreiskrankenhaus Soltau,
Kinderabteilung
D-3040 Soltau

Prof. Dr. med.
H. B. von Stockhausen
Universitäts-Kinderklinik
Joseph-Schneider-Straße 4
D-8700 Würzburg

Dr. med. S. Strobel
Institute of Childheath,
Department of Immunology
30, Guilford Street,
London, WC 1N 1EH,
Great Britain

Prof. Dr. med. O. Tönz
Kinderspital Luzern
CH-6004 Luzern

Dr. med. A. Vahle
Schwimmschulstraße 30,
D-8300 Landshut

Frau Dr. rer. nat. U. Wachtel
Milupa Aktiengesellschaft
D-6382 Friedrichsdorf/Taunus

Pädiatrie: Weiter- und Fortbildung

Herausgeber: H. Ewerbeck

Säuglingsernährung heute
Redaktion: **R. Grüttner**
1982. 50 Abbildungen, 57 Tabellen. XIV, 195 Seiten
Broschiert DM 34,-. ISBN 3-540-11016-X

Onkologie
Redaktion: **B. Kornhuber**
1984. 12 Abbildungen, 9 Tabellen. XVI, 184 Seiten
Broschiert DM 32,-. ISBN 3-540-13052-7

Endokrinologie
Redaktion: **H. Stolecke**
1983. 8 Abbildungen, 9 Tabellen. XV, 118 Seiten
Broschiert DM 28,-. ISBN 3-540-11860-8

Infektionskrankheiten
Redaktion: **O. Vivell**
1980. IX, 94 Seiten
Broschiert DM 19,80. ISBN 3-540-10108-X

Gastroenterologie
Redaktion: **R. Grüttner**
1980. 6 Abbildungen, 11 Tabellen. X, 146 Seiten
Broschiert DM 24,80. ISBN 3-540-10087-3

Herz und Kreislauf
Redaktion: **J. Stoermer**
1982. 30 Abbildungen, 9 Tabellen. XIV, 188 Seiten
Broschiert DM 32,-. ISBN 3-540-11015-1

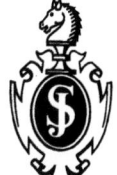

Neuropädiatrie
Redaktion: **F. Hanefeld**
1981. XII, 102 Seiten
Broschiert DM 19,80. ISBN 3-540-10939-0

Springer-Verlag Berlin Heidelberg New York Tokyo

A. J. Ayres
Bausteine der kindlichen Entwicklung
Die Bedeutung der Integration der Sinne für die
Entwicklung des Kindes
Mit Unterstützung von J. Robbins
Aus dem Amerikanischen übersetzt von I. Flehmig,
R.-W. Flehmig
1984. 4 Abbildungen. XI, 274 Seiten
Broschiert DM 38,-. ISBN 3-540-13303-8

H. Ewerbeck
Differentialdiagnose von Krankheiten im Kindesalter
Ein Leitfaden für Klinik und Praxis
2., vollständig überarbeitete Auflage. 1984. 23 Tabellen.
XIV, 318 Seiten
Gebunden DM 58,-. ISBN 3-540-13515-4

Pädiatrische Pneumologie
Herausgeber: **A. Fenner, H. von der Hardt**
1985. 198 Abbildungen. 114 Tabellen. XX, 710 Seiten
Gebunden DM 198,-. ISBN 3-540-11441-6

Paediatric Nephrology
Proceedings of the Sixth International Symposium of
Paediatric Nephrology
Hannover, Federal Republic of Germany, 29th August –
2nd September 1983
Editors: **J. Brodehl, J. H. H. Ehrich**
1984. 78 figures, 89 tables. XXVII, 418 pages
Soft cover DM 128,-. ISBN 3-540-13598-7

Pädiatrische Ultraschalldiagnostik
Von D. Weitzel, E. Dinkel, M. Dittrich, H. Peters
Unter Mitarbeit von R. Graf, C. Kupferschmid, D. Lang
1984. 310 Abbildungen. XV, 306 Seiten
Gebunden DM 138,-. ISBN 3-540-12797-6

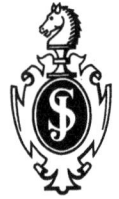

Zerebrale Ultraschalldiagnostik in Pädiatrie und Geburtshilfe
Von **M. Dittrich, H.-M. Straßburg, E. Dinkel,
B.-J. Hackelöer**
1985. 176 Abbildungen, 15 Tabellen. Etwa 176 Seiten
Gebunden DM 98,-. ISBN 3-540-13745-9

Springer-Verlag Berlin Heidelberg New York Tokyo

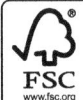

MIX
Papier aus verantwortungsvollen Quellen
Paper from responsible sources
FSC® C105338

If you have any concerns about our products,
you can contact us on
ProductSafety@springernature.com

In case Publisher is established outside the EU,
the EU authorized representative is:
**Springer Nature Customer Service Center GmbH
Europaplatz 3, 69115 Heidelberg, Germany**

Printed by Libri Plureos GmbH
in Hamburg, Germany